国医养生经典 高血压患者必备

降血压999个民间偏方

田建华（主任医师、中医专家）◎编著

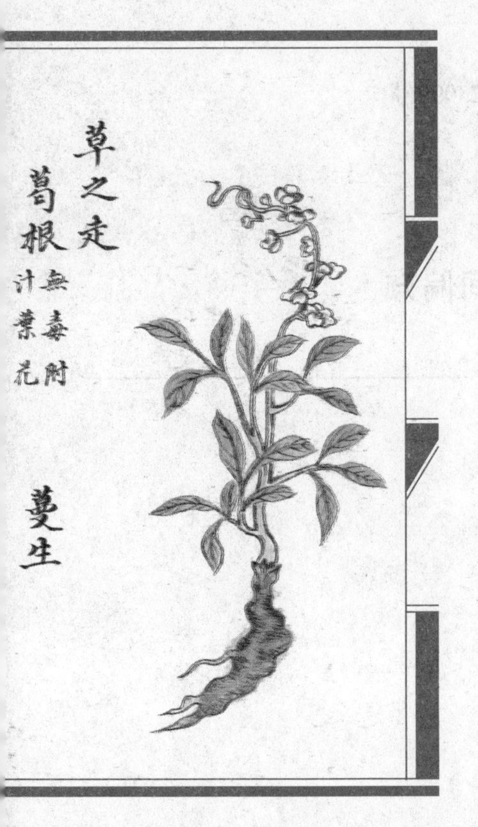

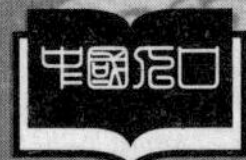

中国人口出版社
China Population Publishing House
全国百佳出版单位

图书在版编目（CIP）数据

降血压999个民间偏方 / 田建华编著. — 北京：中国人口出版社, 2016.7

ISBN 978-7-5101-4366-3

Ⅰ.①降… Ⅱ.①田… Ⅲ.①高血压－土方－汇编 Ⅳ.①R289.2

中国版本图书馆CIP数据核字（2016）第123999号

降血压999个民间偏方

田建华　编著

出版发行　中国人口出版社

印　　刷　北京振兴源印务有限公司印刷

开　　本　710毫米 ×1010毫米　1/16

印　　张　16.375

字　　数　220千字

版　　次　2016年7月第1版

印　　次　2017年4月第2次印刷

书　　号　ISBN 978-7-5101-4366-3

定　　价　29.90元

社　　长　张晓林

网　　址　www.rkcbs.net

电子信箱　rkcbs@126.com

总编室电话　（010）83519392

发行部电话　（010）83534662

传　　真　（010）83519401

地　　址　北京市西城区广安门南街80号中加大厦

邮　　编　100054

前言

据调查报告，我国已有1.6亿高血压患者。当我们拥挤在地铁、穿梭在商场的时候，或在人山人海的旅游胜地，大约10个人中就有一个高血压患者。

人的正常血压为舒张压小于80毫米汞柱，收缩压小于120毫米汞柱。正常血压高值是舒张压80~89毫米汞柱，收缩压120~139毫米汞柱，18岁以上成年人如果经多次测量，舒张压大于等于90毫米汞柱，或者收缩压大于等于140毫米汞柱即可诊断为高血压。高血压最大的危害是对心、脑、肾等重要器官的损害，可导致高血压性心脏病、冠心病、肾功能不全、肾衰竭等。脑出血是高血压晚期最常见的并发症，病死率较高，易遗留偏瘫或失语等致残性后遗症。

高血压的发病率虽然很高，但并不可怕，也并不是不可防治。在高血压的防治上，中医积累了丰富的经验和大量的有效偏方，通过辨证论治，提供个体化治疗方案，使治疗更具有针对性，疗效显著。

为此，我们广泛收集了报刊书籍所载以及民间治疗高血压的偏方，编写了这本《降血压999个民间偏方》，本书以中医药理论为依据，以辨证施治为原则，依托中医症型、偏方门类、高血压并发症及不同年龄段的高血压分门别类，去粗存精，避免了众方杂汇、莫衷一是的弊端，使之更加贴近患者，以期达到读之能懂、学而致用、用之有效的目的。书中每个方剂均详细介绍了用料、做法、用法及功效，并力求收集一些用料易取、价格低廉、制作简便、疗效可靠的偏方与食疗方，为广大患者提供经济实用的治病调养方法。由于病有轻重缓急，证有表里虚实，故在使用时，不可随意停西药，并要遵医嘱，以免贻误病情。

本书既是高血压人群的必备保健之书，又可作为基层医务工作者的参考书。由于作者水平有限，书中错误和疏漏之处在所难免，敬祈广大读者指正。

编　者

2016年6月

C目录 ONTENTS

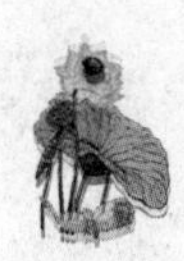

第一章 轻松降压，不可不知的事儿

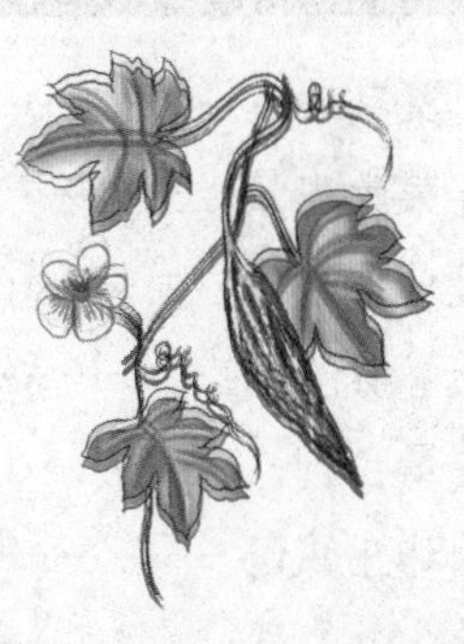

第二章 缓解高血压症状，民间偏方来帮忙

头痛

眩晕耳鸣

乏力失眠

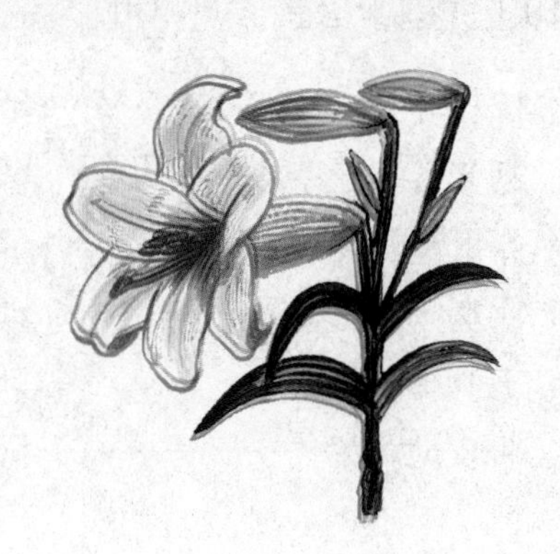

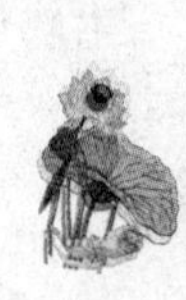

第三章 高血压中医分型，对“型”选方效果好

肝经风热型，治宜疏风清热

肝阳上亢型，治宜清热平肝

肝风内动型，治宜凉肝熄风

肾阴虚型，治宜滋肾养阴

肾阳虚型，治宜温阳补肾

肾阴阳两虚型，治宜育阴助阳

气血两虚型，治宜益气养血

第四章 高血压并发症，偏方帮您解烦忧

高血压合并高脂血症治疗方

高血压合并肾功能不全治疗方

高血压合并中风治疗方

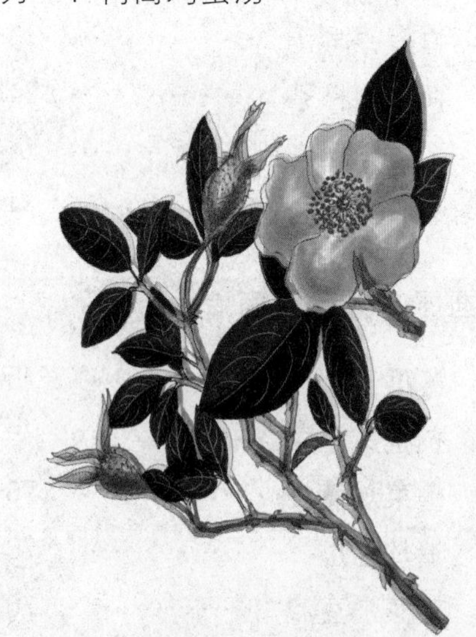

高血压并发动脉硬化治疗方

第五章 敷贴降压偏方，随身携带的降压法宝

穴位敷贴方

肚脐敷贴方

第六章 药饮药酒与名方，降压路上一个都不能少

降压茶饮方

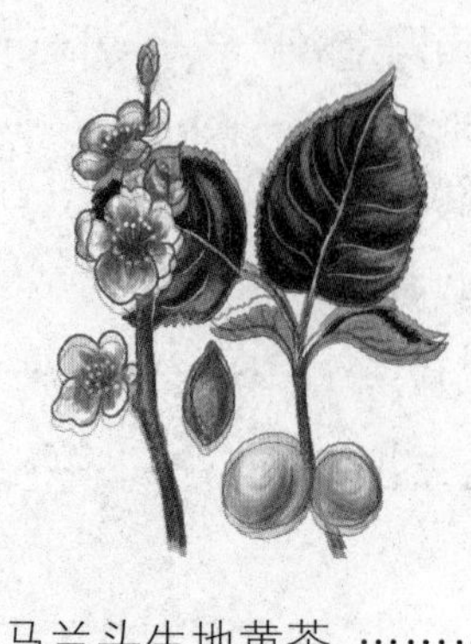

降压药酒方

中华名医方剂

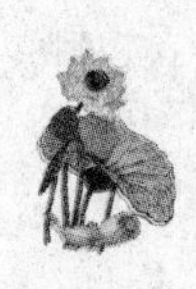

第七章 足浴、药枕偏方，安全有效的降压瑰宝

足浴降压方

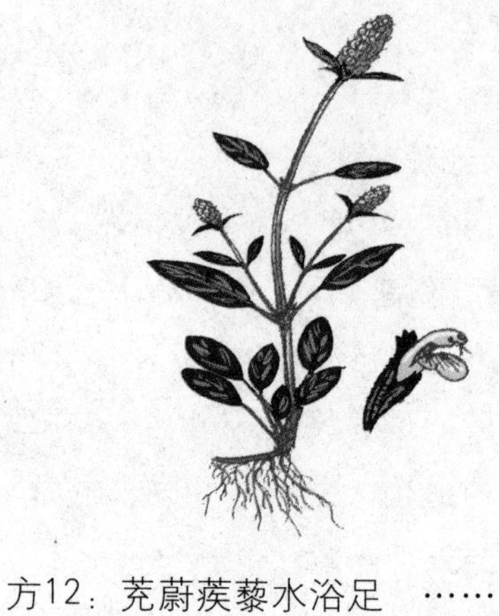

药枕降压方

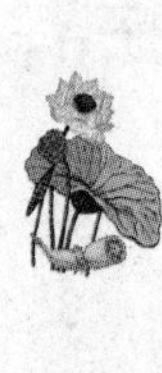

第八章 食醋方、熏洗方，降压随你选

食醋降压方

熏洗降压方

第九章 高血压患者年龄不同，偏方治疗对号入座

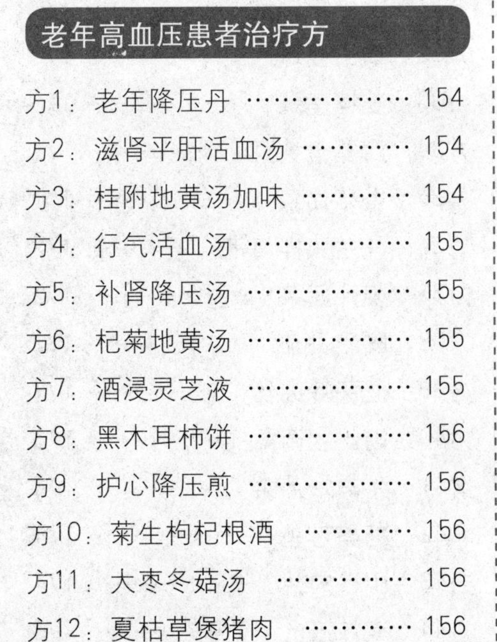

老年高血压患者治疗方

中青年高血压患者治疗方

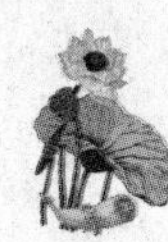

第十章 食疗降压偏方，来自餐桌的降压妙药

降压菜肴方

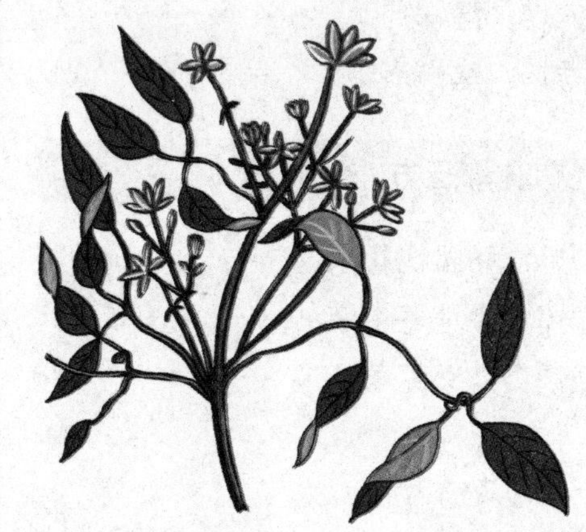

降压靓粥方

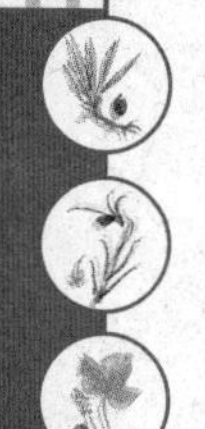

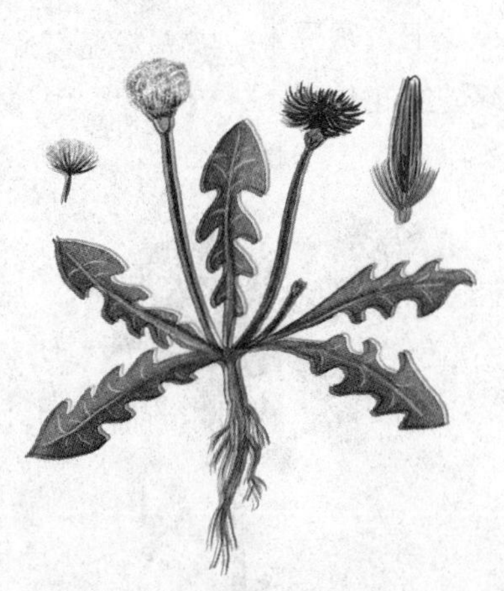

降压靓汤方

降压靓羹方

第十一章 经络降压法，神奇但不神秘的降压大法

按摩降压法，用小成本赚取大健康

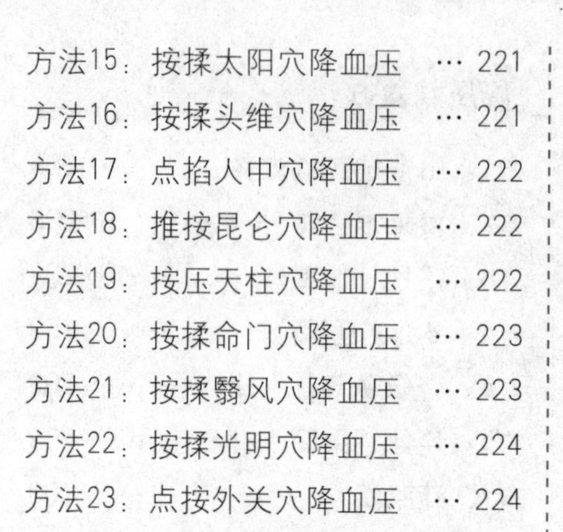

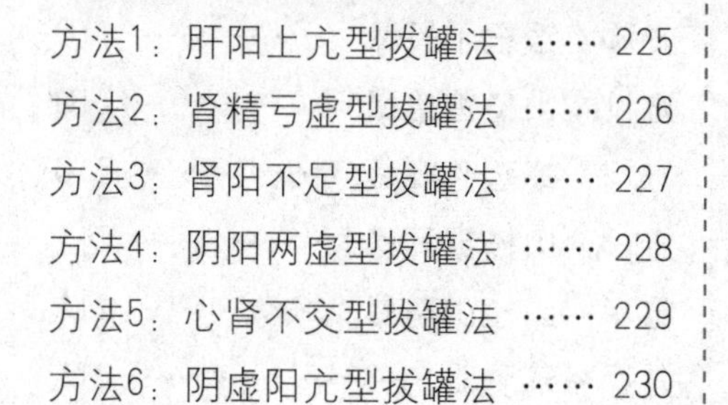

拔罐降压法，有效降压的中医疗法

刮痧降压法，小小刮板挑降压大任

针灸降压法，小小银针单挑降压大任

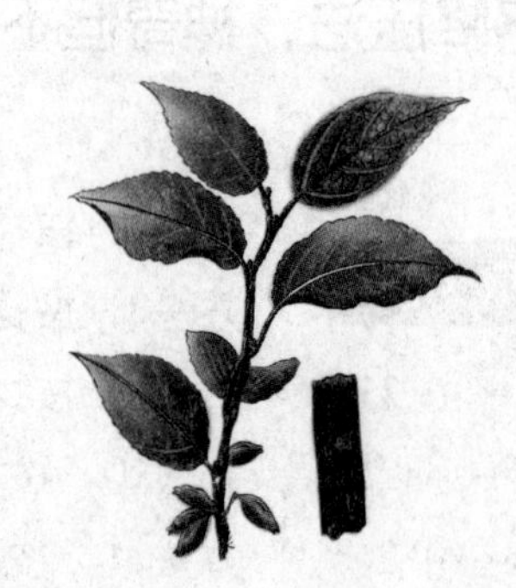

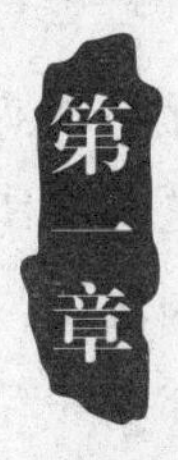

轻松降压，不可不知的事儿

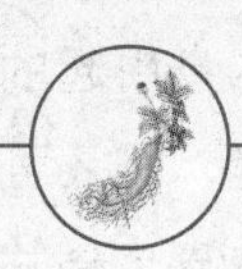

高血压，一个常见的慢性病，已成为人类健康的“第一杀手”。尽管对于高血压产生的原因目前还不是很清楚，但一般认为，它是在包括遗传基因等各种环境条件综合作用下的结果。因此，要想有效降血压，我们就需要真正地了解高血压，解开其“庐山真面目”。

观症状：你的身体“会说话”

高血压的症状表现多种多样，早期高血压患者仅有轻微的自觉症状，如头痛、头晕、耳鸣、失眠等。随着病情的发展，特别出现并发症时，症状逐渐增多并明显，如手指麻木和僵硬，心慌、气促，视物模糊等。高血压以上诸多症状可单独出现，也可合并存在，因此，一定要提高警惕。

症状一：头痛发胀

头痛是高血压最常见的症状之一，多为持续性钝痛或搏动性胀痛，甚至有炸裂样剧痛。常在早晨睡醒时发生，起床活动及饭后逐渐减轻。头痛的诱发原因多种多样：有时是高血压本身引起的；有时是精神过度紧张、感冒、睡眠不足等引起的；更为严重的是，它还可能是中风的前兆。因此，这时应及时到医院查明病因，不要单纯依靠止痛片进行治疗，以免延误病情。高血压患者的头痛部位、性质及程度与患者的年龄、高血压的不同发展阶段及程度有一定的相关性。

紧张性头痛往往发生在高血压早期，头痛部位多局限于一侧或两侧的前头部及后头部。血压波动在130～140/85～90毫米汞柱的患者，多为青壮年人。这种情况往往由患者长期精神过度紧张，或突然受到强烈的刺激、打击等引起，在血压升高的同时常伴头痛。这类头痛在患者服降压药且血压降至正常时就会明显消失或减轻。

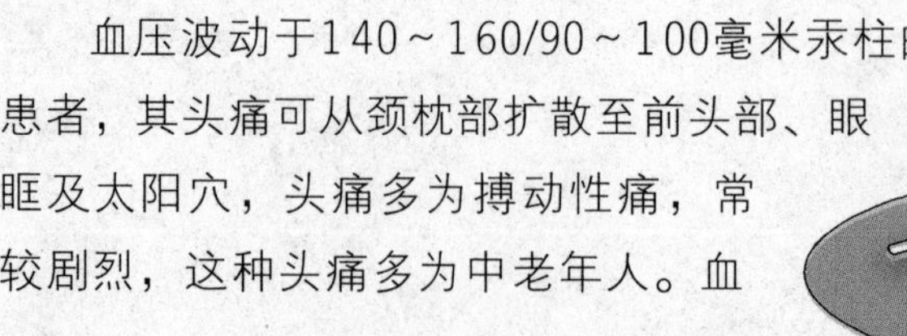

血压波动于140～160/90～100毫米汞柱的患者，其头痛可从颈枕部扩散至前头部、眼眶及太阳穴，头痛多为搏动性痛，常较剧烈，这种头痛多为中老年人。血

压波动于160～190/95～120毫米汞柱之间的患者，头痛常为全头痛，多不剧烈，常伴头昏、眩晕、头沉重、耳鸣等，这种头痛以老年人居多。

血压波动在160～190/95～120毫米汞柱之间者并伴有糖尿病、高脂血症、冠状动脉病变等其他疾病。当患者血压突然上升时，往往出现头痛、意识模糊、全身抽搐、剧烈呕吐、暂时性视力丧失等症状。患者家属这时候一定要引起警惕，这很可能是脑中风的警讯，要马上把患者送医院。

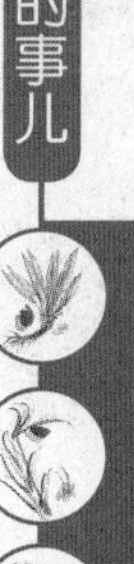

症状二：头晕耳鸣

头晕为高血压最常见的症状，呈持续性，一般不伴随视物旋转，有的为一过性，常在突然下蹲或起立时出现。有的高血压患者还会出现眩晕症状。眩是眼前发黑，晕是指旋转，就像坐在船中，有的还会出现恶心、呕吐的感觉，而且很多人会有脚下像踩了棉花一样发飘，头重脚轻的感觉。高血压引起的眩晕，女性比男性较多。然而，因高血压引起的眩晕，还不至于严重到身体失去平衡。有时虽为轻度眩晕，却失去平衡感，这种症状若在老年人身上并频频出现时，就要特别加以注意，因为这种症状可能是脑卒中的前兆。

耳鸣是很多疾病常见的症状，如贫血、中耳炎、睡眠不足、过度疲劳等，但以上多数为单耳耳鸣。由高血压或脑动脉硬化引起的耳鸣往往发生于双耳，一般声音都比较大，持续时间比较长。

症状三：乏力失眠

乏力是高血压的常见症状之一，这一症状可单独出现或与其他症状合并出现，许多人以为是工作太累造成的，但休息后依旧感到乏力。有些人休息后逐渐耐受高血压就变成无症状性高血压了。

失眠是指入睡困难或早醒、睡眠不实、易惊醒等，导致睡眠不足。高血压患者常有失眠的症状。许多高血压患者有这样的感受，睡眠好的情况下血压稳定，失眠时则血压升高；也有些人因为工作或夜间玩耍、几夜不睡、头昏脑涨，几天后再测量血压发现血压升高。因此，高血压患者一定要保证充足的睡眠。

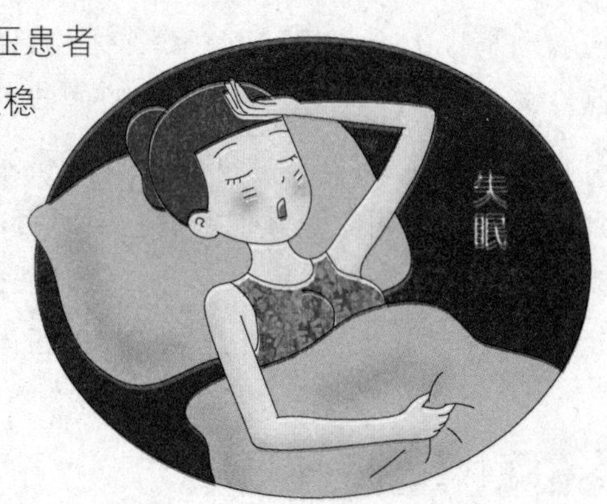

症状四：四肢麻木

有些人在早上醒来时或是偶尔有四肢麻木现象，如觉得手指、脚趾末端或者皮肤有麻木感，或者有蚂蚁走的感觉，手指捏东西不太灵活，或者做一些精细的动作也不太灵便，有的还会觉得半身麻木，出现走路异常现象。当然，能引起肢体麻木的并不只是高血压，所以不能因此就断定是高血压所引起。这种四肢麻木的现象，有时只是短暂的生理现象而已。因高血压引起的四肢麻木并不是单纯的四肢麻木，严重时可出现某一部分的运动障碍，当然也会出现轻微的感觉障碍，但绝非是暂时性的。如果四肢经常出现麻木现象，且持续时间很长，就要去医院检查是否患有高血压及并发症。

症状五：心悸气促

心悸是指患者自觉心中悸动、惊惕不安、甚则不能自主的一种病症。多因体虚劳倦，情志内伤，外邪侵袭等，导致心神失宁而发病。有些人会出现早搏，有些人会出现间歇或停跳，还有人的表现是气促，就是在心悸发作的时候，会觉得憋气，喘不上气。所以出现这种情况的时候要监测自己的血压。

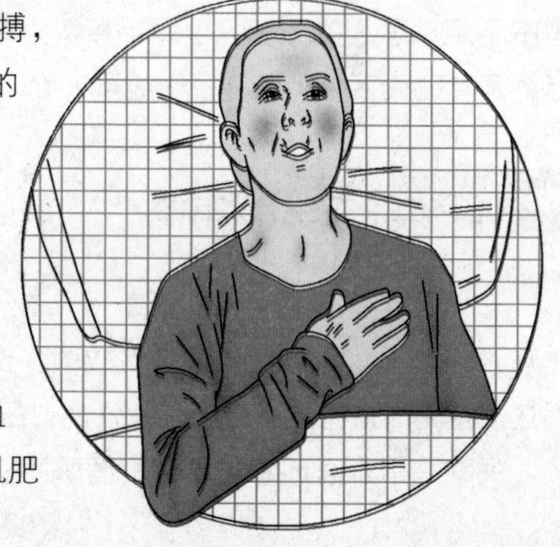

心悸和气促的主因是心力衰竭、慢性呼吸衰竭或血管异常及血液的问题等。由高血压所引起的心肌肥

大、心力衰竭或由冠状动脉粥样硬化所引起的心肌缺血、心肌梗死等，都会使心脏的功能异常。

此外，有的高血压患者还会出现胸闷现象。胸闷一般见于高血压病史较长的患者，是由于高血压造成心脏负担过重引起，这也表明心脏已经受到影响，是病情严重的表现。

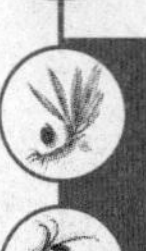

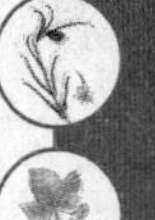

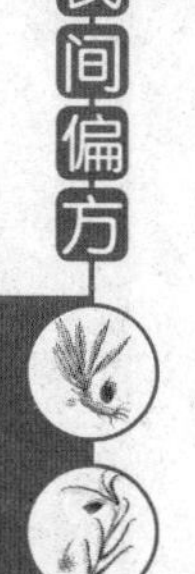

查病因："元凶"一个都不放过

万事皆有因，高血压也不例外。肥胖、口重、吸烟、嗜酒、熬夜、压力、噪声等都可能导致高血压。要想有效地防治高血压，就必须了解高血压的致病因素，从而根据自己的病情对症治疗。

肥胖，高血压病的"温床"

老周是一位事业有成的房地产开发商，42岁的他体重大约有90千克，腰围有100厘米。由于工作原因，老周经常忙于应酬客户，大鱼大肉、吸烟喝酒不说，平时根本没有时间运动锻炼。令他心烦的是，近段日子常感到头晕、耳鸣、乏力、眼花、夜里失眠。老周有点心慌意乱，于是去医院作了检查，检查结果出来让老周大吃一惊，他的血压竟达到165/105毫米汞柱，而正常人的血压为收缩压小于120毫米汞柱，舒张压小于80毫米汞柱，医生告诉老周，他已患上了继发性高血压症，而最主要的原因是由于过度肥胖。为什么过度肥胖会引起高血压呢？

肥胖，尤其大量脂肪堆积腹部，形成向心性肥胖，是产生高血压与心脏病的重要原因。脂肪组织大量增加，扩充了血管床，血液循环相对增加，在正常心率的情况下，心输出量要增加许多，长期的负担过重，使左心室肥厚，所以容易引起多种血管疾患，特别是对健康和生命危害严重的心脑血管疾患。再者，肥胖常有高胰岛素血症，钠的蓄积成为导致高血压发生的一个原因。

有关研究显示，肥胖者的高血压发病率为正常人的1.5～3倍，而严重肥胖者的高血压发病率高达50%以上。老周有些紧张，因为他明白，血压如果持续居高不下的话，可能造成许多危险的后果，如脑血管意外，视网膜动脉狭窄、出血，心肾功能不同程度的损害等。

主治医生劝老周不要着急，并告诉老周高血压是可以控制的。首先，在思想上重视的同时不要过于担心，特别是不要惧怕，要相信高血压是可以控制的。其次，要保持一颗平常心，切忌情绪急剧波动。除了坚持服用药物，可以经常煲一些益补身心的粥做辅助调理。一次性锻炼不要过量，每周运动3～5次，每次20～60分钟，有利于调节血压，以慢跑、太极拳等非剧烈的有氧运动为主。在饮食方面要注意多喝水，少吃盐分重、高脂肪的食物，如不要吃过多的动物油、熏肉、渍沙丁鱼等；吃盐应在每天4～6克以下，增加富含钾、钙、维生素的蔬菜、水果及豆制品；吃适量禽类及鱼类。

由于老周的高血压是由肥胖引起的，除了以上几点外，还可以通过减少体重，消除原发病因，这样血压也随之得到控制。老周尝试了一个月，复诊时他的体重下降3千克，血压也下降了，自我感觉已经有了明显改善。

口重，血压升高的“助推器”

很多人都说自己口重，不然就感到寡淡无味，所以自己下厨时就要多放一些盐，外出下馆子时也专挑咸辣味道的饭菜食用。拥有这种习惯的人似乎不在少数，可是除了口舌之快得到满足之外，又能得到什么呢？

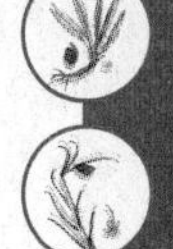

食盐过多会诱发高血压病。现在就听一下医学专家的解释：

第一，盐的主要成分是氯化钠，钠离子和氯离子都存在于细胞外液中，钾离子存在于细胞内液中，正常情况下可维持平衡。当钠和氯离子增多时，由于渗透压的改变，引起细胞外液增多，使钠和水潴留，细胞间液和血容量增加，同时回心血量、心室充盈量和输出量均增加，这都可使血压升高。

第二，细胞外液中钠离子增多，细胞内外钠离子浓度梯度加大，则细胞内钠离子也增多，随之出现细胞肿胀。小动脉壁平滑肌细胞肿胀后，一方面可使管腔狭窄，外周阻力加大；另一方面使小动脉壁对血液中的缩血管物质（如肾上腺素、去甲肾上腺素、血管紧张素）反应性增加，引起小动脉痉挛，使全身各处细小动脉阻力增加，血压升高。如果盐过多，会造成体内的钠潴留，导致血管平滑肌肿胀，管腔变细，血流阻力增加，从而加重心脏和肾脏的负担，进一步引起排钠障碍，从而使血压升高。

目前世界范围内的许多有关盐与高血压关系的研究资料均表明，盐的摄入量或尿钠离子排泄量（间接反映钠的摄入量）与高血压呈正相关，即人群摄入盐量越多，血压水平越高。我国研究结果也显示，北方人盐的摄入量多于南方人，高血压的发病率也呈北高南低的趋势。因此，从防治高血压的角度应注意适当控制盐的摄入量，改变饮食“口重”的习惯。医学研究认为，理想的摄入量为1.5～2.3克/天，但这样的目标不太现实。世界卫生组织提出成人盐摄入量小于5克/天，中国高血压联盟根据我国的国情提出了每日摄入量小于6克/天。

吸烟，引发高血压的危险因素

吸烟危害健康已是众所周知的事实，吸烟可导致诸多疾病，如慢性支气管炎、心肌梗死、肺癌等，高血压也是其中之一。

在全世界，吸烟已被公认为是直接影响心血管疾病的最显著的“独立”危险因素。所谓“独立”，就是它不需要其他危险因素同时存在，其危险性已经“够格”。吸烟为什么会引起血压升高呢？主要是烟草中所含的尼古丁所引起的。尼古丁能刺激心脏和肾上腺释放大量的儿茶酚胺，使心跳加快，血管收缩，血压升高。吸一支普通的香烟，可使收缩压升高10～30毫米汞柱，长期大量地吸烟，也就是说，每日吸3～4支香烟，可引起小动脉的持续性收缩，天长日久，小动脉壁的平滑肌变性，血管内膜渐渐增厚，形成小动脉硬化。吸烟对血脂代谢也有影响，能使血胆固醇、低密度脂蛋白升高，高密度脂蛋白下降，因此，使得动脉粥样硬化的进程加快，进而容易发生急进型恶性高血压、蛛网膜下腔出血和冠心病、心肌梗死等。此外，有吸烟习惯的高血压病患者，由于对降压药的敏感性降低，抗高血压治疗不易获得满意疗效，甚至不得不加大剂量。据统计，吸烟人群患心脑血管疾病的危险性比不吸烟人群高2～3.6倍。

由此可见，吸烟对高血压影响很大，因此有吸烟嗜好者，特别是高血压患者，最好及时戒掉这一不良习惯，否则，等到身体出现不适，如患了高血压、冠心病时再被迫戒烟，岂不有点晚？

嗜酒，高血压“恋”你没商量

俗话说：“无酒不成席。”杯中物是许多人难以割舍的“情缘”，这些人贪图一缕缕的酒香，故每顿饭必离不开酒，否则吃饭就不香。况且中国人的感情多是在酒席间促成加深的，因此无论什么酒，吃饭的时候定然必不可少。可是顿顿饮酒，嘴中回味留香，身体却不一定受得了。

酒虽为粮食所酿造，是粮食发酵后、酿造后精华的浓缩，但从养生的角度来看，饭尚且只能吃个八分饱，何况是酒呢？医学研究表明，饮酒过量（按国外的标准指每日超过30毫升酒精，相当于600毫升啤酒、200毫升葡萄酒或75毫升标准威士忌）可以使血压升高，并使冠心病、中风的发病率和死亡率上升。饮酒使血压升高的原因与酒精能引起交感神经兴奋、心脏输出量增加以及间接引起肾素等其他血管收缩物质的释放增加有关。同时，酒精能使血管对多种升压物质的敏感性增加，从而致血压升高。

另据有关研究发现，长期大量饮酒还会造成心肌细胞损害，使心脏扩大而发展为心肌病；还可诱发酒精性肝硬化，并加速动脉粥样硬化。因此，已有高血压或其他心血管疾病的患者一定要忌酒过量。不过，中医学认为，少量饮酒可扩张血管、活血通脉、助药力、增食欲、消疲劳。同时，一些针对病症的药酒可以少量饮用，特别是中风后遗症和冠心病患者可适当选择某种药酒饮用。

对于一般人来讲，饮酒应注意以下几点：

1.控制酒量

啤酒以酒精浓度5%计，男士每天饮用不宜超过800毫升，女士每天不宜超过600毫升。红酒，男士每天饮用不宜超过360毫升，女士每天不宜超过270毫升。白酒以及白兰地、威士忌、伏特加等洋酒，以酒精浓度40%计，男士每天不宜超过100毫升，女士每天不宜超过75毫升。

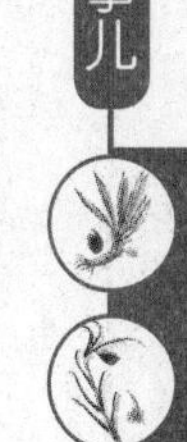

2.不要空腹饮酒

饮酒时不宜空腹，因为空腹时酒精吸收快，容易喝醉。最好的方法就是在喝酒之前，先行食用一些油脂食物，如猪头肉等，以防止酒精刺激胃壁。同时酒精经肝脏分解时需要多种酶与维生素的参与，酒的酒精度数越高，机体所消耗的酶与维生素就越多，故应及时补充维生素。在喝酒过程中，新鲜蔬菜、豆类、鱼类、蛋类、肉类等均可作为佐菜，适当多吃。

3.不宜混合饮酒

酒不宜与碳酸饮料如可乐、汽水等一起喝，这类饮料中的成分能加快身体吸收酒精的速度。

4.饮酒宜慢不宜快

饮酒后5分钟酒精就可进入血液，30～120分钟时血中酒精浓度可达到顶峰。饮酒快则血中酒精浓度升高得也快，很快就会出现醉酒状态。若慢慢饮入，体内可有充分的时间把酒精分解掉，酒精的产生量就少，对身体产生的危害也会相对减少。

压力，高血压发病的危险因素

压力有运动过度造成的肉体压力以及神经、精神所引起的精神压力。两者相比较，精神压力与血压之间的关系更为密切。

姜磊是一家公司的部门主管。事业小有成就，但工作太忙，精神压力较大。最近，他常感精力不济，但总想着自己年轻，挺挺就过去了。他平时工作经常熬夜，烟瘾越来越重，有时一晚上得吸两包烟。国庆节长假，他居然自己在家加班工作了4天，没日没夜地忙完了一个计划，自己很得意。不料长假结束后上班第一天，就觉得胸闷气短头发昏，到医院一量血压，高压竟达180毫米汞柱。姜磊不嗜酒，体形也不胖，他万万没想到过度紧张的生活会使自己患上高血压。

压力是人体对危险的一种防御性反应。但是，如果压力长期持续，就会成为引发高血压的危险因素。当人体处于应激状态时，内分泌系统会产生一系列的变化。其中，儿茶酚胺分泌增多会引起血管的收缩，心脏负荷加重，进而引发高血压。有关调查发现，我国35～45岁这一年龄段的高血压患者的增长率，达到了62%～74%，而65～74岁年龄段的高血压患者的增长率，却只有15%～18%。这部分中年人不少是白领和领导干部，恰恰也是工作长期处于高度紧张状态、应酬多、运动少的特殊人群。

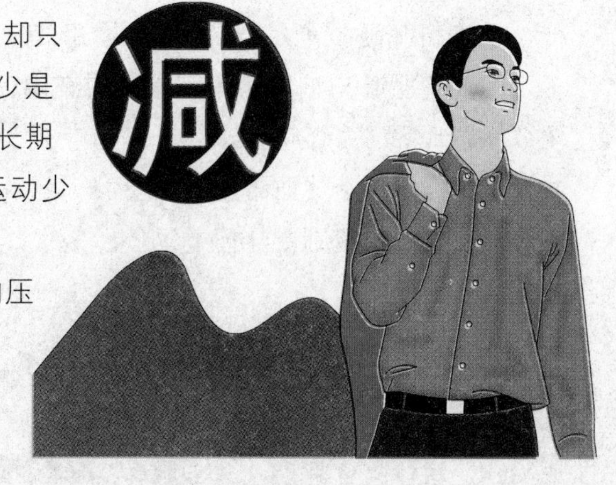

身心紧张时会出现“短暂的压力”，具体表现为疲劳、痛苦、烦恼、不安等状态。此时，会引起血压暂时升高，待压力解除之后血压就会恢复到原来的状态。因此，即使有压力，只要能够有效消除就不会产生不良后果。但是，如果精神持续紧张，从而演变成“慢性压力”的话，则血压上升后就不会下降，从而引发高血压疾病。由慢性压力引起的高血压会促进动脉硬化，同时通过不良循环进一步令高血压恶化。

没有压力的生活，在现代社会是不可能的。作为一个普通公民，要预防不良心理引起的高血压病，应该学会缓解压力和调整好自己的心态。参加一些户外活动、进行体育锻炼、听音乐和找人倾诉都是有效的途径。必要的时候，可以寻求心理医生的帮助。

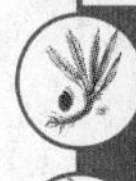

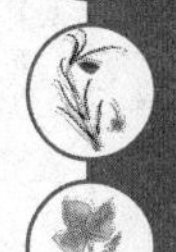

熬夜，引发高血压的“帮凶”

42岁的陈先生有高血压病史十多年了，虽然坚持服降压药，可是血压却一直降不下来。后来医生经过仔细询问，才知道他由于工作特殊，总是熬夜，每天都要到凌晨2点后才入睡，如此不健康、不规律的生活方式，即使坚持用药，血压还是很难降下来的。

据悉，陈先生是某酒吧的娱乐老板，经营酒吧已经数十年之久，由于酒吧一般都要到凌晨两三点后才关门，所以陈先生的生物钟和常人是完全相反的，晚上回家也睡得不安稳，白天想睡又睡不着。如此循环，导致陈先生血压总是降不下来，最近一次去医院测血压，竟然达到190/120毫米汞柱。

医学专家表示，长期睡眠不足是罹患高血压的一个重要致病因素。而心血管疾病与睡眠障碍有着密切关系。如果只睡很短时间，就会提高血压和心率的平均水平，由此可能会增大心血管系统的压力。在压力最大的中青年人群，平均每晚睡眠不足6小时的人罹患高血压的概率比睡眠充足的人高一倍多，即便将肥胖与糖尿病等因素考虑在内，睡眠不足与高血压之间仍有着重要联系。睡眠不好会直接影响到血压的控制，造成血压波动不稳，如果还熬夜则更会雪上加霜。

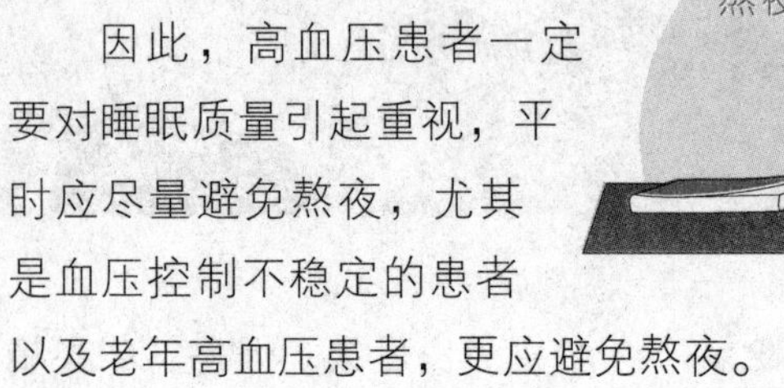

因此，高血压患者一定要对睡眠质量引起重视，平时应尽量避免熬夜，尤其是血压控制不稳定的患者以及老年高血压患者，更应避免熬夜。

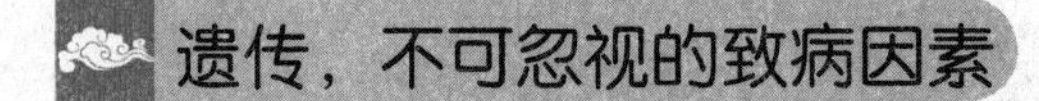

遗传，不可忽视的致病因素

高强今年42岁，在一家外资企业担任企划部经理，因为企划工作经常加班，妻子一直劝他换一个工作，可是高强总是笑着安慰妻子说："我的身体这么棒，不会出问题的。"可是两年前的一次经历彻底改变了他的生活态度。

两年前，高强突然发现自己双手手指有些发麻，皮肤总感觉有蚊虫在爬，早晨起床也会感到头晕、头痛，有时甚至无缘无故地呕吐，而且在工作的时候又很容易急躁，注意力难以集中，记忆力也大不如前。"可能是最近比较劳累、睡眠不足的原因吧。"高强这样安慰自己。可是这种解释似乎不能让他宽慰，因为他发现到了晚上自己总是辗转反侧，难以入眠，入睡后还常常被噩梦惊醒，甚至双手冰冷，虚汗淋漓，胸闷难忍。看着丈夫夜夜在痛苦中煎熬，妻子下了最后通牒：必须赶紧去医院检查身体！

经医生确诊，高强得了高血压，高强简直不敢相信：高血压！同时心电图显示高强左心室有肥大的情况。高强的爷爷、奶奶、爸爸均死于高血压并发症，难道自己是遗传？医生解释说："高血压病的发病具有明显的家族聚集性。"

遗传基因被认为是引发高血压的一个重要因素，对它的研究可谓是时时刻刻都在进行着。尽管人们还没有发现引发高血压的遗传基因，但是研究人员认为，只要这类基因超过一定数量，那么患高血压的可能性就会相当高。

因为基因是由父母遗传给孩子的，所以人们可能从父母中的任何一方继承引发高血压的基因。在同一家庭或家族内有很多高血压患者，就是因为这些遗传基因起的作用。

但是，引发高血压的遗传基因并不是主要因素。有高血压遗传基因，不一定就会患上高血压。即使先天性遗传，如果有良好的外在环境，高血压的发作也能够得到抑制，发病的时间也会推后，即使引发了高血压，症状也是比较轻的。相反，如果没有高血压遗传，但是外在环境不佳，这样也会导致高血压。因此高血压发病的原因，是先天遗传和后天环境共同作用的结果。

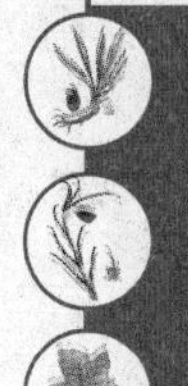

危害：别让健康“后患无穷”

在医学界，高血压被称为“无声杀手”，就是说它“杀人不眨眼”，是非常有害健康的一种疾病，常引起心、脑、肾等脏器的并发症。因此，我们一定要认清高血压的种种危害，以采取有针对性的积极措施，防患于未然。

高血压，危害人体健康猛于虎

李大妈今年62岁，有10多年的高血压史，儿媳妇最近给她添了孙子，大妈天天忙里忙外的，一会儿帮儿媳给孙子喂奶，一会儿给孙子洗尿布……这一忙起来便把服用降压药抛到九霄云外去了。一天中午，大妈给孙子洗尿布时突然晕倒，家人立即送她到附近医院抢救，CT证实为脑干出血，经抢救无效死亡，从发病到死亡仅16小时。

张先生今年43岁，某公司的部门经理，患高血压已经有几年了，一次公司有应酬，张先生喝了不少的酒，回家的路上，张先生突然感觉心脏处隐痛，误认为是自己的老胃病犯了，于是马上拨“120”急救，在急诊室做心电图检查时，突然呼吸停止，经抢救无效死亡，从发病到死亡仅5小时，而心电图证实为急性心肌梗死。

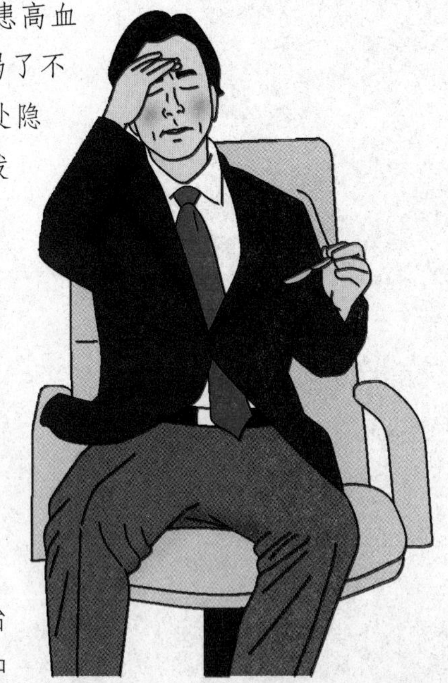

虽然两人死亡原因不同，但是很明显都是由于血压升高而导致心脏、血管、脑和肾等器官损害，最终导致猝死。高血压病是患病率很高的慢性病，它的高并发症、高致残率严重影响着人类的身体健康和生活质量。国外有一项研究显示：得了高血压病而不经治疗、吃药，让它自然发展，这些患者3～5年中会出现部分心、脑、肾的损害。而且，未治疗或未得到有效治疗的高血压患者，更易发生冠心病、心肌梗死、心衰、脑出血、脑梗死、尿毒症等，使人致残致死。而大多数高血压患者在出现上述致命性器官损害时，通常很长时间没有任何症状，所以说高血压的危害猛于虎。

并发症，高血压病的主要威胁

高血压最主要的危害在于，长期未经良好控制的高血压会导致一系列并发症。据国外报道，60%以上的冠心病患者、80%以上的脑梗死患者、90%的脑出血患者都合并高血压病。这些并发症是患者生命最大的威胁，轻者造成劳动能力丧失，生活不能自理，生活质量降低；重者可造成死亡。在高血压病的各种并发症中，以心、脑、肾的损害最为显著。

冠心病

高血压是冠心病的主要危险因素之一，高血压病患者患冠心病的危险是正常者的2倍，长期高血压不治疗的患者，有50%死于冠心病。

糖尿病

在糖尿病人群中，高血压的发病率是正常人群的2倍。糖尿病与高血压并存相当常见，它是患者发生动脉硬化和肾功能衰竭的重要原因。

心力衰竭

心力衰竭是高血压的常见并发症，流行病学研究表明，40%～50%的心衰起因于高血压。血压越高，发展为心衰的可能性越大。有人对5314例高血压患者随访14年，有392例发生心衰，高血压已被认为是导致左心室肥厚和心肌梗死的主要危险，而左心室肥厚和心梗可引起心脏功能不全。因此，高血压在心衰过程中起着重要作用。

高脂血症

研究发现，高血压与总胆固醇升高和高密度脂蛋白水平降低密切相关，血脂代谢紊乱，使心血管病的危险性和发病率明显增加。

肾病

人类的肾脏参与高血压的形成与维持，反过来，肾脏又因血压升高而损害，长期高血压没有治疗，可引起终末期肾功能衰竭，或加速肾实质的破坏从而导致原发或继发的肾脏疾病。

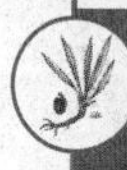

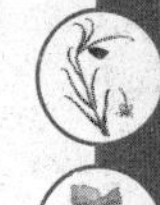

中风	研究机构经过观察一组年龄在35～60岁确诊为高血压病的患者发现，高血压中风的发生率是血压正常者的7.76倍。还有研究表明，降压治疗可使脑卒中发生率降低40％。

上述并发症一旦出现，在治疗上也非常棘手，不但费用高昂，且疗效也不太好。故对于高血压病的治疗，一方面要降低血压，控制症状，更重要的是要预防并发症的发生。药物治疗在高血压病的治疗中占有重要地位。有效、合理的降压治疗，在保护心、脑、肾等重要器官的功能，预防并发症等方面具有独到的作用；对于已有早期并发症的患者，也能起到治疗和延缓器官功能继续恶化的作用。

脑卒中，高血压病的危险因素

高血压是脑卒中发生的首要危险因素。脑卒中常见的原因与高血压有关者约占半数。多数西方国家高血压的主要并发症是冠心病，而在我国高血压的主要并发症是脑卒中。高血压为什么会引起脑卒中呢？

血压增高时，脑部的小动脉会收缩，血压越高血管的收缩越剧烈。长时间的血压持续升高，将导致小动脉血管管腔变硬，变硬的血管不再能够随血压的高低产生明显的收缩，这就像往一条橡皮管中灌水，适当增加水压可以看到橡皮管的扩张，而往一条铝管中灌水时，即使水压很高，也看不到铝管的扩张。长期的高血压就是将血管由“橡皮管”变成了“铝管”。其结果是，当血压下降时，会引起脑部供血不足导致脑组织缺血。相反，血压升高时则血液对血管的灌注过度增加，而血管壁并不能像“铝管”一样结实、受用，这时就会导致出血。

高血压脑出血约占全部脑出血的70%。脑出血患者最常见的表现是昏迷、呼吸浅慢、不同程度的瘫痪，如颅压高可有剧烈头痛伴喷射状呕吐。根据出血位置和出血的多少，危险程度不同，严重的可以数小时

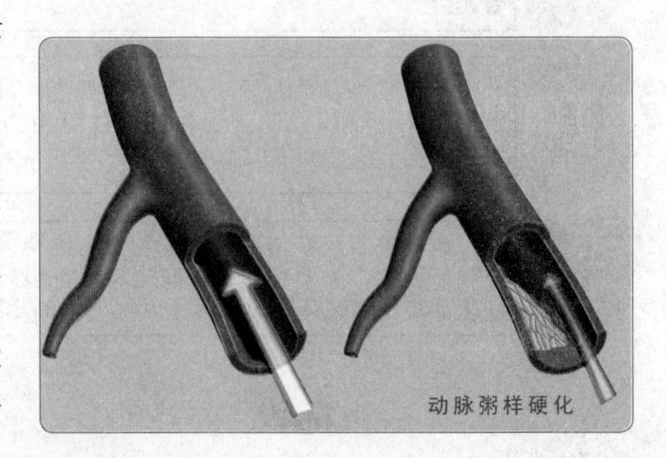
动脉粥样硬化

内死亡。高血压还可引起缺血性脑卒中，脑血栓是缺血性脑血管中常见的类型。长期的高血压会导致动脉粥样硬化，使管腔变得狭窄、闭塞或在狭窄的基础上形成血栓，造成脑局部突然的血注中断，使脑组织因缺血缺氧坏死，从而导致一系列神经系统的症状。缺血性脑卒中主要表现为眩晕、肢体瘫痪、感觉障碍、失语等，损伤面积较大时，也会导致昏迷甚至死亡。

因此，预防和控制高血压对避免发生脑卒中非常重要。高血压患者应尽量选择长效、平稳的降压药物，以避免血压的波动。缺血性脑卒中的急性期应控制过高的血压，但并不急于迅速将血压降至正常，以避免加重缺血。

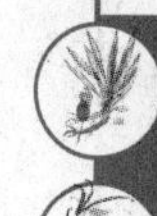

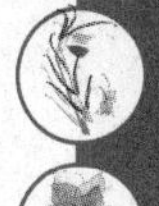

冠心病，高血压是危险因子

冠心病是一种严重危害人类健康的常见病、多发病，是导致人类死亡的疾病之一。它是由于各种有害因素损伤冠状动脉内皮细胞，造成冠状动脉粥样硬化，进一步导致血管狭窄甚至闭塞，临床上出现心绞痛、心肌梗死甚至猝死。高血压是引起冠心病的独立危险因子。

大量医学研究表明，高血压可以损伤动脉内皮而引起动脉粥样硬化，并加速动脉粥样硬化过程。血压水平越高，动脉硬化程度越重，死于冠心病的危险性就越高。流行病学研究提示，高血压病患者患冠心病的危险是正常人的2倍。高血压长期不治疗，有50%的人会死于冠心病。

此外，血压的异常波动还直接与冠心病、心绞痛的发作密切相关。血压越高，心脏向外泵血所需要做的功越多，所需要供的氧越多。当存在冠心病时，血管狭窄，血管内储备血液能力也就越低。心肌需氧多而供氧少，这样就会导致心绞痛的发生。当患者出现心绞痛时，由于疼痛和精神紧张，会使血压继续升高，升高的血压使心绞痛进一步加重，就容易形成恶性循环。因此，医生处理心绞痛患者时，通常会在较短的时间内使患者的血压下降，这样一般能够较快地缓解疼痛。当遇到恶化加重或难以控制的心绞痛时，就想到有可能是血压没有得到有效控制造成的。

心脏损害，高血压是“内鬼”

心脏的作用是推动血液流动，向器官、组织提供充足的血流量，以供应氧和各种营养物质，并带走代谢的终产物（如二氧化碳、尿素和尿酸等），使细胞维持正常的代谢和功能。在高血压的情况下，心脏要满足对各器官的血液输送，就需要做更多的功。久而久之，超负荷的工作会对心脏造成各种损伤，常见的有左心室肥厚，冠状动脉血流的异常以及心脏舒张、收缩功能的降低。高血压发展到最后将导致心脏功能的衰竭，即我们通常所说的心衰。在我国，高血压是心力衰竭的常见原因。

由高血压引起的心衰的临床特点主要有：出现疲劳、气喘、心悸、咳嗽、咯血等症状；平卧时出现气急，坐起后即好转；活动量不大，但却出现呼吸困难，严重时患者可在睡梦中惊醒。左心室衰竭常可累及右心室功能下降，形成全心衰竭，主要表现为：发绀；颈静脉明显充盈；右上腹疼痛，并有肝肿大；双下肢水肿，严重时可出现全身水肿；少尿，多出现于心衰失代偿期。

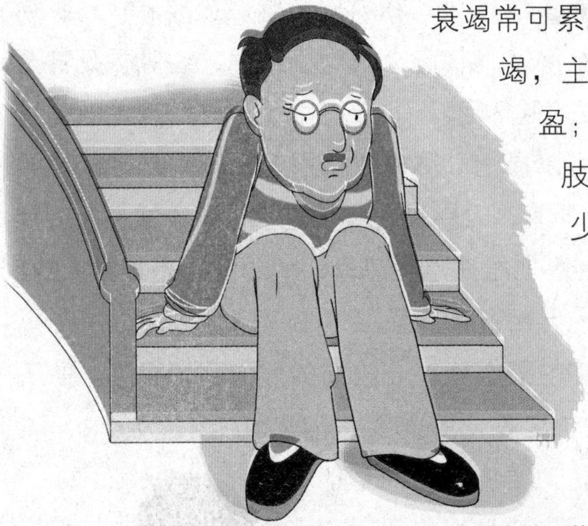

冠状动脉属于较大的动脉，血压升高和冠状动脉粥样硬化有密切关系。冠状动脉粥样硬化时，动脉壁上出现纤维素性和纤维脂肪性斑块并有血栓附着；随斑块扩大、管腔的狭窄加重，造成心肌缺血；斑块破裂、出血及继发的血栓形成等，可阻塞管腔造成心绞痛或心肌梗死。高血压是冠状动脉粥样化重要的危险因素。

肾脏损害，高血压偷袭你的肾

高血压对肾脏的损害极为常见。肾脏是由无数个“肾单位”组成的，每个“肾单位”又由肾小球和肾小管组成，肾小球有入球小动脉和出球小动脉。

高血压患者若血压得不到及时控制，任病情持续发展，则5～10年（甚至更短时间）可以出现轻、中度肾小球动脉硬化。肾小球动脉的硬化主要发生在入球小动脉，如无并发糖尿病，则较少累及出球小动脉。当肾入球小动脉因高血压而管腔变窄甚至闭塞时，会导致肾实质缺血坏死、肾小球纤维化、肾小管萎缩等问题。最初是尿浓缩功能减退，表现为夜尿多，尿常规检查有少量蛋白尿，若肾小动脉硬化进一步发展，将出现大量蛋白质。体内代谢废物排泄受阻，尿素氮、肌酐上升，此时肾脏病变加重，促进高血压的进展，形成恶性循环，使血压上升，舒张压高达130毫米汞柱以上，肾单位、肾实质坏死，最终发生尿毒症或肾功能衰竭。

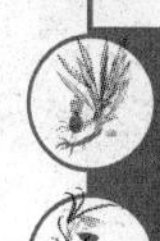

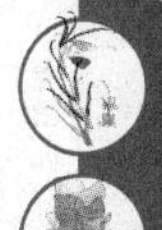

眼底损害，高血压危害眼睛

51岁的赵先生是一家公司的高级管理人员，平时工作忙，应酬多。近一周来他感觉到眼前不时有头发丝样的黑影飘来飘去，以为是自己没休息好的缘故，没怎么在意。可前天他的左眼突然一下子什么也看不见了，连手指头放在眼前都分辨不出几个，这下赵先生慌了神，急忙赶到医院看病。

眼科医生给他作了详细检查后告诉他，他的左眼因为长期高血压已经发生了严重的视网膜病变，眼球里面全是血，所以才突然失明了。听了医生这番话，赵先生很是后悔，平时只知忙于工作，对自己的身体不注意，如果当初在确诊高血压后能够坚持每年检查一下眼睛，也不至于到今天这种地步了。

或许很多人从未想到高血压也会对眼睛产生危害。初期高血压病患者血压急骤升高时，视网膜动脉会发生暂时性功能性收缩，即动脉痉挛，表现为一过性视物模糊，当血压正常后，动脉管径恢复正常，视物又重新变得清楚如前。若血压持续不降，痉挛长期不缓解，就会发展为动脉硬化狭窄。眼科医生检查眼底会发现动脉反光增强，动静脉有交叉压迫症，严重者动脉呈铜丝或银丝样改变，进一步发展下去可见血管迂曲、血管白鞘，并出现高血压视网膜病变：视网膜水肿、出血、棉絮斑、硬性渗出、视盘水肿、高血压脉络膜病变等。

一般高血压病患者当血压控制在正常水平后，眼底可恢复原状。视网膜水肿、出血、棉絮斑可在几周内消退，硬性渗出则需几个月才消退。若血压又升高，眼底病变还可出现，并会不断加重。

研究表明，眼底改变与心肾损害及死亡率成正比，所以降低高血压是防治眼底病变最根本的措施。早期查眼底可以及早发现病变，及时给予药物或激光治疗，尽量避免失明的悲剧发生。

性功能障碍，别让高血压惹祸

婚姻当中，性生活是一项重要的内容，是成熟男女必需的，它的和谐对当事人的生理、心理都有很大的助益，也是夫妻双方增进交流、展现亲密的方式之一。然而有些人并不能如愿，高血压病就是影响性生活的原因之一。高血压病为什么会影响性生活呢？这其中原因众多而又复杂。高血压是一种慢性病，一时难以康复，难免会引起焦虑、抑郁等负面情绪，从而使性欲减退。再说，习惯上人们常常将高血压与中风、心肌梗死、冠心病和猝死等现象联系在一起，这种心理负担必然不利于性欲的恢复和性兴趣的产生。

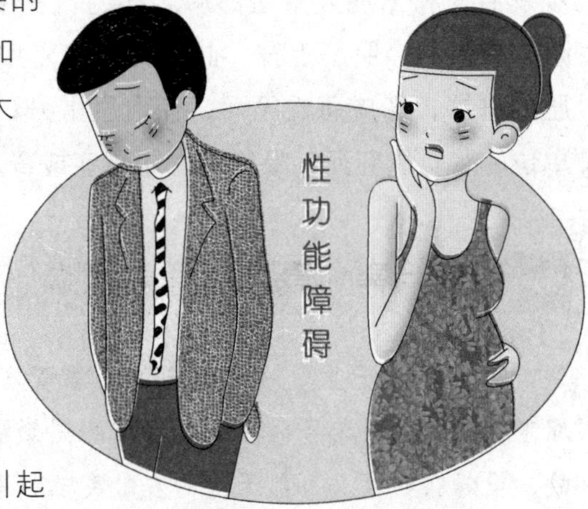

性功能障碍

高血压是动脉压力升高的一种慢性病，是血流动力学异常的表现。其原因是神经、体液等因素参与的机体内升压与降压机制和血压调控物质的平衡失调，并在大脑皮层中形成了惰性兴奋灶，结果便导致性欲减退。

有病就得进行治疗，要治疗就必须得用药，有不少抗高血压药物会对性功能产生不良影响。

由于上述三个常见的主要原因， 高血压病患者受到性的困扰和煎熬。但是，高血压是一种慢性疾病，能延续多年，有的甚至一辈子，那么，高血压患者又该如何处理性生活、排除性的困扰呢？

一般来讲，高血压病患者只要病情不十分严重，就不必禁欲。

不过，还是要注意以下几点：

1.视病情安排性生活

Ⅰ期高血压病患者（指血压达到高血压病标准，但是，可降到正常或正常边缘，不存在高血压的心、脑、肾并发症），是可以像正常人一样过性生活的。Ⅱ期高血压病患者（血压达到高血压标准，已有轻度心、脑、肾并发症），可在服药的同时有节制性地过性生活。Ⅲ期高血压病患者（血压明显升高而且持续不降，伴有明显的心、脑、肾并发症），应停止过性生活。

2.“性”福有节

高血压的病情允许过性生活者，也应节制次数，一般以每1～2个星期过一次为宜，而且，性交时动作不宜过剧，时间也不宜长，情绪也不能过于兴奋、激动。在同房过程中，万一出现头痛、头昏、心跳、气急等症状时，应立即终止房事，并立即服药休息。

高血压病患者一定要重视上述注意事项，这不仅能使性生活和谐，还能维持家庭幸福，让自己身心愉悦。

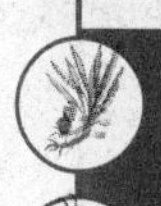

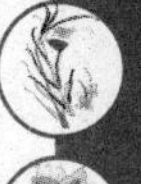

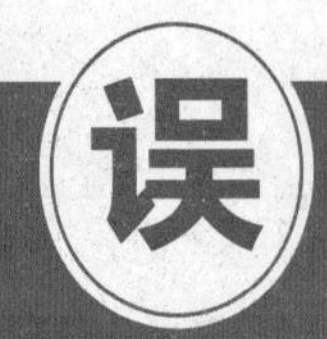

误区：明明白白走出降压误区

广大高血压患者都在尝试很多方法治疗高血压，但却可能没发现自己已经深陷高血压治疗误区，如果不及时走出高血压治疗误区，反而会耽误治疗效果，下面告诉大家一些常见的高血压治疗误区，以便于高血压患者随时提高警惕。

高血压是遗传病，没办法避免

有些人认为高血压是遗传疾病，父母若患病，其子女必定要发病。其实，把自己的病因全都归到遗传上，这种想法是非常错误的。

高血压有没有遗传因素？有的。双亲血压都正常的，子女患高血压的概率是3%；一方有高血压的，子女的发病率是25%；父母双方均有高血压的，子女的发病率是45%～55%。不过，高血压不同于那些经典的遗传病，如血友病、多囊肾等。也就是说，高血压患者的后代中有部分人存在发病倾向，但并不是必定会发生高血压。

举一个例子：张某的父母都患有高血压，两兄弟也有高血压，但是，他很幸运未患上高血压。原来张某是教师，每天生活都有规律，每年都有寒、暑假，工作压力不大，平时性格开朗，每天坚持运动，无吸烟饮酒的不良嗜好，体重数十年保持恒定，“有幸”是因为他有健康的生活方式。

所以说，认定高血压都和遗传有关是没有道理的。摆脱高血压的阴影，很大程度上取决于自己。通过控

制高血压的其他诱因，如吸烟、嗜酒、过度疲劳、情绪不稳定等，是可以在一定程度上加以预防的。因此，高血压病绝不是遗传来的，只要做到合理膳食、适量运动、戒烟限酒、心理平衡这四大基石，完全能够不发生高血压，健康长寿。

高血压是一种顽疾，降不下来

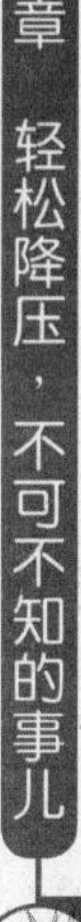

临床上常常碰到这样的患者，老是抱怨："我高血压已经好几年了，一直看，可是老是降不下来。真是顽固啊。"很多患者觉得，自己得的是顽固性高血压，没法控制，非常泄气，有的干脆听之任之了。这种想法到底对不对呢?

这里先不回答对与否，首先我们来了解一下什么是顽固性高血压。顽固性高血压是指服全剂量的三种或三种以上的不同作用机理（必须包括利尿剂）的降压药物，血压仍然≥140/90毫米汞柱。欧洲对轻中度高血压患者进行了一个国际性的高血压最佳治疗研究。它是对1.8万名轻中度高血压患者进行全程治疗、随访，一种药不行，用两种药，一直用到四种药，发现血压真正降不下来的大约是7%。可见，真的顽固性高血压患者只是极少数人。

那么为什么一些高血压会那么"顽固"？其实50%~70%的顽固性高血压患者并没有听从医嘱，而是吃吃停停，三天打鱼两天晒网。看看血压正常就不吃了，等到头晕了再吃药，"临时抱佛脚"。

很多高血压患者会说："高血压药有不良反应，所以，只要血压正常，不能让药物伤害我。"的确，高血压药会造成心动过缓、低血钾、脚肿、咳嗽等不良反应。但是，高血压如果不控制、不治疗，将发展成中风、心肌梗死、尿毒症等。吃药的不良反应和不吃药的后果相比，实在是小巫见大巫。退一步说，患者如果有严重的不良反应，医生可以通过换药来减轻。而高血压如果早期没有控制，发展到了晚期更难控制，这时候要降压用的剂量就大了，对肝、肾功能的损伤和不良反应就更大了。

高血压是一种慢性病，所以患者和医生之间更要有良好的沟通，密切配合。医生开出了药以后，要有一段观察时间，观察剂量是不是对头，疗效有没有到位，这需要几个星期甚至几个月的时间。如果患者不配合，没有长性，动不动就换医院重新看病，这是非常不利于治疗的。

高血压血多，放点血就正常

献血不是能降低血液的黏稠度吗？高血压患者的血黏稠度较高，放掉一点血不是更好吗？这是临床一个高血压者在献血中心时的自述。

专家表示，此种观点是错误的。高血压病非指“血多”，而是血管发生了病变。血液从心脏流经血管到达全身各处时对血管壁产生的压力，叫做血压。某些人血液不能很容易地通过全身，病变使血管变狭窄了，血流的压力就会升高以保证血流通过。这样一来，血压超过正常值就形成了高血压。

不建议高血压献血，主要是怕献血过程中出现危险因素。高血压患者献血时，心脏的冠状动脉易发生痉挛，可能引起一时性缺血，导致心绞痛。此外，高血压患者多合并有血脂异常，常有血流或血管异常。献血后血压下降，血流减慢，可能导致血栓形成，易发生心肌梗死的意外。

有时患者认为自己将血压控制在正常范围了，但血管本身的调节异常状态没有改变，献血引起的血压波动也会引发危险。如果高血压患者实在有需要献血，必须要在医护人员监控下进行，以便发生异常状况及时处理。

健康人献血值得提倡，适量献血可降低血液的黏稠度，预防多种疾病。可是高血压患者，为了使血压不潮起潮落，请不要轻易地去献血。

降血压就不吃主食只吃菜

膳食不平衡是高血压、糖尿病和脑血管病等“文明病”居高不下的主要原因。还有一些人认为只要不吃主食就可以减肥，对其他食品却不加节制，这是十分荒谬的。其实，主食的摄入可以使人产生饱腹感，在一定程度上可以起到节食饮食的作用，减肥应减少摄入的高能量食品而并非主食。

饮食和高血压有很大的关系。摄盐过多可使血压升高，饱餐与甜食可使人发胖，肥胖易使血压增高，高血压患者的饮食中，既要保证充分的热量、脂肪和必需的蛋白质，但又不宜过量。适当地多吃些含蛋白质高的食物，如各种豆类及豆制品，蛋清，牛、羊、猪的瘦肉，鱼肉，鸡肉等，尽量少吃或不吃动物肝脏，因为动物肝脏内含胆固醇，易使血脂增高，提倡多吃新鲜的蔬菜和水果。蔬菜中富含维生素，对老年人来说，还可以防止便秘。各种蔬菜和水果中含有丰富的维生素C，可以调节胆固醇的代谢，控制动脉硬化的发展，降低血压。主食宜多吃粗粮、杂粮，少吃精米、精面。

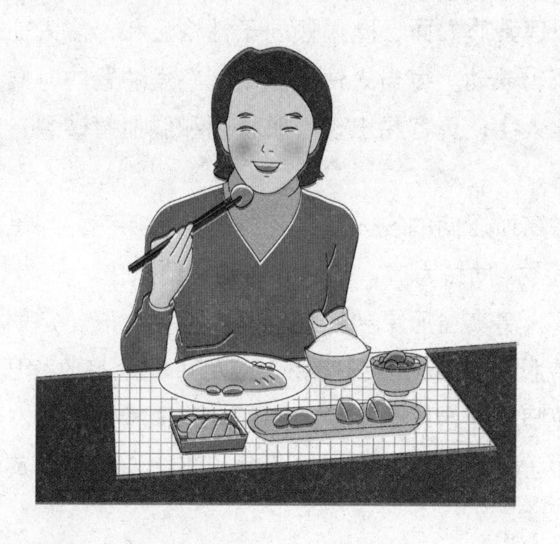

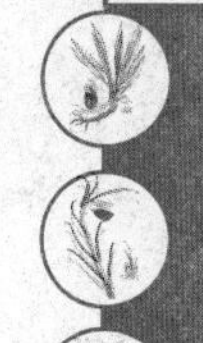

高血压病是胖人的“专利”

瘦人也会患高血压！

虽然胖人比瘦人更容易患高血压病，但并不意味着瘦人就与高血压病无缘。

许多人认为自己体形较瘦，绝不可能患高血压病，甚至有人出现头痛、头晕时也不会想到去测量一下血压，因此临床上瘦人得知自己患高血压病时，往往已进入了高血压病的Ⅱ期甚至Ⅲ期。因此我们要奉劝那些瘦人，高血压病的病因很复杂，有遗传、环境、饮食等因素，并非只有肥胖的人才患高血压病。

美国一项流行病学调查发现，如果瘦人患了高血压病，病情发展可能比患高血压的胖人更严重。其中一项研究指出，在同样患高血压病的情况下，瘦人比胖人更容易出现心脏病发展和脑卒中。究其原因，瘦人患高血压与胖人患高血压相比可能存在以下不利因素：

第一，瘦人发病年龄往往会晚于胖人，因而其他与年龄相关的并发症如血管硬化、心脏代偿性肥大等相对也比较明显。血管硬化使动脉本身的弹性降低，弹性差影响着大动脉缓冲血压变化的潜力，也增加血液通过小动脉时受到的阻力。其结果都会助长血压升高，增加降压治疗的难度。

第二，临床上有些瘦人从不认为自己会得心血管疾病，平日里就会忽视对血压的监测和自我保健，当发现疾病时往往已经很严重了。

第三，心理素质方面，胖人倾向于性格温和，瘦人往往在应激反应过程中倾向于急躁、激动。每当人情绪激动、怒发冲冠的时候，瘦人由于末梢血管的阻力比胖人高，更容易出现心肌梗死和脑血管破裂，造成血压升高，诱发心脑血管病。

第四，患高血压病的瘦人如果还伴有其他疾病，和患高血压病的胖人相比，这些疾病更能助纣为虐，加速心血管病情恶化。

因此，瘦人患高血压更要密切观察和控制血压，定期检测血压，在医生的指导下坚持服用有效的降压药物，应尽可能地将收缩压控制在160毫米汞柱以下，并应坚持配合服用降低血脂和软化血管的药物。研究证明，高血压患者如能将血压控制在140/85毫米汞柱以下，心脑血管病的突发概率就会比较小。

控制血压，还要建立良好的生活习惯，生活宜规律，膳食要合理，严格控制高脂肪、高热量食物的摄入，可适当多吃些大豆、鱼、菌菇、海藻类以及蔬菜和水果，减少脂类的摄入。并要坚持适量的体育锻炼，保持乐观豁达的心理状态，避免情绪紧张、激动。还要戒烟少饮酒，不喝浓茶和咖啡。

便秘对血压高低没什么影响

有人认为便秘和高血压没有什么关系，因此便秘不会对血压造成影响。其实这种想法是错误的。常年便秘会导致生活质量下降，健康受损，对高血压患者来说，甚至可能引发致命的严重后果。如果说高血压病是引起脑出血的主要危险因素，那么便秘则是脑出血的重要促发因素，便秘对高血压病患者最大的危害是引发脑出血而危及患者生命。

今年69岁的杨大爷患有高血压，平时没有明显的病症，只是偶然会觉得有些头晕，吃点药就好了。上个月初开始，杨大爷得了便秘，有时如厕半小时

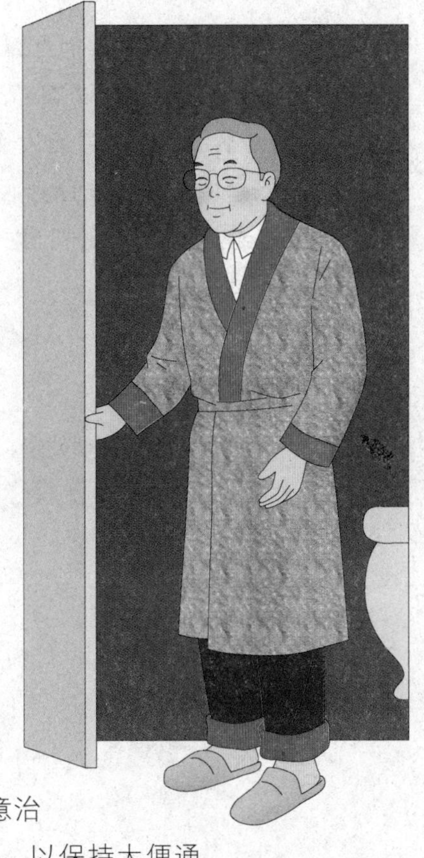

都不能解决问题，反复多次如厕，用大力气，两手攥拳使出大劲，没想到忽然觉得头晕眼花，一头栽倒在地，家人立即把他送到医院，结果被诊断为脑出血。幸亏抢救及时，才捡回一条命。

那么便秘为什么会导致脑出血呢？专家认为，高血压病患者如患有便秘，排便时用力过猛，可使心跳加快，心脏收缩加强，心搏出量增加，血压会忽然进一步升高。当压力超过了血管壁的承受能力时，易导致血管破裂，发生脑出血。临床上发现，有相当一部分脑出血患者是由于既往患有高血压病、脑动脉硬化，因大便干燥，用力排便时忽然发病而摔倒在厕所里的。便秘对高血压病患者最大的危害就是能促发脑出血等脑血管病，高血压病患者必须充分重视便秘的危害。平时不仅要留意治疗高血压，也要采取积极的措施防治便秘，以保持大便通畅，防止因便秘造成脑出血等脑血管病发生。

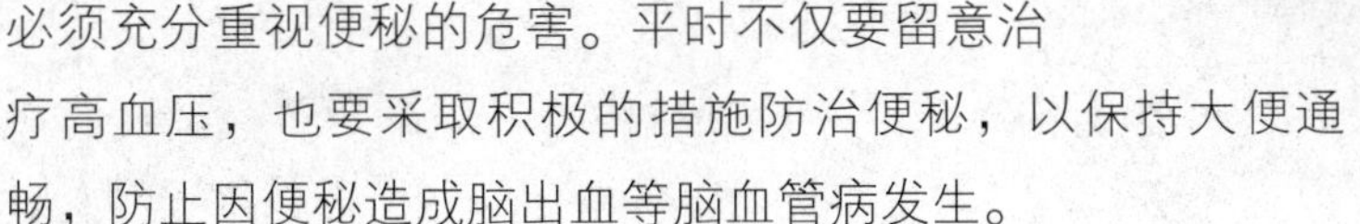

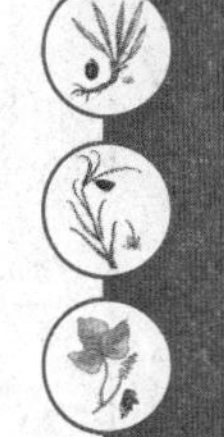

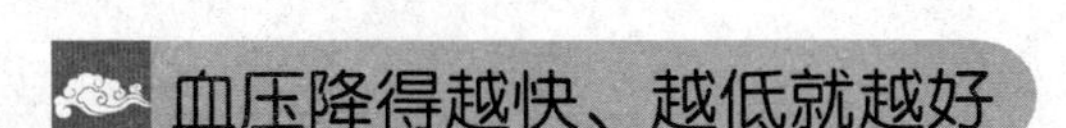

血压降得越快、越低就越好

有些高血压患者认为，血压降得越快越低，说明治疗效果越好，真的是这么回事吗？

一般来讲，除了高血压危象、高血压脑病需要紧急降压外，其余高血压患者即使是Ⅱ期高血压病、Ⅲ期高血压病患者，也应平稳而逐步降压。如果血压降得过快、过低，重要脏器的血液供应就要受到影响，如脑供血不足就会使脑组织发生缺血、缺氧，出现头晕、头痛、眼花、嗜睡及全身乏力等症状；心脏冠状动脉缺血、心肌缺氧时，患者可发生心绞痛、心律失常；血压骤降，还可引起肾功能不全等损害。

此外，有些高血压患者常将一天降压药的最后一次放在临睡前或仅在睡前服一次降压药，这种做法是危险的，也是不科学的。当人体处于静止状态，血压可自然下降20%，而且以睡后2小时最为明显。倘若患者临睡前服了降压药，2小时也正是药物的高浓度期，可导致血压明显下降，心、脑、肾等重要器官供血不足，而使患者发生意外。有临床研究报道，致命性脑血管意外中约有40%是由于低血压所致，特别是70岁以上的老年人，若收缩压低于100毫米汞柱或低于原有血压15%～20%，则更易发生脑血栓。

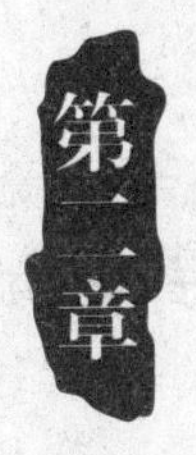

缓解高血压症状，民间偏方来帮忙

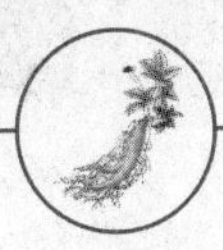

防治高血压的方法有药物疗法和非药物疗法，其中民间有很多偏方对治疗高血压不同症状效果良好，有些偏方能除烦降压，有些偏方能利尿、消肿，还有的能清热、润燥。那么治疗高血压不同症状的偏方具体有哪些呢？本章一一道来。

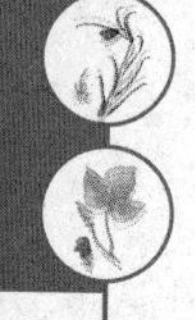

头痛

头痛是一种在高血压患者身上非常常见的症状，其诱发原因多种多样：有时是高血压本身引起的；有时是精神过度紧张引起的；更为严重的是，它还可能是中风的前兆。对于高血压患者来说，千万别忽视了头痛这个危险的信号。

方1：夏荠汤

【配方】夏枯草、荠菜各50克。

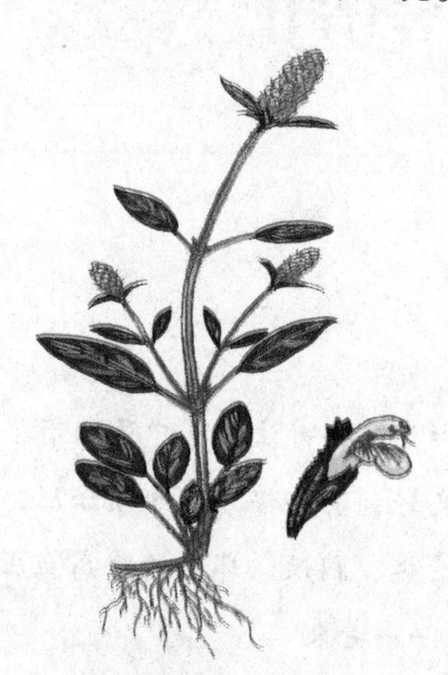

夏枯草

【做法】夏枯草、荠菜洗净，一同放锅内，加水800～1000毫升，煮沸15分钟即可。

【用法】饮汤，每日1剂，分2次温热服。

【功效】方中夏枯草清肝火，平肝阳；荠菜利水平肝，二者合用清热、利水、平肝。适用于高血压、水肿，以及肝火上炎所致的头痛、头昏。

方2：二瓜藤竹叶饮

【配方】西瓜藤、黄瓜藤各30克，竹叶10克。

【做法】上药加水适量煎煮，去渣取汁。

【用法】每日1剂，分2次温热服。

【功效】利水，通淋，清热，平肝。适用于高血压病肝阳亢盛型，症见头痛、头晕、心烦、口苦、舌红、脉弦等。

方3：两花汤

【配方】香蕉花15克，槐花12克。

【做法】香蕉花、槐花洗净，一同放入砂锅中，加适量水，煎汤取汁即可。

【用法】每日1剂，不拘量，代茶饮。

【功效】清泄肝火。适用于高血压病属肝阳上亢者，症见头痛目眩、面红心烦、口苦咽干等。

方4：葛根钩藤汤

【配方】干葛根30克（鲜葛根100克），钩藤（后下）15克，冰糖适量。

【做法】将葛根洗净，切片，加水煎煮30分钟，再将钩藤放入，煎煮15分钟即可。

【用法】去渣饮汤，加冰糖调味即可。

【功效】清热，平肝。方中葛根对改善高血压之眩晕、头痛、项强、耳鸣等症有良好疗效；钩藤有镇静止痉、清热平肝的作用。两药合用，适用于肝阳上亢型高血压病，症见头痛、项强等。

方5：丹栀降压汤

【配方】牡丹皮、栀子、黄芩、菊花、柴胡、白芍、茯苓、夏枯草、钩藤（后下）各15克，当归9克，薄荷（后下）9克。

【做法】上述诸药加水煎，共煎2次，将2次所煎药液混匀。

【用法】每日1剂，分早、中、晚3次服。

【功效】平肝潜阳。适用于高血压病肝阳上亢型，症见头目胀痛、目眩耳鸣、心烦口苦、胸胁胀痛等。

方6：牡灵丹草汤

【配方】怀牛膝、生牡蛎（先煎）、磁石（先煎）各30克，牡丹皮、夏枯草、菊花、泽泻、黄芩各12克，茵陈、生地黄各15克。

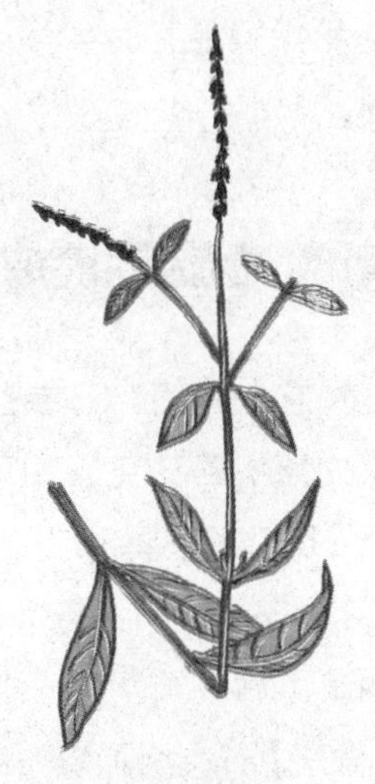

怀牛膝

【做法】先将牡蛎、磁石加水煎煮30分钟，然后将余药放入同煎，共煎2次。

【用法】每日1剂，早晚温服。

【功效】平肝潜阳。适用于高血压病肝阳上亢型，症见头目胀痛、面红耳鸣、眩晕、五心烦热等。

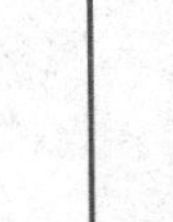

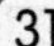

方7：养阴清心饮

【配方】生地黄25克，麦冬、牛膝、玄参、赤芍各15克，川楝子10克，珍珠母（先煎）30克。

【做法】上药用水浸泡30分钟后，加水煎30分钟，每剂煎2次，把2次煎剂混匀。

【用法】每日1剂，分2次温热服。

【功效】养阴明目，清心安神。适用于高血压病肝阴亏虚，阳亢于上型，症见烦躁易怒、头痛眩晕、胸闷心痛等。

方8：芍药丹芪汤

【配方】黄芪、丹参、葛根、石决明（先煎）各30克，川芎、杜仲、牛膝各15克，泽泻20克，天麻、益母草、桑寄生各12克，黄芩、赤芍、钩藤（后下）、栀子各10克。

【做法】石决明加水先煎30分钟，再放其余药（钩藤除外）同煎20分钟后入钩藤，煎煮10分钟倒出药液，再加水煎20分钟，将2次煎液混匀。

【用法】每日1剂，早晚各1次。

【功效】平肝潜阳。适用于高血压病肝阳上亢型，症见头晕头痛、耳鸣健忘、五心烦热等。

方9：平压散

【配方】何首乌、枸杞子、女贞子、墨旱莲、益母草各20克，黄芩、北沙参、红花、钩藤、牛膝、当归各15克，黄连、桑寄生各10克。

【做法】上药共研细末，每包5克。

【用法】每次1包，分早、中、晚3次冲服。

【功效】平肝抑阳。适用于高血压病阴虚阳亢型，症见头痛、头晕、肢体麻木、心烦易怒等。

方10：枸菊地黄米汤

【配方】熟地黄25克，枸杞子15克，菊花10克，粳米15克。

【做法】先用水煎煮熟地黄、枸杞子、菊花40分钟，去渣取汁，与粳米共煮成米汤。

【用法】每日1次，早晚温服。

【功效】滋补肝肾，明目降压。适用于肝肾阴虚型高血压病之头痛目眩。

方11：养血降压汤

【配方】桑葚子、生牡蛎（先煎）、珍珠母（先煎）各30克，白芍

24克，潼蒺藜、地骨皮各15克，木防己、菊花、黄芩各12克。

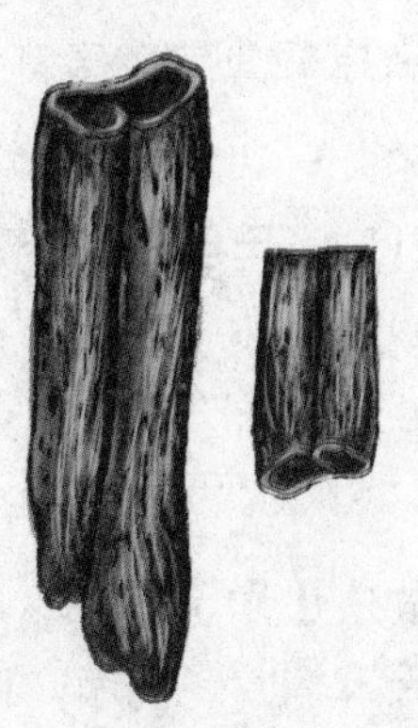

地骨皮

【做法】将生牡蛎、珍珠母先煎30分钟，再入其他药同煎20分钟，每剂煎3次，将3次煎液混匀。

【用法】每日1剂，早晚饭后分服。

【功效】平肝潜阳，清肝泻火，柔肝养阴。适用于高血压病肝阳上亢型，症见头昏、头痛、心悸、耳鸣、失眠等。

方12：首乌山楂汤

【配方】制何首乌15克，山楂12克，川芎3克，冰糖适量。

【做法】何首乌、山楂切片，加水共煮50分钟，去渣取汤，加冰糖即可。

【用法】饮汤，不拘时，代茶饮。

【功效】补益肝肾，活血通脉。适用于肾虚血瘀型高血压病者，症见头痛、健忘等。

方13：扶正降压汤

【配方】生黄芪、刺五加各30克，丹参、白芍、葛根、川牛膝各20克，天麻10克，钩藤（后下）、滁菊花各12克，泽泻、酸枣仁、黄芩各15克，生甘草5克。

【做法】水煎2次，取药汁混合即可。

【用法】每日1剂，分3次服用，1个疗程4周。

【功效】调整阴阳，扶正平肝。适用于高血压病，症见头痛、眩晕等。

方14：牡蛎怀药汤

【配方】生牡蛎（先煎）、桑葚子、山药、丹参各30克，怀牛膝、玄参各15克，麦冬、钩藤（后下）各20克，天麻、川芎各10克。

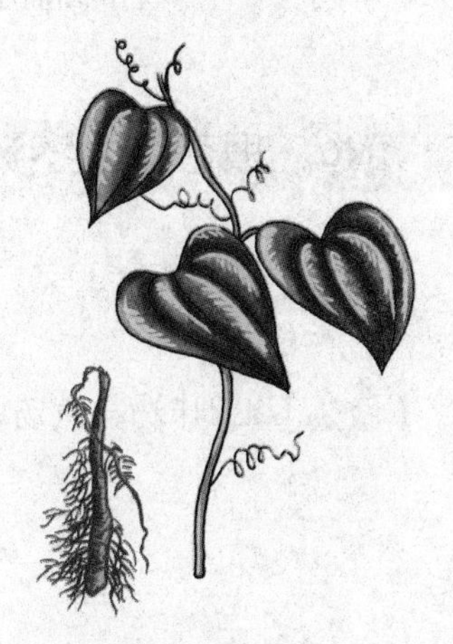

山药

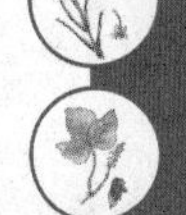

【做法】上药加水适量煎煮，连煎2次，去渣取汁，将2次药汁混合。

【用法】每日1剂，早晚温服。

【功效】滋阴补肾。适用于高血压病肝肾阴虚型，症见头痛、眩晕、耳鸣健忘、腰酸膝软、五心烦热、舌红、苔薄、脉弦细等。

方15：八味降压汤

【配方】何首乌15克，白芍12克，当归9克，川芎5克，炒杜仲18克，黄芪、钩藤各30克，黄柏6克。

【做法】药物用适量水浸泡60分钟，煎2次，首煎15分钟；再用小火煎30分钟。煎好后将两煎混合。

【用法】总量约300毫升，每日1剂，每剂分2～3次服用，饭后2小时左右温服。

【功效】益气养血，平肝泻火。凡表现为阴血亏虚、头痛、眩晕、神疲乏力、耳鸣、心悸等症的高血压病。

方16：银杏叶大枣汤

【配方】鲜银杏叶30克，大枣10枚。

【做法】上2味洗净煮汤。

【用法】代茶频饮。

【功效】健脾，养血，止痛。适用于高血压病血虚头痛者。

方17：芦笋天麻汤

【配方】鲜芦笋100克，天麻片10克。

【做法】芦笋洗净，切成片状备用；天麻切片，洗净。两味一并放入砂锅，加水适量，煮20分钟即可。

【用法】每日1剂，分早晚温服。

【功效】平肝降压，化痰泄浊。适用于痰浊内蕴型高血压病之头痛、眩晕者。

方18：丹参龙金汤

【配方】丹参15克，地龙、郁金、川牛膝各12克，香附、川芎各9克，水蛭、红花各6克。

【做法】上药加水适量煎煮，连煎2次，去渣取汁，将2次药汁合并。

【用法】每日1剂，分2次温服。14日为1个疗程。

【功效】理气，活血化瘀。适用于高血压病气滞血瘀、头痛者。

眩晕耳鸣

在生活中，高血压发病总是了然无痕，给人们及时发现病情造成了极大的困扰。血压在升高的时候会发出一些危险信号，眩晕耳鸣也是高血压发出的“预警”。民间偏方对于眩晕耳鸣症状的改善有着很好的作用，下面为大家介绍改善眩晕耳鸣的偏方。

方1：夏桑菊茶

【配方】桑叶12克，夏枯草、菊花各15克，冰糖适量。

【做法】上药用水煎煮2次，煎取药液200毫升左右，入冰糖调味。

【用法】每日1剂，不拘时，代茶饮。

【功效】清热，平肝，降火。适用于高血压病肝阳上亢型，症见头目眩晕、目赤头痛等。

方2：芹菜大枣汤

【配方】芹菜250克，大枣10枚，白糖适量。

【做法】芹菜洗净，切段，与大枣同放锅内，加水适量，煎煮20分钟，加入白糖调味即可。

【用法】食枣饮汤，每日1剂。

【功效】养血平肝。适用于高血压病，症见眩晕头痛、面红耳赤等。

方3：杜仲活络汤

【配方】杜仲、钩藤（后下）各30克，黄柏树叶、鸡血藤各15克，夏枯草9克。

【做法】除钩藤外，其余4味药先加水煎20分钟，后入钩藤煎10分钟，倒出药液再加水煎，将2次药液混匀。

【用法】每日1剂，早晚分服。

【功效】平肝潜阳，熄风止痉。适用于高血压病肝阳亢盛型，症见头晕耳鸣、腰膝酸软、肢体麻木等。

方4：镇静养肝汤

【配方】生石决明、白芍、桑葚、灵磁石（布包）各30克，菊花、当归各10克，法半夏、茯苓各9克，

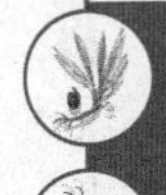
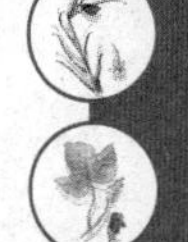

钩藤15克，天麻12克，朱砂（布包）3克。

【做法】除磁石、朱砂外，先将其他药用水浸泡30分钟，而后加磁石置火上煎30分钟，每剂煎2次，将2次药液混匀。

【用法】每日1剂，分2次温服，用药汁冲服朱砂。

【功效】滋补肝肾，镇肝熄风，治之高血压病肝阳上亢所致头痛、眩晕。菊花专为阳分，治诸风头眩，并可明目，桑葚补益肝肾，滋液熄风，合当归、白芍补血益阴，风与血同脏，益阴血则风自熄；朱砂镇肝潜阳，宁心安神；另外，方中配以茯苓、半夏健脾化痰。

方5：眩晕合剂

【配方】珍珠母（先煎）30克，代赭石（先煎）30克，柴胡10克，枳实10克，白芍、玄参、生地黄各10克，甘草3克。

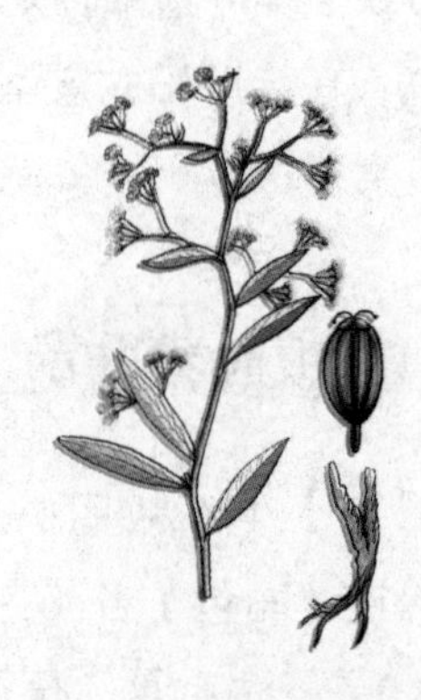
柴胡

【做法】珍珠母、代赭石先煎30分钟，再入余药，续煎20分钟，每剂煎2次。

【用法】每日1剂，早晚分服。

【功效】镇肝潜阳。适用于高血压病肝阳上亢型，症见眩晕、耳鸣、头目胀痛、头重脚轻、舌红少津、脉弦等。

方6：四味止眩汤

【配方】松子仁、黑芝麻、枸杞子、杭菊花各15克，白糖适量。

【做法】松子仁、黑芝麻、枸杞子、杭菊花共洗净，松子仁、黑芝麻捣碎，然后一同入锅，加水适量，用中火煮沸后改小火，煨至松仁熟软，加入白糖调味即成。

【用法】每日1次，连服10日为1个疗程。

【功效】滋补肝肾，明目降压。适用于高血压病阴虚阳亢兼眩晕者。

方7：茯苓桂枝汤

【配方】茯苓、桂枝、黄芩、大枣、生姜、人参各10克，大黄（后下）、制半夏各5克，龙骨（先煎）、牡蛎（先煎）各9克。

【做法】上药加水适量煎煮，连煎2次，去渣取汁，将2次药汁合并。

【用法】每日1剂，早晚温服。

【功效】益气通络，平肝抑阳。适用于高血压病肝阳上亢型，症见头目眩晕、肢体麻木、乏力等。

方8：霍芪牛首汤

【配方】何首乌、女贞子、淫羊藿、丹参各30克，黄芪30克，川芎、赤芍、怀牛膝各20克。

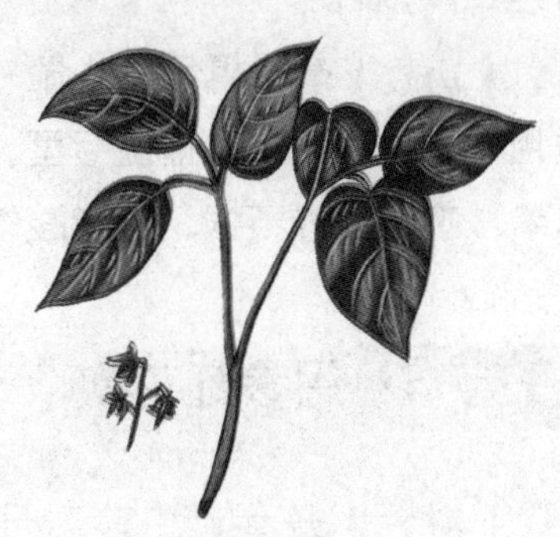

淫羊藿

【做法】上药加水适量煎煮，连煎2次，去渣取汁，将2次药汁合并。

【用法】每日1剂，分3次服，30日为1个疗程。

【功效】补肾填精，活血化瘀。适用于老年性高血压病肾精不足、血液瘀阻型，症见眩晕耳鸣、精神不振、腰膝酸软等。

方9：归芎桂肉汤

【配方】当归、川芎各10克，桂圆肉、山药各15克。

【做法】上药加水适量煎煮，连煎2次，去渣取汁，将2次药汁合并。

【用法】每日1剂，早晚分服。

【功效】健脾补血。适用于气血两虚型高血压病之头晕耳鸣、面色无华者。

方10：天麻钩藤散

【配方】天麻、钩藤（后下）、杜仲、黄芩各10克，茯苓、益母草各15克，生石决明30克。

【做法】上药加水煎煮，连煎2次，去渣取汁，将2次药汁合并。

【用法】每日1剂，早晚温服。

【功效】平肝熄风，清热安神。用于高血压肝阳上亢所引起的头痛、眩晕、耳鸣、眼花、震颤、失眠等。

方11：当归白芍汤

【配方】当归、白芍、川芎、生地黄、钩藤（后下）、黄柏、黄芪各15克。

【做法】上药加水适量煎煮，连煎2次，去渣取汁，将2次药汁合并。

【用法】每日1剂，早晚温服。

【功效】养血平肝。适用于高血压病血虚肝旺型，症见头晕、肩凝、耳鸣、头重等。

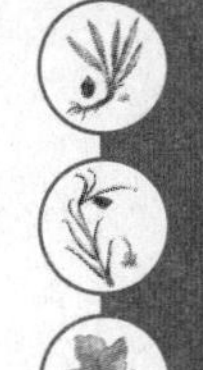

方12：定眩降压合剂

【配方】党参30克，白术、泽泻、生龙骨（先煎）、生牡蛎（先煎）各15克，当归12克，荷叶10克，陈皮9克。

【做法】上药加水适量煎煮，连煎2次，去渣取汁，将2次药汁合并。

【用法】每日1剂，每日3次。28日为1个疗程。

【功效】益气养血，平肝潜阳，化瘀祛痰。适用于高血压病，症见气血两虚而兼夹瘀血、痰浊等。

方13：龟麻汤

【配方】龟板25克，何首乌30克，天麻15克。

【做法】龟板水煎30分钟，再入余药续煎20分钟。

【用法】每日1剂，分2次服。

【功效】滋阴，补肾，益精。适用于高血压病肾阴精不足型，症见眩晕耳鸣、腰膝酸软、头目胀痛、失眠多梦、舌红少津、脉弦涩等。

方14：羊藿三子汤

【配方】淫羊藿、沙苑子、山萸肉各9克，枸杞子12克，五味子6克。

【做法】上药加水适量煎煮，连煎2次，去渣取汁，将2次药汁合并。

【用法】每日1次，分2次服。60日为1个疗程。

【功效】补肾填精，生髓补骨。适用于高血压病属肾虚髓亏型，症见眩晕耳鸣、精神不振、腰膝酸软。

方15：丹参红花饮

【配方】丹参、生珍珠母各30克，红花、朱茯神、泽兰、钩藤、白蒺藜各9克，甘草、三七末各3克。

【做法】上药加水适量煎煮，连煎2次，去渣取汁，将2次药汁合并。

【用法】每日1剂，分2次服用。

【功效】祛瘀通络，清利头目。适用于高血压之头目眩晕、失眠多梦、精神恍惚、舌边紫暗、脉涩等。

乏力失眠

失眠可导致血压升高，同样，把这因果进行互换也是成立的，也就是说，失眠引起高血压的同时，高血压同样会导致失眠。长期失眠易引起心烦易乱、疲乏无力，甚至头痛、多梦等。在吃降压药的同时，不妨尝试一些偏方以助调整睡眠。

方1：人参补脑汤

【配方】人参10克，桂圆肉15克，酸枣仁20克，蜂蜜适量。

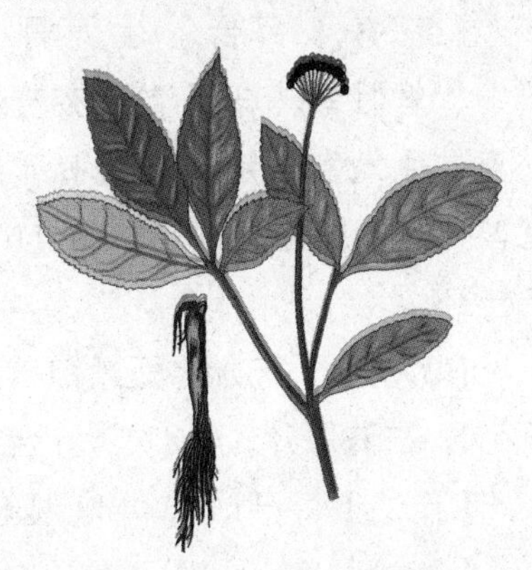

人参

【做法】酸枣仁捣烂，与人参、桂圆肉一同放入炖盅内，加水适量，隔水炖1小时，加入蜂蜜即可。

【用法】每日上午服1次。

【功效】补心益气，健脑安神。适用于心脾两虚型高血压病，症属心气不足、心神不宁、乏力、心悸、失眠、健忘的患者。

方2：茯神酸枣仁秫米饮

【配方】茯神30克，炒酸枣仁10克，秫米50克。

【做法】茯神、炒酸枣仁、秫米洗净，加上水适量，常法煮成稀汤即可。

【用法】每日1剂，随量温服。

【功效】宁心安神。适用于高血压病属气血亏虚型，症见虚烦失眠。

方3：桂圆大枣丸

【配方】桂圆肉120克，大枣（去核）240克。

【做法】桂圆肉、大枣捣烂如泥，制成蜜丸，每丸重9克。

【用法】每次1～2丸，每日3次，口服。

【功效】补心，养血，安神。适用于乏力、心神不宁、心悸、失眠、健忘的高血压病患者。

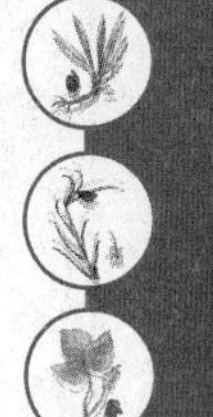

方4：加味补中益气汤

【配方】黄芪15克，甘草5克，党参、当归、白术、茯神、远志、桂圆肉各10克，陈皮6克，升麻、柴胡各3克。

【做法】上药加水适量煎煮，连煎2次，去渣取汁，将2次药汁合并。

【用法】每日1剂，早晚温服。14日为1个疗程，连续2个疗程。

【功效】健脾养心，益气升阳。适用于高血压病心脾两虚、清阳不升型，症见失眠、多梦、眩晕、心悸、神疲乏力。

方5：加味地黄汤

【配方】熟地黄、牛膝、川芎、茯苓、牡丹皮、泽泻、山药、山茱萸各15克，丹参、夜交藤各30克，何首乌、钩藤（后下）各20克，甘草5克。

【做法】上药加水适量煎煮，连煎2次，去渣取汁，将2次药汁合并。

【用法】每日1剂，早晚温服。8周为1个疗程。

【功效】滋补阴血，平肝安神。适用于高血压病肝肾不足、阴血亏虚型，症见失眠、多梦、眩晕、耳鸣、腰膝酸软、神疲乏力。

方6：百合夏枯草茶

【配方】百合30克，夏枯草15克。

【做法】上药加水适量煎煮，连煎2次，去渣取汁，将2次药汁合并。

【用法】每日1剂，代茶饮。

【功效】滋阴清热，平肝潜阳，清心安神。适用于高血压病属阴虚火旺型，症见心神不宁、头晕目眩、视物昏花、心悸失眠、舌红、脉细数。

方7：百合滋肾汤

【配方】百合、生龙骨（先煎）、煅牡蛎（先煎）、夜交藤各30克，生地黄、钩藤（后下）各15克，阿胶（烊化）10克，黄连6克，肉桂3克。

【做法】上药加水适量煎煮，连煎2次，去渣取汁，将2次药汁合并。

【用法】每日1剂，早晚温服。

【功效】养心滋肾，平肝安神。适用于高血压病心肾不交型心烦失眠者。

方8：首乌二至汤

【配方】何首乌及首乌藤各30克，女贞子、墨旱莲各15克。

【做法】上药加水适量煎煮，连煎2次，去渣取汁，将2次药汁合并。

【用法】每日1剂，早晚温服。

【功效】滋阴清热，益肾安神。适用于高血压病属阴虚内热、心神不宁型，症见心烦失眠、头晕目眩、舌红、脉细数。

方9：麦冬五味汤

【配方】生地黄、麦冬、女贞子、五味子、酸枣仁各15克。

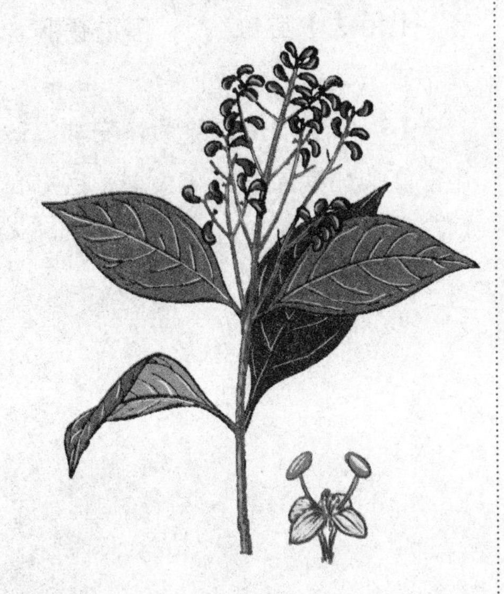

女贞子

【做法】上药加水适量煎煮，连煎2次，去渣取汁，将2次药汁合并。

【用法】每日1剂，早晚温服。

【功效】滋阴养血，清热安神。适用于高血压病阴虚内热型，症见乏力失眠、头晕耳鸣、舌红、脉细数。

方10：连地朱砂汤

【配方】黄连12克，朱砂（研末冲服）5克，生地黄、当归各10克，甘草6克。

【做法】上药加水适量煎煮，连煎2次，去渣取汁，将2次药汁合并。

【用法】每日1剂，早晚温服，睡前冲服朱砂末。

【功效】清心，滋阴，安神。适用于高血压病属阴虚内热型失眠者。

方11：神曲丸

【配方】神曲120克，磁石60克，朱砂（为末冲服）30克。

【做法】上药研末，炼蜜为丸，如梧桐子大。

【用法】每服30丸，每日3次。

【功效】镇静安神，潜阳和胃。适用于高血压病属脾胃不和、心阳偏亢型，症见眼目视物昏花、耳鸣耳聋、心悸失眠。

方12：高枕无忧丹

【配方】生地黄、酸枣仁、茯苓、茯神、知母、阿胶各60克，远志、煅磁石各45克，琥珀末、黄连、甘草各10克，川芎5克，鸡子黄4枚，猪心血、蜂蜜、朱砂各适量。

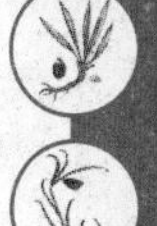

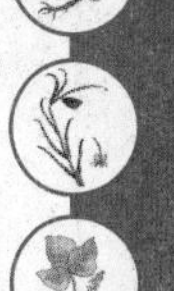

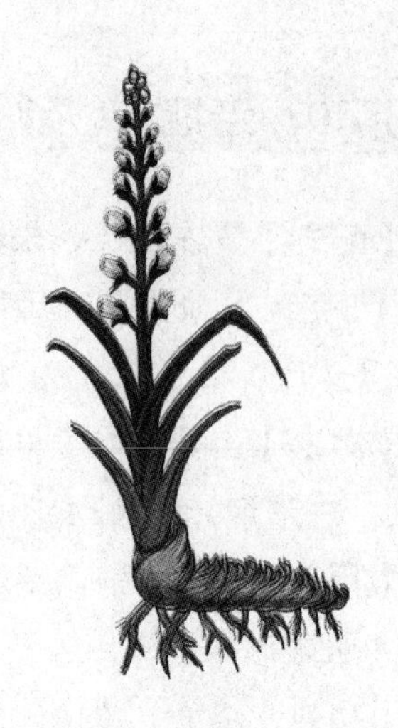

知母

【做法】将生地黄、酸枣仁、茯苓、茯神、知母、阿胶、远志、煅磁石、琥珀末、黄连、甘草、川芎、鸡子黄共研为细末，以猪心血和之，炼蜜为丸，朱砂为衣，每粒重1.5克。

【用法】每晚临睡前2小时服34粒，灯芯草汤送下。

【功效】滋阴清热，交通心肾，镇心安神。适用于高血压病属肾阴虚、心肾不交、心神不守型，症见心烦不寐、头晕、耳鸣、健忘等。

方13：枣仁黄花菜散

【配方】酸枣仁30克，黄花菜20根。

【做法】上2味炒至熟，共研细末。

【用法】每日1剂，睡前顿服，夏枯草煎汤送服。

【功效】清热，除烦，安神。适用于高血压病属肝郁化火型，症见心烦、失眠等。

心悸气促

心悸是指患者自觉心跳或心慌、常伴有心前区不适感。一般认为与心脏过度活动有关，当心率不齐、致心搏量不正常及高血压患者，都可引起心悸。气促指呼吸短促，因邪、水饮等所致。本小节介绍一下流传于民间的治疗高血压心悸气促的偏方，以供参考。

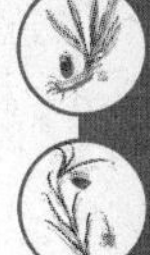

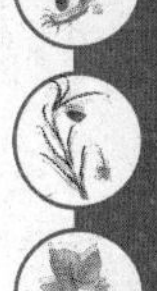

方1：海参糖饮

【配方】海参、冰糖各50克。

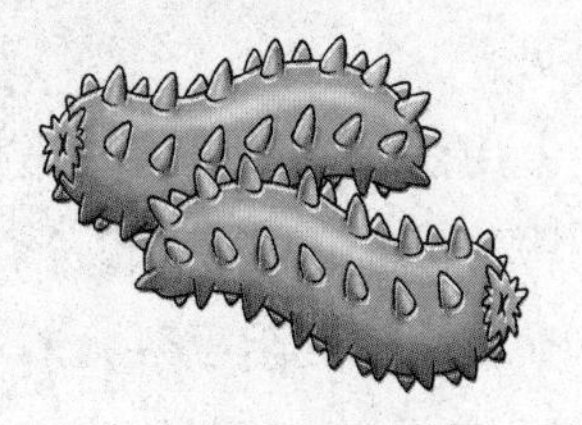

海参

【做法】海参去内脏，泡洗干净，然后与冰糖一并放锅内炖烂。

【用法】每日1剂，早晚温服。

【功效】补养肝肾，养血润燥。适用于高血压病肝肾阴虚型，症见心悸失眠、眩晕耳鸣、腰膝酸软。

方2：地黄泽泻汤

【配方】生地黄20克，泽泻、牡丹皮各20克，茯苓、山药、山茱萸各9克，酸枣仁15克，川芎、知母各10克。

【做法】上药加水适量煎煮，连煎2次，去渣取汁，将2次药汁合并。

【用法】每日1剂，早晚温服。

【功效】滋阴养肝。适用于高血压病肝肾阴虚型，症见眩晕、头痛、耳鸣、耳聋、烦躁、心悸、气促、失眠、健忘、眼目干燥、舌红、苔薄、脉弦数等。

方3：平调阴阳方

【配方】女贞子、墨旱莲各30克，地龙10克，桑葚子、白芍、丹参、牛膝、钩藤（后下）、茺蔚子、杜仲各15克，珍珠母（先煎）30克。

【做法】上药加水适量煎煮，连煎2次，去渣取汁，将2次药汁合并。

【用法】每日1剂，早晚温服。

【功效】平调阴阳。适用于高血压病属肝肾阴阳失调型，症见胸闷心悸、失眠多梦、头晕目眩、头痛耳鸣、记忆力减退、腰酸肢麻、夜尿频、舌红少苔、脉弦细。

方4：杜仲黄芩汤

【配方】杜仲、黄芩、生地黄各15克，川牛膝12克，茯苓、山茱萸、生石决明（先煎）、钩藤（后下）、菊花（后下）、柏子仁各10克，牡丹皮8克。

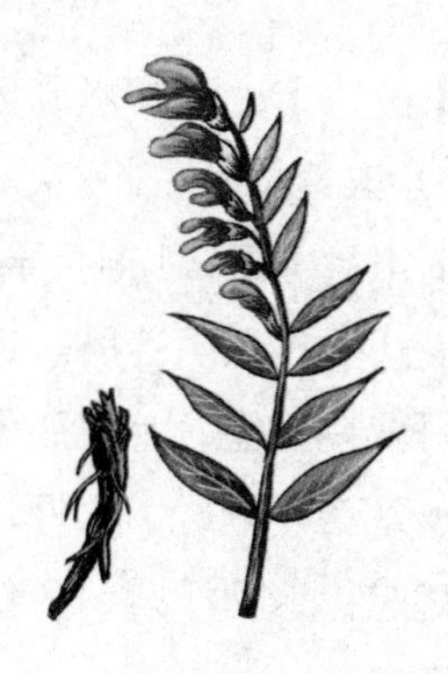

黄芩

【做法】上药加水适量煎煮，连煎2次，去渣取汁，将2次药汁合并。

【用法】每日1剂，早晚温服。

【功效】滋阴潜阳，平肝熄风。适用于高血压病属阴虚阳亢型，症见心悸、心烦急躁、面红、头晕目眩、耳鸣、震颤、舌质稍红、脉弦微数等。

方5：党参茯神汤

【配方】党参、沉香（后下）各6克，茯神15克。

【做法】上药加水适量煎煮，连煎2次，去渣取汁，将2次药汁合并。

【用法】每日1剂，早晚温服。

【功效】补益气血，安神养心。适用于高血压病属心脾两虚、气血不足之心悸、失眠等。

方6：降压合剂

【配方】玄参、钩藤（后下）、夏枯草、夜交藤各15克，地龙、炒酸枣仁各9克。

【做法】加水300毫升煎至150毫升即可。

【用法】每日1剂，分3次服。每周服3～5剂。30日为1个疗程。

【功效】滋阴平肝，养心安神。适用于高血压病属肝阳上亢、心失滋养型，症见心悸失眠、头胀、头晕、耳鸣、五心烦热、舌红、苔黄、脉弦数。

方7：当归补血汤

【配方】当归12克，黄芪60克。

【做法】上药加水适量煎煮，连煎2次，去渣取汁，将2次药汁合并。

【用法】每日1剂，分2次服。8周为1个疗程。

【功效】益气养血。适用于高血压病属气血亏虚者，症见心悸气短、头晕目眩、面色不华、神疲乏力、舌质淡、脉细弱。

方8：愈风降压汤

【配方】黄芪30克，刺五加、川牛膝、杜仲、茺蔚子、野菊花、牡丹花各15克，杭白菊、当归、山茱萸、钩藤（后下）、生山楂各20克，赤芍、石决明（先煎）各25克，红花、秦艽、蝉蜕各10克。

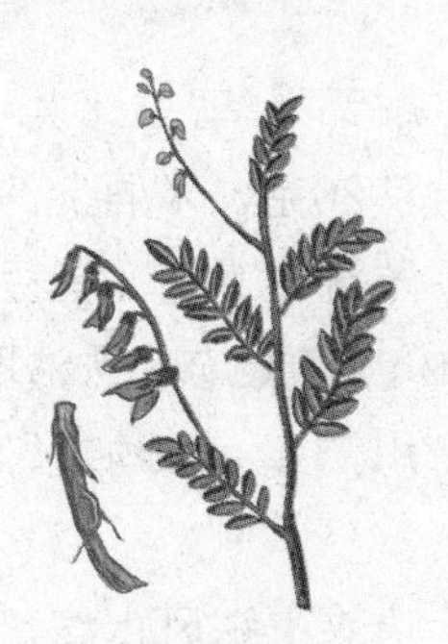

黄芪

【做法】上药加水适量煎煮，连煎2次，去渣取汁，将2次药汁合并。

【用法】每日1剂，早晚各1次，温服。30日为1个疗程。

【功效】补阳益气，养血，活血化瘀，疏风清热，平肝。适用于高血压病属气血亏虚、风阳上扰型，症见心悸气短、头晕目眩、面色无华、神疲乏力、纳呆腹胀、舌质淡、脉细弱。

方9：远茯连枣汤

【配方】远志、茯神、酸枣仁各10克，茯苓15克，黄连5克。

【做法】上药加水适量煎煮，连煎2次，去渣取汁，将2次药汁合并。

【用法】每日1剂，早晚温服。

【功效】清热祛湿，宁心安神。适用于高血压病属湿热型，症见心悸、失眠、胸闷、舌苔白腻、脉弦滑。

方10：当归黄芪汤

【配方】当归、黄芪、柏子仁、酸枣仁、麦冬、白芍、茯神、紫石英各10克，人参、甘草各5克，大枣5枚，生姜3片。

【做法】上药加水适量煎煮，连煎2次，去渣取汁，将2次药汁合并。

【用法】每日1剂，早晚温服。

【功效】补血，养心，安神。适用于高血压病属气血亏虚型，症见心悸气短、头晕目眩、面色无华、神疲乏力、舌质淡、脉细弱。

方11：菖蒲远藤汤

【配方】石菖蒲6克，远志、茯神各9克，钩藤20克。

【做法】上药加水适量煎煮，连煎2次，去渣取汁，将2次药汁合并。

【用法】每日1剂，早晚温服。

【功效】祛湿宁心，平肝安神。适用于高血压病属湿热阻滞型，症见心悸、失眠、眩晕、头痛、舌苔白腻、脉弦滑。

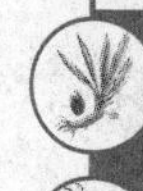

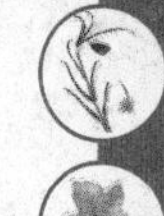

肢体麻木

高血压有很多的症状表现，肢体麻木也是其中之一，常见手指、足趾麻木或皮肤如蚁行感或项背肌肉紧张、酸痛，这些都属于常见的高血压的症状。一些民间偏方对防治高血压肢体麻木也有较好的效果。

方1：地黄龟肉汤

【配方】龟1只（约200克），干地黄30克，枸杞子20克，秦艽15克。

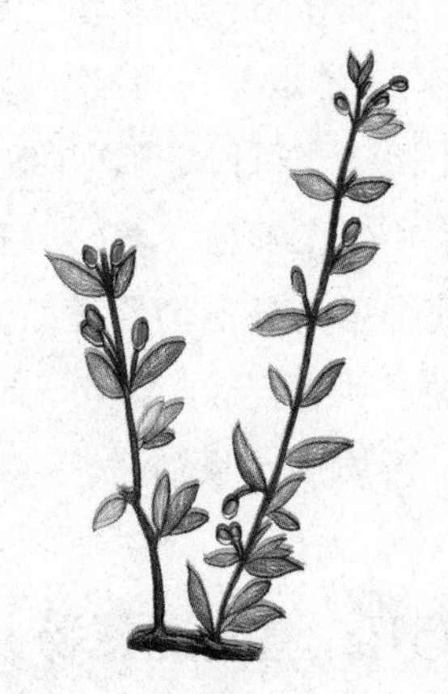

枸杞子

【做法】将龟去肠杂，斩块，把全部用料一起放入瓦锅内，加清水适量，小火煮2小时，调味即可。

【用法】每日分2次，食肉饮汤。

【功效】养阴潜阳，益肾通络。适用于高血压伴肢体麻木、头晕、面红、口干、腰酸、舌红少苔、脉细者。

方2：乌豆独活饮

【配方】乌豆（黑大豆）100克，独活20克，米酒少许。

【做法】乌豆（黑豆）、独活加清水3碗，煎成1碗，去渣取汁。

【用法】每日加米酒温服1～2次。

【功效】祛风止痛，通经活血。适用于高血压伴肢体麻木等症。

方3：桂枝汤

【配方】桂枝、白芍各12克，鸡血藤15克，桑寄生30克，炙甘草6克，生姜5片，大枣5枚。

【做法】上药加水适量煎煮，连煎2次，去渣取汁，将2次药汁合并。

【用法】饭前分2次温服。药渣再煎10分钟连药渣带水趁热泡洗患手或足。

【功效】益气和营，温经通痹。适用于高血压伴肢体麻木等症。

方4：粉葛洋参汤

【配方】鲜葛根120克，西洋参、山茱萸、鸡内金、山茱萸各9克，怀山药45克，钩藤（后下）3克。

【做法】葛根用水洗净，切成长条状。连同其他药材一起放进瓦缸内，用8碗水煎煮至2碗便可。

【用法】取汁饮，可佐餐饮用。

【功效】滋补肝肾，镇静熄风。适用于高血压病手足麻木者。

方5：黄芪当归瘦肉汤

【配方】瘦肉50克，黄芪30克，当归10克，三七3克，大枣3枚。

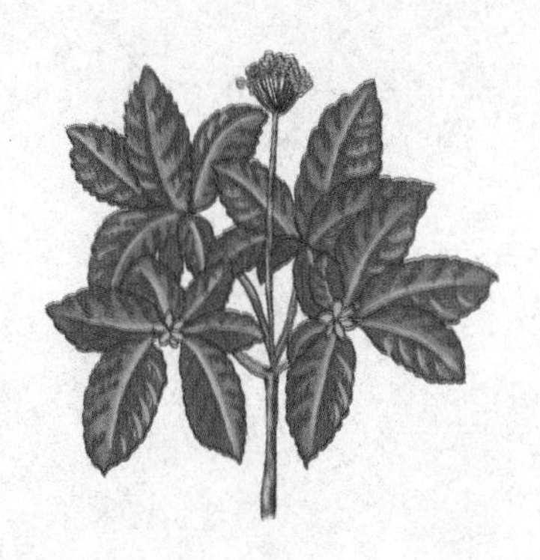

三七

【做法】瘦肉冷水入锅焯血水，捞出与其他几味一块炖汤。

【用法】吃肉喝汤。

【功效】黄芪、当归具有补气、补血、活血化瘀的作用。本方适合中风后遗症肢体软、手足麻木、气虚血瘀的患者。

方6：建瓴汤

【配方】怀山药、怀牛膝各30克，生赭石（轧细）24克，生龙骨（捣细）、生牡蛎（捣细）、生地黄各18克，杭白芍、柏子仁各12克。

【做法】磨取铁锈浓水，煎上药服。

【用法】每日1剂，早晚温服。

【功效】凉血柔肝。适用于肝阳上亢型高血压，症见头目眩晕、耳鸣目胀、心悸健忘、烦躁不宁、舌强言语不利、口眼歪斜、半身麻木不遂、脉弦长而硬。

方7：老丝瓜络汤

【配方】老丝瓜络100克。

【做法】老丝瓜络用适量水煎汤。

【用法】每日1剂，分2次温服，连服1周。

【功效】通经活络，清热解毒。适合高血压手脚麻木者。

方8：桑叶浴手足

【配方】霜桑叶100克。

【做法】霜桑叶晒干后用砂锅加水适量煮沸，熬煮15分钟后，捞出桑叶取汁。

【用法】趁热泡手脚15分钟。每日2次。

【功效】清热，降压。适合高血压手脚麻木者。

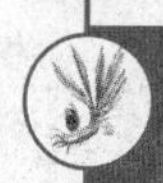

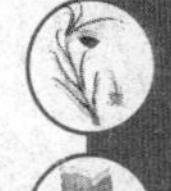

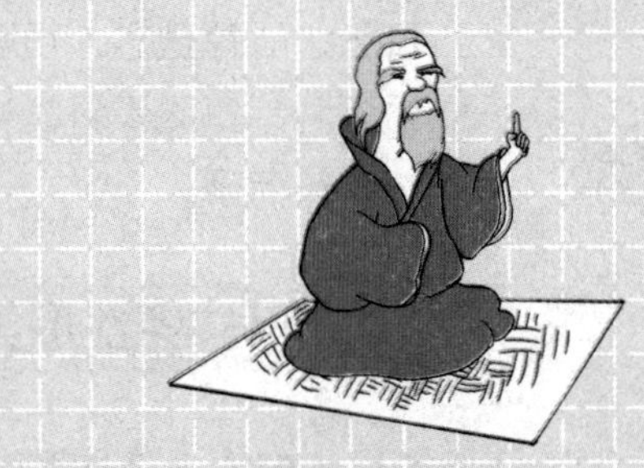

JIANGXUEYA
999 GE MINJIAN PIANFANG

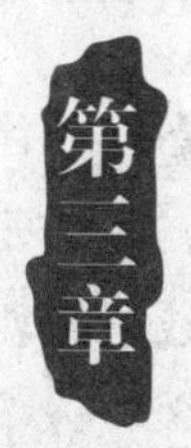

高血压中医分型，对“型”选方效果好

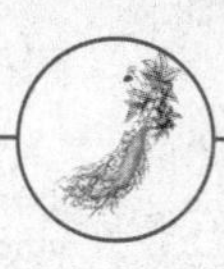

高血压常见的中医分型有肝气郁结型、肝火上炎型、肝经风热型、肝阳上亢型、肝风内动型、肾阴虚型、肾阳虚型、肾阴阳两虚型等。民间有许多偏可辅助治疗高血压，有些偏方能疏肝解郁；有些偏方能清肝泻火，滋肾养阴；还有的能平肝熄风，调理冲任。下面具体来看看。

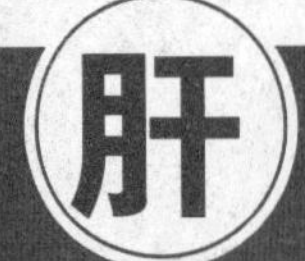

肝气郁结型，治宜疏肝解郁

【症状】眩晕、头痛且有头昏，并伴有精神不振、抑郁、多疑善虑、梦多易惊、疲乏无力及胸部堵闷，喜叹气，以长出一口气为畅快，胁肋胀痛，纳食减少，妇女月经错后，经来两乳及腹部发胀作痛，舌质色黯或有瘀斑，脉象沉弦或弦涩等。

【治法】疏肝理气、活血通脉。

方1：四花降压汤

【配方】栀子花、素馨花、白菊花、玫瑰花各10克。

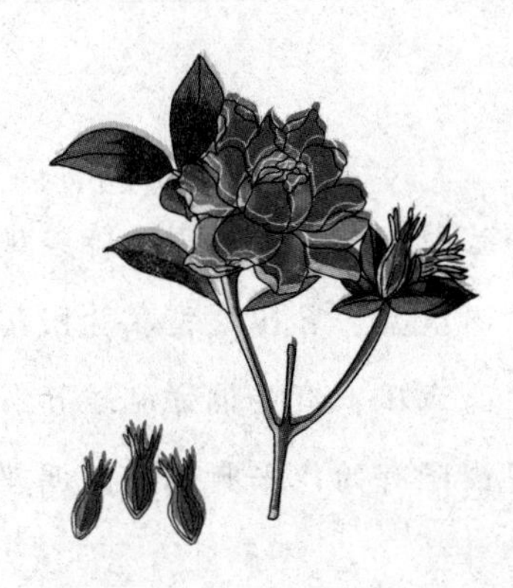

栀子花

【做法】上药加水适量煎煮，连服2次，去渣取汁，将2次药汁合并。

【用法】每日1剂，早晚温服。

【功效】清热除烦，疏肝解郁。适用于高血压病属肝郁化火型，症见头痛头晕、头目不清、胸闷胁痛、腹胀嗳气、抑郁不乐、口苦心烦。

方2：三子解郁汤

【配方】决明子15克，栀子、香附子各10克。

【做法】上药加水适量煎煮，连服2次，去渣取汁，将2次药汁合并。

【用法】每日1剂，早晚温服。

【功效】清热泻肝，理气解郁。适用于高血压病属肝郁气滞、郁久化火型，症见头痛、头晕、口苦心烦、胸闷胁痛、腹胀嗳气、抑郁不乐。

方3：玫瑰菊花茶

【配方】玫瑰花、菊花各10克。

【做法】上药加沸水浸泡15分钟即可。

【用法】代茶频饮。

【功效】清热，解郁。适用于高血压病属肝郁气滞型，症见头痛、头晕、口苦心烦、胸闷胁痛。

方4：滋水清肝饮

【配方】山药、茯苓、熟地黄、山茱萸、当归、白芍、栀子、牡丹皮、泽泻、酸枣仁各10克，柴胡6克。

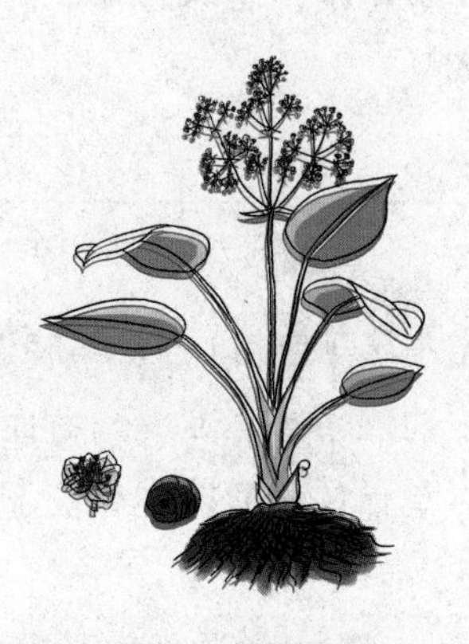

泽泻

【做法】上药加水适量煎煮，连服2次，去渣取汁，将2次药汁合并。

【用法】每日1剂，分2次服。

【功效】滋阴养血，清热疏肝。适用于高血压病属阴虚肝郁者，症见胁肋胀痛、胃脘疼痛、咽干口燥、舌红少苔、脉虚弦或细软等。

方5：逍遥降压汤

【配方】牡丹皮、栀子、黄芩、菊花（或野菊花）各15克，柴胡、茯苓、钩藤、夏枯草各15克，白芍30克，当归12克，薄荷9克。

【做法】上药加水适量煎煮，连煎2次，去渣取汁，将2次药汁合并。

【用法】每日1剂，早晚温服。

【功效】清肝解郁，平肝降压。适用于高血压病属肝气郁结而化火型，症见心烦易怒、肋痛、舌红苔黄、脉弦数等。

方6：疏肝解郁汤

【配方】川芎、柴胡、赤芍、陈皮、青皮各10克，玫瑰花（后下）、郁金、香附、白蒺藜各15克，丹参30克，甘草3克。

【做法】上药加水适量煎煮，连服2次，去渣取汁，将2次药汁合并。

【用法】每日1剂，早晚温服。

【功效】疏肝解郁，泻火清热。适用于高血压病属肝气不舒、郁而化火型，症见头目眩晕、胸闷不舒、心烦易怒、肋胀痛、纳少、口干、舌苔黄、脉弦数等。

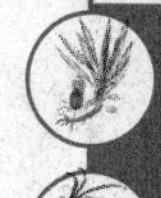

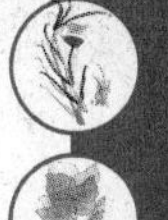

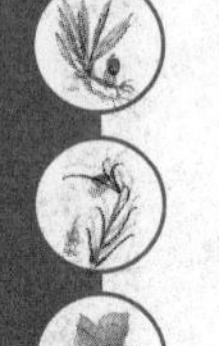

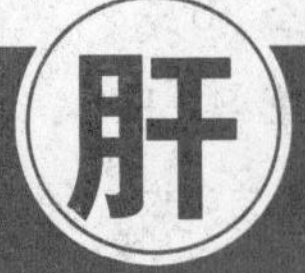

肝火上炎型，治宜清肝泻火

【症状】头痛，头热，头胀，眩晕，面红目赤，急躁易怒，耳鸣耳聋，口苦咽干，小便黄赤，舌红苔黄，脉弦数。

【治法】清肝泻火。

方1：莲心饮

【配方】莲心2～3克。

【做法】以沸水沏泡10分钟。

【用法】代茶饮用。

【功效】清心，益肾，安神。适用于高血压病肝火上炎引起的头晕脑涨、心烦失眠等。

方2：四草白芍汤

【配方】夏枯草、益母草、白芍各10克，龙胆草3克，甘草6克。

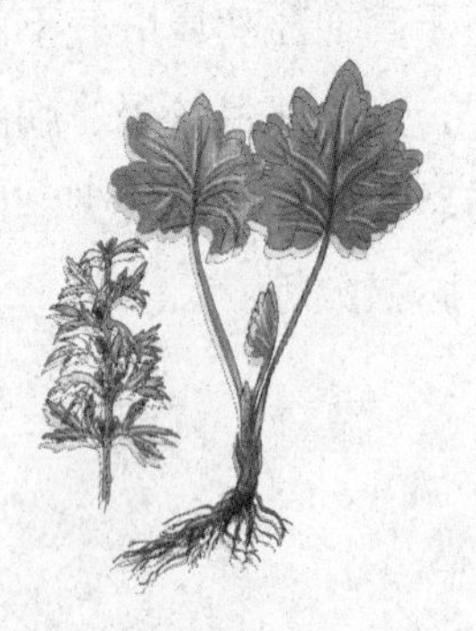

益母草

【做法】上药加水适量煎煮，连服2次，去渣取汁，将2次药汁合并。

【用法】每日1剂，早晚温服。

【功效】清肝泻火，行血通经。适用于高血压病属肝郁化火上炎者。

方3：猪胆汁绿豆粉

【配方】猪苦胆汁200克，绿豆粉100克。

【做法】绿豆粉拌入胆汁内，晒干，研细末。

【用法】每服10克，每日2次。

【功效】清热，平肝。适用于高血压病属肝火上炎者。

方4：高血压I号方

【配方】决明子、白芍、生地黄、泽泻、白术各20克，龙胆草12克，栀子10克。

【做法】上药加水适量煎煮，连煎2次，去渣取汁，将2次药汁合并。

【用法】每日1剂，早晚温服。

【功效】清肝泄热。适用于高血压病属肝火上炎、风阳上扰者。

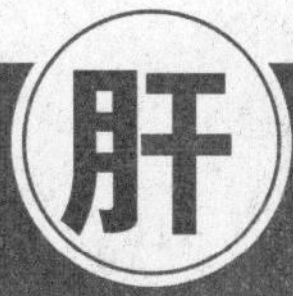

肝经风热型，治宜疏风清热

【症状】剧烈头痛，头胀头痛，口干口苦，肢麻拘急，鼻塞恶风，颈项不适，舌苔薄黄，脉浮弦或浮数。

【治法】疏风清热。

方1：清神散

【配方】荆芥穗、川芎、香附、防风、泽泻、甘草、石膏、刺蒺藜各30克。

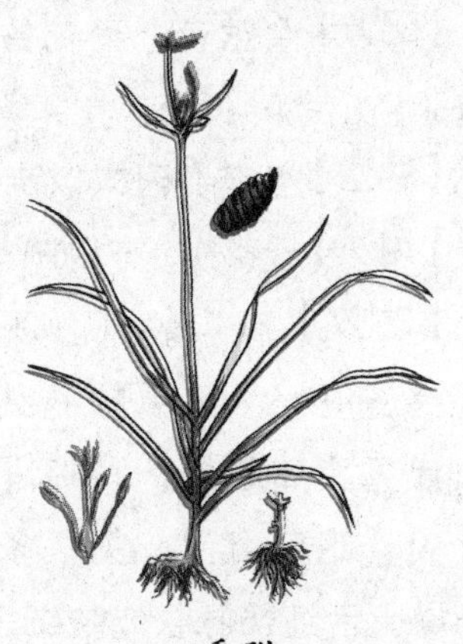

香附

【做法】上药共研细末。

【用法】每服3克，茶调下，不拘时。

【功效】祛风清热。适用于高血压病属风热上扰、头目不清、精神昏聩者。

方2：菊槐绿茶饮

【配方】菊花、槐花、绿茶各3克。

【做法】以沸水沏5分钟即可。

【用法】代茶饮用，每日数次。

【功效】清热散风。适用于高血压病属肝经风热引起的头晕头痛者。

方3：钩藤散

【配方】钩藤、橘皮、半夏、麦冬、茯苓、人参、防风各15克，菊花、石膏、生姜、甘草各10克。

【做法】上药共研粗末。

【用法】每次12克，用水300毫升，加生姜7片，煎至240毫升，去渣温服。

【功效】清热祛风。适用于高血压持续性头痛、头晕者。

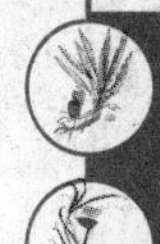

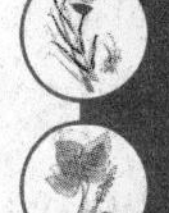

方4：清降散

【配方】辛夷、马兜铃、紫荆、钩藤、黄连各10克，葛根、半边莲、防己、威灵仙、玄参、地龙、杜仲、菊花、夏枯草、蔓荆子、淡豆豉、豨莶草、决明子、秦艽、芦根各20克，刺蒺藜、槐花、沉香各40克。

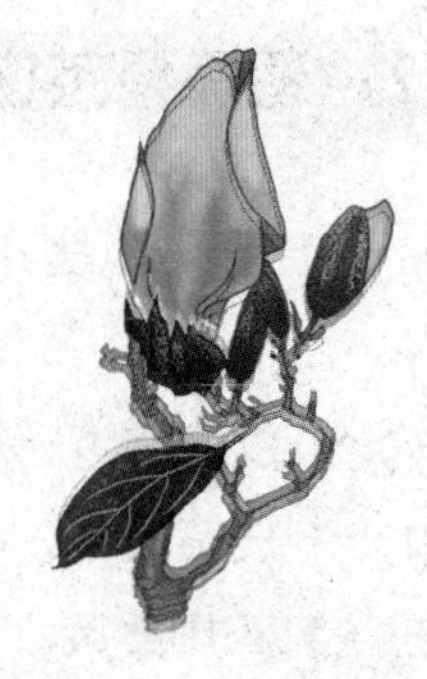

辛夷花

【做法】上药共研细末。

【用法】每日3次，每次10克，温水冲服。

【功效】清热平肝。适用于高血压病风热上扰，症见头痛，前额、枕部尤为明显者。

方5：药枕方

【配方】野菊花、淡竹叶、冬桑叶、生石膏、白芍、川芎、磁石、蔓荆子、青木香、晚蚕沙各15克。

【做法】用洁净布缝制枕袋，内装上药。

【用法】当枕头供睡眠时用，每装药1次可连续使用6个月。

【功效】清火，平肝。适用于高血压病风热上扰者。

方6：金菊桑楂饮

【配方】金银花、菊花各15克，山楂30克，桑叶10克。

【做法】上药共研末以沸水沏。

【用法】代茶饮，连用10~15日。

【功效】清热散风。适用于高血压病属肝经风热引起的头晕头痛者，症见头痛眩晕、耳鸣耳聋、面热升火、眼花目涩、失眠多梦、大便干燥、舌红、脉弦或弦细等。

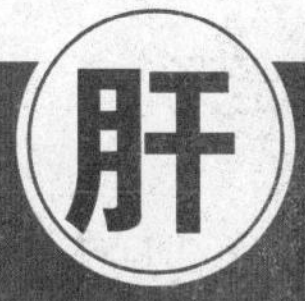

阳上亢型，治宜清热平肝

【**症状**】头痛眩晕，耳鸣耳聋，面热升火，眼花目涩，失眠多梦，腰膝酸软，头重脚轻，大便干燥，舌红，脉弦或弦细。

【**治法**】清热平肝。

方1：降压冲剂

【配方】臭梧桐根、罗布麻、钩藤（后下）、野菊花、吴茱萸、槐米各10克。

【做法】上药制成冲服剂，每包18克。

【用法】每服1包，日服2～3次，冲服。

【功效】清热平肝。适用于高血压病肝阳上亢型。

方2：槐米荞麦花茶

【配方】槐米、荞麦花各9克。

【做法】上药放入瓷杯中，以沸水冲泡，盖严温浸10分钟。

【用法】代茶饮，每日2～3剂。

【功效】清热平肝，熄风。适用于早期高血压病或症状性高血压患者。

方3：平肝降压汤

【配方】生石决明（先煎）30克，夏枯草、滁菊花、桑寄生各15克，钩藤（后下）、杜仲各12克，炒白芍、牛膝、黄芩、地龙各9克，川芎5克。

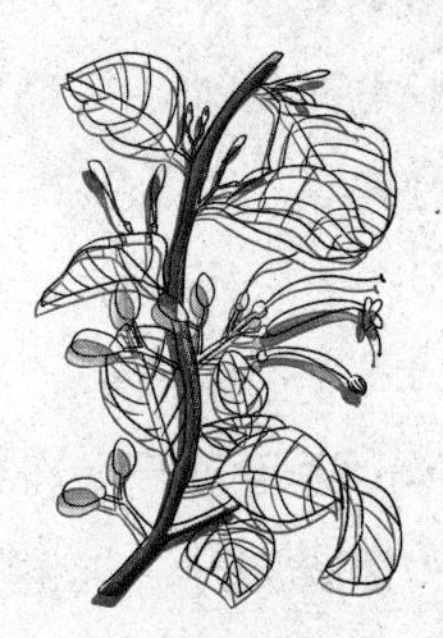

桑寄生

【做法】先将上药用水浸泡30分钟，再煎煮30分钟，每剂煎2次，将2次药液混合。

【用法】每日1剂，分2次服。

【功效】平肝潜阳。适用于高血压病肝阳上亢型。

方4：平衡汤

【配方】玉竹、制何首乌各15克，牡丹皮6克，连翘心、竹叶心、栀子（焦）、竹沥（冲服）、半夏各10克，茯神、玄参、生白芍、杭白菊各12克。

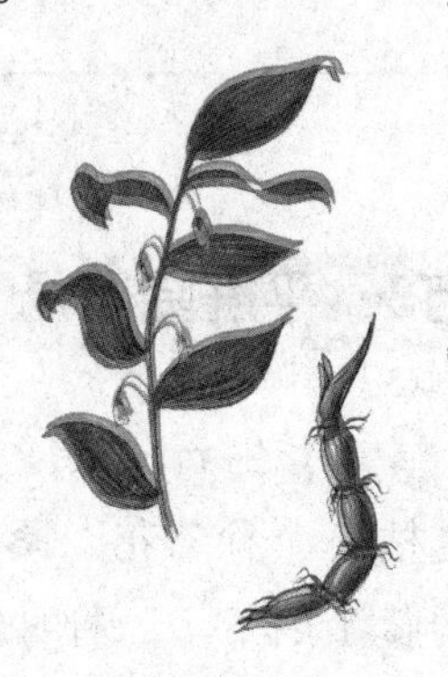

玉竹

【做法】先将上药用水浸泡30分钟，再煎煮30分钟，每剂煎2次，将2次药汁合并。

【用法】每日1剂，分2次服。

【功效】益阴清心，平肝潜阳，化痰宁神。适用于高血压病，症见头晕脑热、烦躁火升、神倦等。

方5：五物降压汤

【配方】牛膝、钩藤（后下）各20克，泽泻15克，天麻、白菊各10克。

【做法】上药加水适量煎煮，连煎2次，去渣取汁，将2次药汁合并。

【用法】每日1剂，分2次服。

【功效】平肝潜阳。适用于高血压病属肝阳上亢型。

方6：骨皮地黄粥

【配方】地骨皮、生地黄、甘菊花各100克，糯米750克，酒曲适量。

【做法】甘菊花、生地黄、地骨皮捣碎，加水5000毫升，煎取2500毫升药液，放入糯米煮成饭，冷却后拌入酒曲，入瓮封酿，待熟澄清备用。

【用法】每次服用10～30毫升，每日早晚饮用。

【功效】滋阴降火，清热平肝。适合阴虚阳亢型高血压患者。

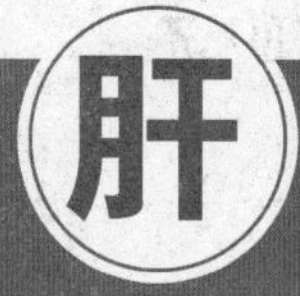肝风内动型，治宜凉肝熄风

【症状】头痛剧烈，头晕肢麻，颈项强硬，烦躁不安，手足抽搐，舌红苔黄，脉弦数；甚至出现突然昏仆不省人事、肢体偏瘫、痰涎壅盛的中风症。

【治法】凉肝熄风。

方1：天麻蝉蜕熄风汤

【配方】蝉蜕、天麻各10克，生石决明（先煎）30克。

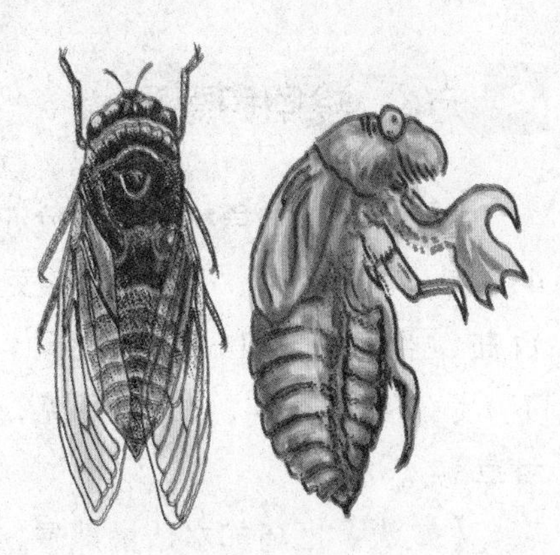

蝉蜕

【做法】上药加水适量煎煮，连煎2次，去渣取汁，将2次药汁合并。

【用法】每日1剂，早晚温服。

【功效】镇肝潜阳，熄风。适用于高血压病属肝阳亢盛化风型，症见头痛目眩、口苦咽干、耳鸣、多梦、头重脚轻等。

方2：大川芎丸

【配方】川芎500克，天麻120克。

【做法】上药研末，炼蜜为丸，每丸重10克。

【用法】每服1丸，每日3次。食后用清茶送下。

【功效】平肝熄风。适用于高血压病属肝风内动之眩晕、身体拘急者。

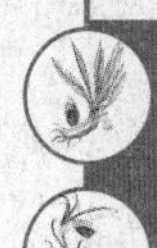

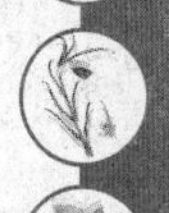

方3：天麻丸

【配方】天麻、牛膝（2味用酒同浸3日，焙干）、萆薢、玄参各18克，炒杜仲21克，炮附子3克，羌活30克，当归30克，生地黄30克。

【做法】上药研末，炼蜜为丸，如梧桐子大。

【用法】空腹时用温开水送下。

【功效】清热凉血，平肝熄风。

适用于高血压病属肝热生风型，症见头痛头晕、手足挛痛麻木、半身不遂等。

方4：降压丸

【配方】茺蔚子（包煎）、黄连、夏枯草、钩藤（后下）、当归、牡丹皮、川芎、天麻、牛膝、生地黄、阿胶（烊化）、大黄（后下）各15克，沉香（研末）、羚羊角（研末）各6克。

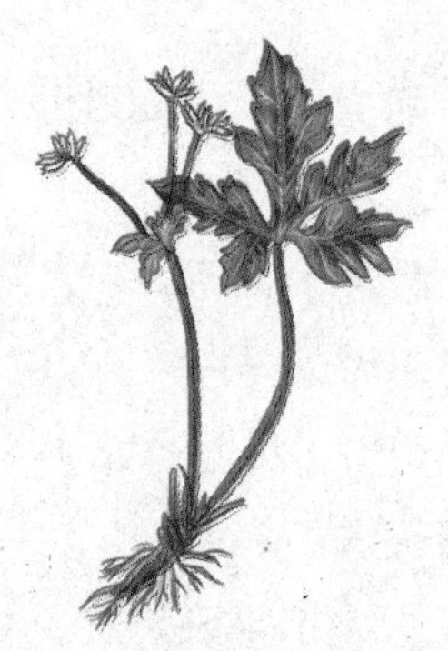

黄连

【做法】上药制成浓缩丸。

【用法】每服20粒，温开水送下，早晚各1次。

【功效】平肝熄风，清火降压。适用于高血压病属肝阳上亢、肝风内动型，症见头目眩晕，颜面红赤、烦躁不宁、头重脚轻、步态不稳或言语不清。

方5：滋生青阳汤

【配方】生地黄12克，白芍、桑叶、薄荷、丹皮、麦冬（青黛拌）、柴胡（醋炒）、天麻各3克，石斛、甘菊各6克，石决明24克，灵磁石（整块同煎）15克。

【做法】上药加水适量煎煮，连煎2次，去渣取汁，将2次药汁合并。

【用法】每日1剂，分2次服。

【功效】滋阴潜阳，平肝熄风。适用于高血压病属肝风内动型，症见头目眩晕、肢体摇颤、如登云雾、如坐舟中等。

方6：羚角钩藤汤

【配方】羚羊角粉（代，分冲）4.5克，桑叶6克、川贝母12克、竹茹、生地黄各15克，钩藤（后下）、菊花、茯神、白芍各9克，生甘草3克。

【做法】上药加水适量煎煮，连煎3次，去渣取汁，将3次药汁合并。

【用法】每日1剂，分3次于早、中、晚服用。

【功效】凉肝熄风，增液舒筋。适用于高血压病属热盛动风型。

肾阴虚型，治宜滋肾养阴

【症状】头晕头痛，耳鸣耳聋，眼干唇燥，五心烦热，盗汗，便秘，舌红少苔，脉细数。

【治法】滋肾养阴。

方1：乌杞贞藤汤

【配方】何首乌、枸杞子、女贞子、墨旱莲、钩藤（后下）各15克。

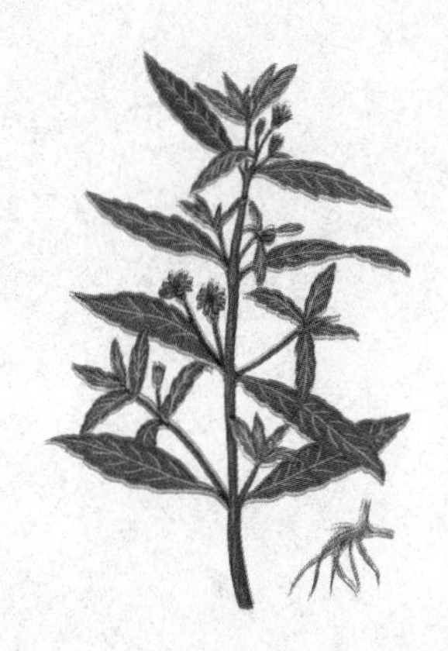

墨旱莲

【做法】上药加水适量煎煮，连煎2次，去渣取汁，将2次药汁合并。

【用法】每日1剂，分2次服。

【功效】滋阴补肾。适用于高血压病属肾阴虚型，症见头晕头痛、心烦失眠者。

方2：生地荷叶汤

【配方】生地黄、荷叶、韭叶、生茅根各30克，藕汁30毫升，生姜15克。

【做法】上药共捣汁250毫升。

【用法】每日1剂，分2次服。

【功效】养阴生津，凉血止血。适用于高血压病属阴虚火炎、口鼻中出血者。

方3：养阴增液汤

【配方】生地黄30克，麦冬、玄参、桑葚各15克。

【做法】上药加水适量煎煮，连煎2次，去渣取汁，将2次药汁合并。

【用法】每日1剂，分2次服。

【功效】滋阴增液生津。适用于高血压病属阴虚津亏者。

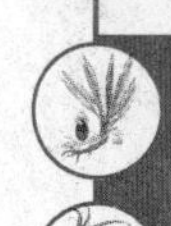

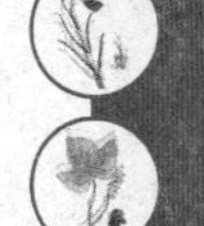

方4：菊花蜂蜜膏

【配方】菊花50克，枸杞子、桑葚各30克，蜂蜜200毫升。

【做法】菊花、枸杞子、桑葚洗净去杂质，放入锅内，加水400毫升，大火烧沸，小火煎煮25分钟，除去药渣，留汁液；把蜂蜜放入药汁内拌匀，用小火熬煮成膏状即成。

【用法】每日2次，每次服20克，温开水送服。

【功效】滋补肝肾。适用于肝肾阴虚型高血压患者。

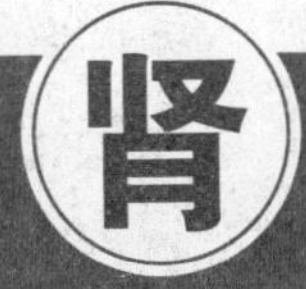

肾阳虚型，治宜温阳补肾

【症状】头痛头晕，耳鸣耳聋，腰膝酸软，畏寒肢冷，大便稀薄，小便清长，舌淡苔白，脉沉弱。

【治法】温阳补肾。

方1：香茸八味丸

【配方】熟地黄240克，山茱萸、山药各120克，泽泻、茯苓（去皮）、牡丹皮各90克，沉香30克，鹿茸1具。

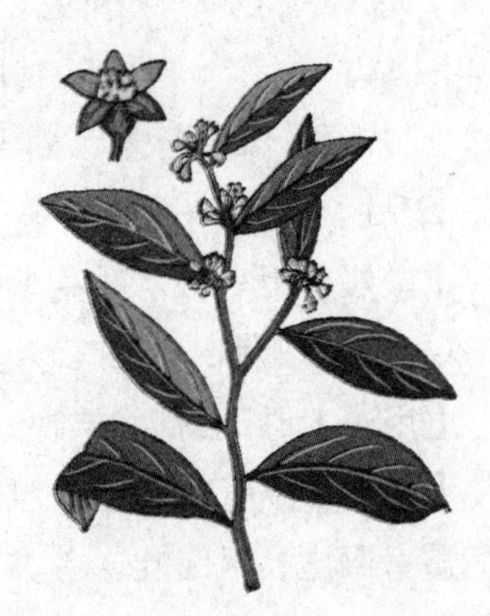

沉香

【做法】上药研末，炼蜜为丸，如梧桐子大。

【用法】每次50～70丸，空腹时用淡盐水或温酒送下。

【功效】温肾阳，补肾精。适用于高血压病肾虚而头眩眼黑者。

方2：杜仲蒺藜饮

【配方】杜仲15克，潼蒺藜10克，白糖5克。

【做法】杜仲洗净，浸透切片；潼蒺藜捣碎，与杜仲一同放入砂锅内，加入适量清水。把锅置大火上烧沸，用小火煮10分钟，加入白糖，滤渣后即可饮用。

【用法】代茶饮用。

【功效】补肾助阳。适用于高血压病肾阳虚型。

方3：杜仲粉炒鸡蛋

【配方】杜仲粉30克，鸡蛋2枚，植物油、精盐各适量。

【做法】杜仲粉放碗中，将鸡蛋打在其中，拌匀，加精盐调味，锅置火上，放植物油，待油热，放鸡蛋液炒熟即可。

【用法】每日1剂，佐餐食用。

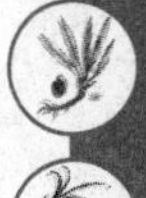

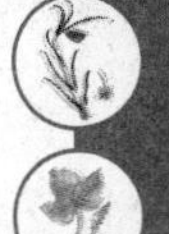

【功效】助阳补肾。适用于高血压病肾阳虚型。

方4：加味真武汤

【配方】茯苓、牛膝20克，白术、防己各12克，附子（先煎）6克，肉桂、桂枝各9克，黄芪、赤小豆各15克。

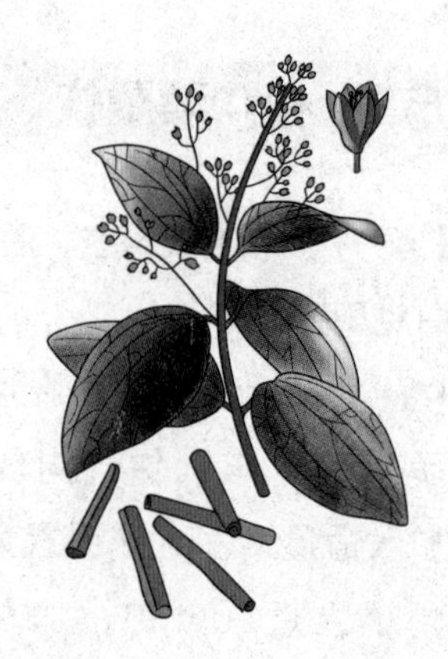

肉桂

【做法】上药加水适量煎煮，连煎2次，去渣取汁，将2次药汁合并。

【用法】每日1剂，早晚温服。8周为1个疗程。

【功效】温肾壮阳，利水消肿。适用于高血压病属肾阳虚水肿者。

方5：豨莶草汤

【配方】豨莶草60克，杜仲30克，淫羊藿10克。

【做法】上药加水适量煎煮，连煎2次，去渣取汁，将2次药汁合并。

【用法】每日1剂，早晚温服。

【功效】温阳补肾。适用于高血压病属肾阳虚型。

方6：茯神汤

【配方】茯神、独活各12克，黄芪、远志、防风各15克，生姜9克，甘草、人参、当归、牡蛎（先煎）、白术、肉苁蓉、附子（先煎）各6克。

【做法】上药加水适量煎煮，连煎2次，去渣取汁，将2次药汁合并。

【用法】每日1剂，早晚分服。

【功效】温肾益精。适用于高血压病属肾阳虚、风眩吐逆者。

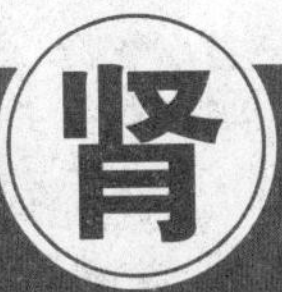

肾 阴阳两虚型，治宜育阴助阳

【症状】眩晕，耳鸣耳聋，五心烦热，或畏寒，下肢水肿，阳痿，遗精，夜尿频数，舌质淡胖，舌质淡嫩，脉沉。

【治法】育阴助阳。

方1：寄生仲参茶

【配方】桑寄生、川杜仲各12克，玄参15克。

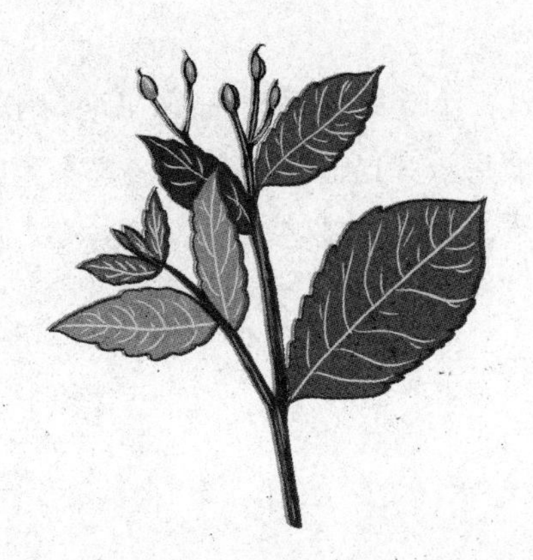

玄参

【做法】上药加水适量煎煮，连煎2次，去渣取汁，将2次药汁合并。

【用法】每日1剂，早晚分服。

【功效】补益肝肾，平调阴阳。适用于高血压病属阴阳两虚型。

方2：杞子灵芝汤

【配方】枸杞子、灵芝各15克。

【做法】枸杞子、灵芝洗净，切成薄片，放入大杯中，用沸水冲泡，加盖，闷15分钟即可饮用。

【用法】每日1剂，早晚温服。

【功效】补益肝肾。适用于高血压病属阴阳两虚型。

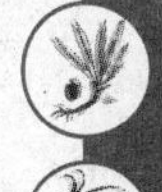

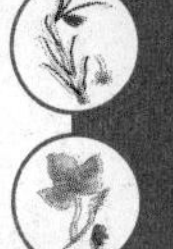

方3：高血压病Ⅲ号方

【配方】附片（先煎）、黄芪各15克，熟地黄30克，山药、泽泻各20克，山茱萸12克，牡丹皮10克。

【做法】上药加水适量煎煮，连煎2次，去渣取汁，将2次药汁合并。

【用法】每日1剂，早晚温服。

【功效】滋肾阴，补肾阳。适用于高血压属病阴阳俱虚型。

方4：益肾降压汤

【配方】黄芪30克，淫羊藿、桑寄生、女贞子、黄精、炒杜仲、泽泻各15克，牛膝12克。

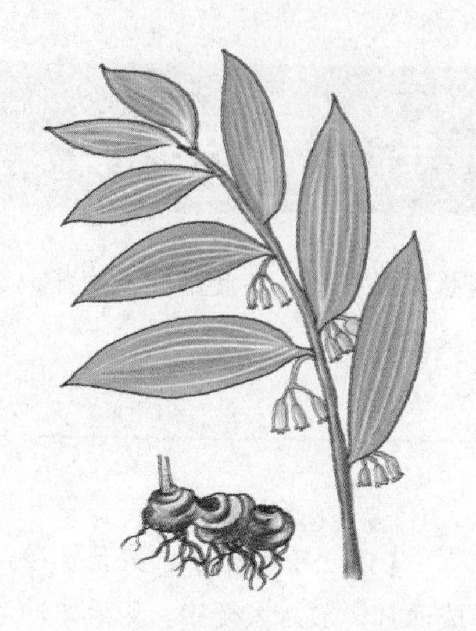

黄精

【做法】上药加水适量煎煮，连煎2次，将2次药汁合并。

【用法】每日1剂，分2次服。

【功效】滋补肝肾，调理阴阳。适用于高血压阴阳两虚型。

方5：沉香磁石丸

【配方】沉香（别研）、青盐（别研）、甘菊花（去枝、萼）、蔓荆子各15克，磁石（火煅，醋淬1次，细研，水飞）、葫芦巴（炒）、川巴戟（去心）、阳起石（煅，研）、附子（炮，去皮、脐）、椒红（炒）、山茱萸（取肉）、山药（炒）各30克。

【做法】上药研细末，酒煮米糊为丸，如梧桐子大。

【用法】每服70丸，空腹时用盐水送下。

【功效】补益肝肾，调补阴阳。适用于高血压病属上盛下虚、头目眩晕、耳鸣耳聋者。

气血两虚型，治宜益气养血

【症状】头晕头痛，耳鸣心悸，四肢麻木，神疲乏力，便干尿频，舌淡苔白，脉弦细。

【治法】益气养血。

方1：大枣芹菜根汤

【配方】大枣、芹菜根各适量。

【做法】上2味洗净煮汤。

【用法】经常适量饮用。

【功效】健脾养血。适用于高血压病属气血两虚。

方2：薏苡仁甘草汤

【配方】薏苡仁90克，甘草25克。

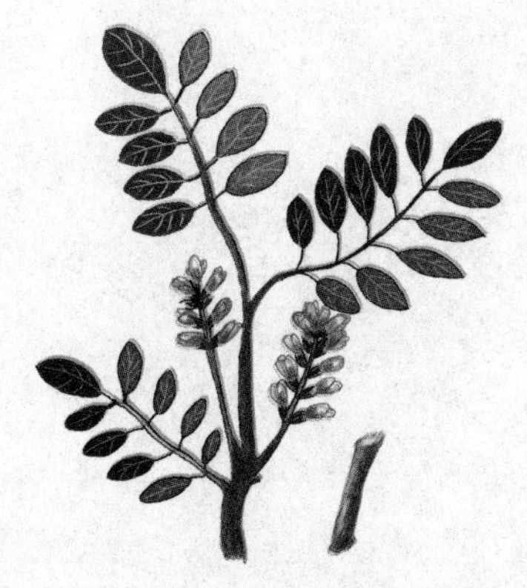

甘草

【做法】上药加水适量煎煮，连煎2次，将2次药汁合并。

【用法】每日1剂，分3次服。连服2～3周。

【功效】益气，养血，祛湿。适用于高血压脾虚湿困、便溏、体胖气喘者。

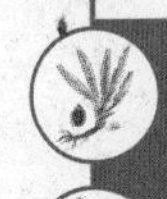

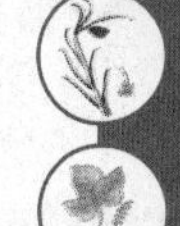

方3：平肝抚血汤

【配方】生黄芪、生地黄各30克，桑叶、菊花、夏枯草、当归、牡丹皮各9克，乌药6克，沉香粉（冲服）3克。

【做法】上药加水适量煎煮，连煎2次，将2次药汁合并。

【用法】每日1剂，早晚温服。

【功效】熄风平肝，补气和血。适用于高血压病气血不足、虚风上扰型。

方4：四物五子丸

【配方】当归（去芦，酒浸）、熟地黄（酒蒸，焙）、白芍、覆盆子（酒浸）、枸杞子、地肤子、菟丝子（酒淘净，浸蒸，别研）各30克，车前子（酒蒸）、川芎各15克。

【做法】上药研末，炼蜜为丸，如梧桐子大。

【用法】每服30丸，盐水服下。

【功效】养心益肾，补血明目。适用于高血压病属心血不足、眼目昏暗者。

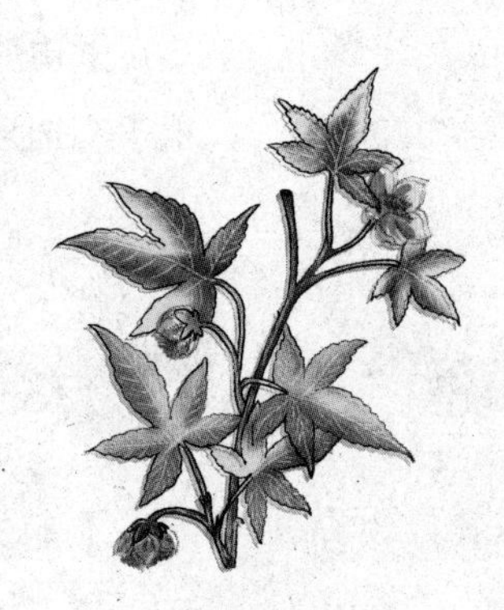

覆盆子

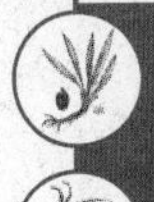

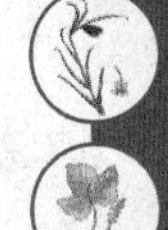

瘀血阻络型，治宜活血化瘀

【症状】头晕，头痛经久不愈，固定不移，舌紫暗，脉涩。

【治法】活血化瘀。

方1：新降灵汤

【配方】丹参、牡丹皮、山楂、粉葛根、泽泻、何首乌、黄芪各30克，地龙、五味子、夏枯草、赤芍、川芎各15克。

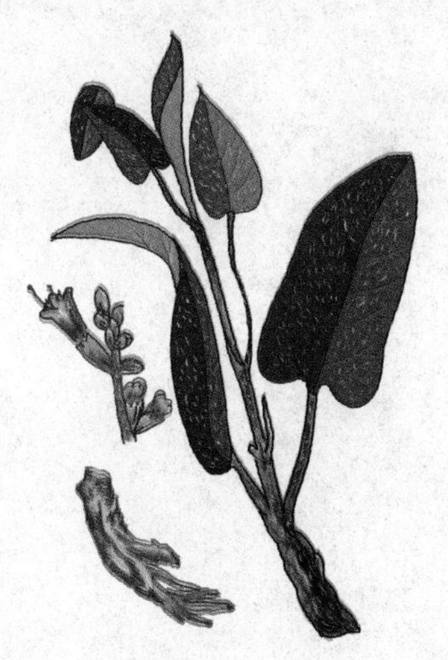

丹参

【做法】上药加水适量煎煮，连煎2次，将2次药汁合并。

【用法】每日1剂，早晚分服。

【功效】活血祛瘀，利水泻火。适用于高血压病属瘀血阻滞型，症见头晕头痛、心悸失眠、肢麻项强者。

方2：藕节荞麦叶汤

【配方】藕节3个，荞麦叶50克。

【做法】上药加水适量煎煮，去渣取汁。

【用法】每日2剂，早晚分服。

【功效】除热清积，化瘀止血。适用于高血压病引起的眼底出血者。

方3：平肝化瘀汤

【用法】石决明（先煎）30克，丹参、夏枯草、决明子、桑寄生各15克，白芍、牛膝、柴胡各12克，大黄（后下）6克。

【做法】上药加水适量煎煮，连煎2次，将2次药汁合并。

【用法】每日1剂，早晚分服。

【功效】平肝化瘀。适用于高血压病属阳亢血瘀型，症见头晕、两目胀痛等。

 方4：养阴活血汤

【配方】生石决明（先煎）、沙参各30克，麦冬、知母、黄芩各15克，益母草10克。

【做法】上药加水适量煎煮，连煎2次，将2次药汁合并。

【用法】每日1剂，早晚各1次。

【功效】养阴平肝，活血化瘀。适用于高血压病属阴虚阳亢、血行不畅型。

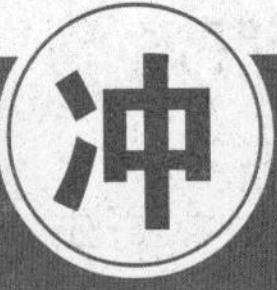

冲任失调型，治宜调理冲任

【症状】头痛眩晕，心烦易汗，水肿乏力，少寐多梦，易冷怕热，周身不适，腰膝酸软，月经不调，血压波动大，舌淡脉弦。

【治法】调理冲任。

方1：淫羊藿山药菠菜汤

【配方】淫羊藿15克，鲜山药20克，菠菜200克，精盐适量。

【做法】淫羊藿洗净；鲜山药去皮，洗净切片；菠菜洗净，切段。锅置大火上，烧沸后加入淫羊藿、鲜山药、菠菜，小火煮30分钟，调入精盐煮沸即可。

【用法】每日1剂，早晚温服。

【功效】补肾益精。适用于高血压病属肾精亏虚、冲任失调型。

方2：杜仲贞灵汤

【配方】杜仲、女贞子各15克，淫羊藿30克，灵芝10克。

【做法】上药加水适量煎煮，连煎2次，去渣取汁，将2次药汁合并。

【用法】每日1剂，早晚分服。

【功效】滋肾益精，调理冲任。适用于高血压病属肾精亏虚、冲任失调型患者。

方3：二仙汤

【配方】仙茅、仙灵脾、当归、巴戟天各15克，黄柏、知母各10克。

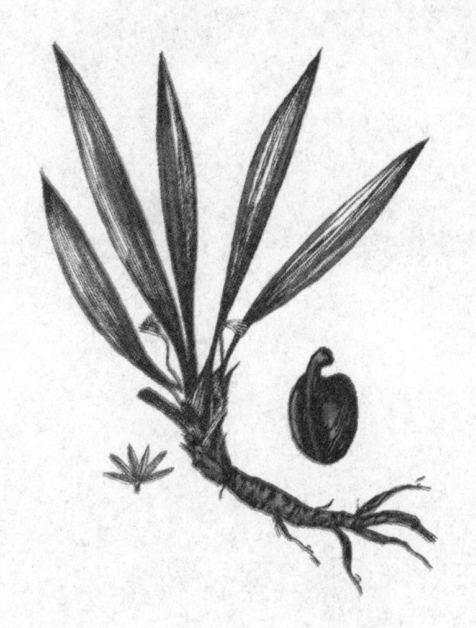

仙茅

【做法】上药加水适量煎煮，连煎2次，将2次药汁合并。

【用法】每日1剂，分2次服。

【功效】温阳，泻火，调冲任。适用于高血压病属肾阴阳俱虚、虚火上炎者。

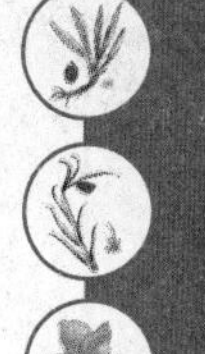

方4：调摄冲任汤

【配方】肉苁蓉、女贞子、墨旱莲、桑葚子各15克，何首乌、阿胶（烊化）、鹿角胶（烊化）、菟丝子、杜仲、仙茅、淫羊藿、巴戳天、锁阳各10克。

【做法】上药加水适量煎煮，连煎2次，去渣取汁，将2次药汁合并。

【用法】每日1剂，早晚分服。

【功效】补肝肾，调冲任。适用于高血压病属肝肾亏损、冲任失调型。

方5：滋肾疏肝汤

【配方】淫羊藿、桑寄生、桑葚子、白芍、香附、茯苓、夏枯草各15克，夜交藤30克，郁金、当归、川芎、远志、柴胡、合欢花各10克。

【做法】上药加水适量煎煮，连煎2次，去渣取汁，将2次药汁合并。

【用法】每日1剂，早晚分服。

【功效】滋肾疏肝，调理冲任，养心安神。适用于高血压病属肝肾亏虚、冲任失调型。

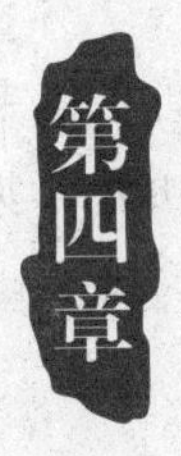

高血压并发症，偏方帮您解烦忧

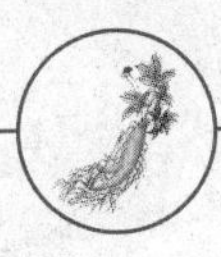

高血压是目前社会上发生率极高的疾病之一，也是极易引起一些并发症的疾病，通常表现为头晕、乏力等症状。严重者会引起心、脑、肾等脏器的并发症。且高血压治疗需要时间和日常的调理才能得到缓解。除了日常饮食和情绪上的调理外，本章推荐一些治疗高血压并发症的偏方可以有效帮助患者。

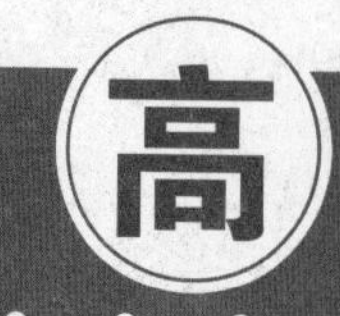

高血压合并肥胖症治疗方

肥胖者的高血压患病率远远高于体重正常者，而高血压、肥胖症又都是引起心血管疾病的危险因素，且更容易诱发其他并发症，所以要引起足够的重视，及时减肥。本节为您提供一些治疗高血压合并肥胖症的民间偏方，以供参考。

方1：西米猕猴桃粥

【配方】西米100克，猕猴桃200克，冰糖适量。

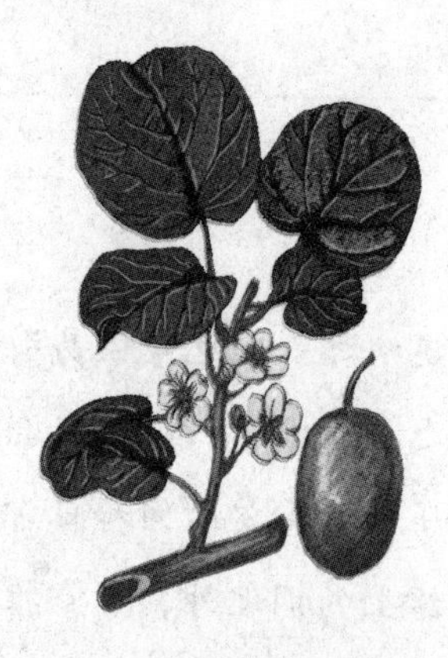

猕猴桃

【做法】西米洗净，浸泡30分钟后沥干，猕猴桃去皮切成小丁；大火将水烧开倒入西米，煮沸后改成中火，将其他原料放入锅中煮熟即可。

【用法】随量服食。

【功效】健脾生津，解热止渴。适用于高血压患者。

方2：海带绿豆汤

【配方】海带、绿豆、红糖各150克。

【做法】海带浸泡，洗净，切块；绿豆淘洗净，共煮至豆烂，用红糖调服。

【用法】每日2次，可连续食用。

【功效】清热，养血。适用于高血压合并肥胖症。

方3：胡萝卜粥

【配方】胡萝卜350克，粳米100克。

【做法】将胡萝卜洗净切成细丝，沸水稍微煮过后，与植物油、葱花、姜末等佐料炒后待用；粳米加水煮粥，快熟时，加入炒好的胡萝卜同煮；起锅时撒些香菜、香油即可。

【用法】早晚餐食用或作午后点心。

【功效】健脾消食。适用于高血压以及消化不良、久痢、夜盲症、小儿软骨病、营养不良等。同时也能健脾和胃，下气化滞，明目，降压利尿。

方4：红豆杞枣粥

【配方】红豆60克，糙米150克，小米50克，大枣8枚，枸杞子1勺。

【做法】红豆、糙米洗净，泡水各4小时、2小时；将红豆先放入锅中加水以中小火煮30分钟，再将所有原料放入锅中以大火烧开后转中小火煮30分钟即可。

【用法】早餐或者晚餐时食用，并配合清淡饮食。

【功效】红豆能通小肠，利小便，去肿胀；枸杞子味甘，性平，能补肝肾，益精血，明目；大枣健脾益胃，补气养血，安神。适用于高血压合并肥胖病。

方5：素炒黑白

【配方】水发黑木耳150克，大白菜250克，植物油25毫升，酱油、精盐、味精、花椒粉、葱花、湿淀粉各适量。

【做法】把泡发好的黑木耳择洗干净；炒锅放植物油烧热，下花椒粉、葱花炝锅，随即下白菜片煸炒，炒到白菜片油润明亮时，放入黑木耳煸炒，加酱油、精盐及味精，炒匀，用湿淀粉勾芡，即可出锅。

【用法】佐餐食用。

【功效】和血润肺，通利肠道。适宜于高血压患者。

方6：薏苡仁粥

【配方】薏苡仁30克，白糖适量。

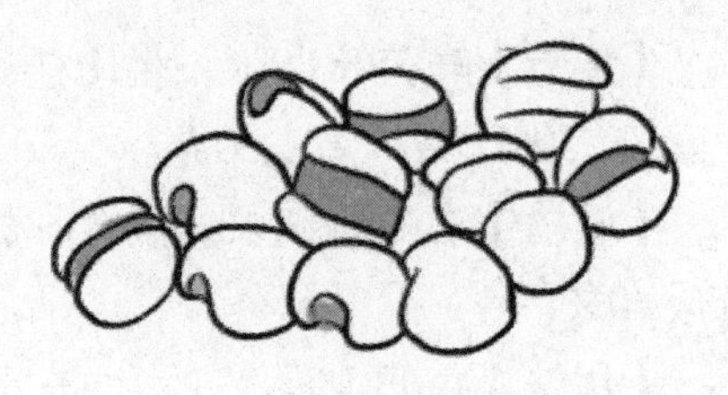

薏苡仁

【做法】薏苡仁洗净，置于砂锅内，加水适量，再将砂锅置大火上烧沸，后用小火煨熬；待薏苡仁熟烂后加入白糖即成。

【用法】随量服食。

【功效】薏苡仁有利水消肿、健脾去湿、舒筋除痹、清热排脓之功效。适用于高血压合并肥胖症。

方7：竹笋银耳汤

【配方】竹笋300克，银耳20

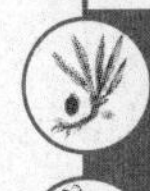

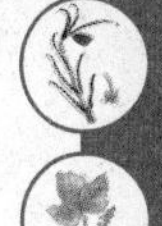

克，鸡蛋、精盐各适量。

【做法】竹笋洗净，切丝；银耳用水泡发去蒂，鸡蛋打入碗中搅成糊；锅中放水煮沸，倒入鸡蛋糊，加入竹笋、银耳，用小火烧5分钟，加精盐调味即成。

【用法】随量食用。

【功效】竹笋具有清热化痰、益气和胃、治消渴、利水道、利膈爽胃之功效；银耳具有润肺生津、滋阴养胃、益气安神、强心健脑作用。适用于高血压合并肥胖症。

方8：荷叶山楂茶

【配方】鲜荷叶10张，生山楂、生薏苡仁各10克，陈皮50克。

【做法】上药研细末，混合一起分成10袋。

【用法】每日1袋，开水冲泡，代茶饮用。

【功效】顺气化瘀，清补泄热。适用于高血压合并肥胖症。

方9：三宝降压减肥茶

【配方】菊花、罗汉果、普洱茶各等份（或各6克）。

【做法】上药研粗末，用纱布袋（最好是滤泡袋）分装，每袋约20克。

【用法】每次1袋，以沸水冲泡，频频饮之。

【功效】清肝利水。适用于高血压及肝阳上亢之头痛、头晕等症。

方10：菊楂决明饮

【配方】杭菊花10克，生山楂、决明子各15克，冰糖适量。

【做法】上3味药同煮，去渣取汁。

【用法】加入冰糖代茶饮用。

【功效】清肝明目。适用于高血压合并肥胖症。

高血压合并糖尿病治疗方

高血压是健康的强敌，糖尿病是身体健康的杀手，二者合并对人体健康形成了巨大的危害。那么，如何才能在降压、降糖两个方面不偏不倚走出一条健康之路呢？民间偏方也是力争降糖与降压二者兼顾。

方1：冬瓜玉米须汤

【配方】带子冬瓜300克，玉米须、精盐各适量。

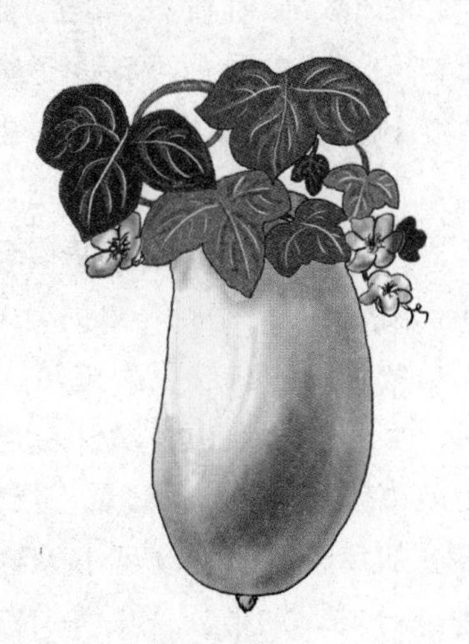

冬瓜

【做法】冬瓜洗净，将冬瓜皮、肉、子分开，并将冬瓜子剁碎，玉米须洗净，一起放入锅中加入750毫升水，煮开后改小火再煮20分钟，调入精盐，滤渣取饮，冬瓜肉亦可进食。

【用法】佐餐食用。

【功效】清热利尿。适用于高血压糖尿病合并等并发症的发生。

方2：枸杞凤尾菜

【配方】鸡脯肉350克，油菜300克，枸杞子25克，精盐、味精、胡椒粉、清汤、葱、姜、淀粉、鸡油、鸡蛋、玉米粉各适量。

【做法】枸杞子用温水泡胀，油菜去其嫩心改刀，沸水烫过后过凉水捞出，整齐地摆在案板上，菜头部分抹上蛋黄糊（用蛋清和玉米粉调成），再将鸡脯肉用刀背砸成茸状后加入姜葱水调匀抹在菜心上，撒上少许精盐和味精，上笼蒸透蒸熟，去除码在菜盘中。然后将锅上火注入清汤，加入精盐、味精、胡椒粉、枸杞子，用淀粉勾芡浇在菜心上即成。

【用法】佐餐食用。

【功效】滋阴补肾。适用于高血压合并糖尿病患者。

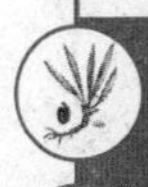

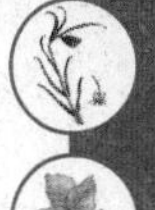

方3：榨菜炒茭白

【配方】净茭白200克，榨菜100克，泡辣椒10克，酱油、黄酒、葱丝、湿淀粉、香油、花生油各适量。

【做法】茭白剥皮，去根洗净，切成细丝；榨菜切成与茭白同样粗细的丝；茭白先放沸水中汆一下，捞出沥水；榨菜放冷水中浸泡2次；炒锅上火烧热放花生油，投入葱丝、泡辣椒稍煸，再放茭白丝、黄酒、酱油翻炒，把榨菜投入颠翻几下，用湿淀粉勾芡，淋上香油出锅。

【用法】佐餐食用。

【功效】清补脾胃。适用于高血压、糖尿病、心脑血管病患者。

方4：清炒苦瓜

【配方】新鲜苦瓜250克，花生油、生姜丝、葱花、精盐、味精各适量。

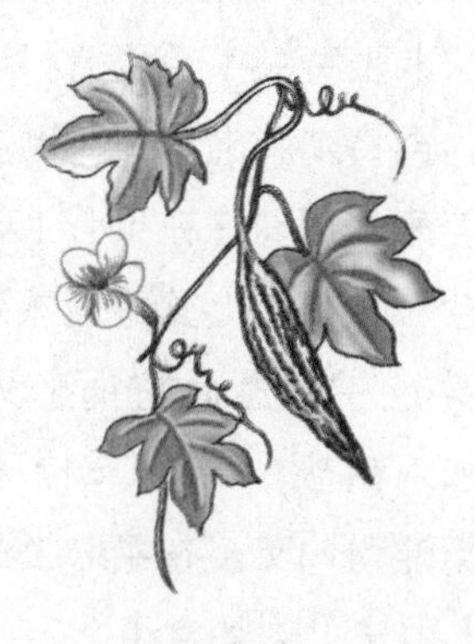

苦瓜

【做法】新鲜苦瓜洗净，去瓤，切成细丝，再将适量的花生油烧热，加入适量生姜丝、葱花，略炸一下，随即投入苦瓜丝爆炒片刻，加精盐、味精略炒即成。

【用法】佐餐食用。

【功效】清热明目。适宜于糖尿病、高血压、动脉硬化症、慢性胃炎患者。

方5：芹菜烧豆腐

【配方】芹菜100克，豆腐250克，植物油、葱花、生姜末、精盐、味精、五香粉、淀粉、香油、清汤各适量。

【做法】芹菜择洗干净，去根、叶，下沸水锅中焯一下，捞出，切成小段，盛入碗中备用；将豆腐漂洗干净，切成小块，待用；炒锅置火上，加植物油，中火烧至六成热，加葱花、生姜末煸炒出香，放入豆腐块，边煎边散开，加清汤适量，煨煮5分钟后加芹菜小段，改用小火继续煨煮15分钟，加精盐、味精、五香粉拌匀，用湿淀粉勾薄芡，淋入香油即成。

【用法】佐餐食用。

【功效】宽中益气。适用于糖尿病、高血压患者。

方6：玉米须炖蚌肉

【配方】玉米须50克，蚌肉200克。

【做法】上2药放入瓦锅内，加适量水，小火煮至烂熟。

【用法】隔日食1次。

【功效】清热解毒，平肝利水。适宜于高血压病、糖尿病以及尿路感染、急性肾炎水肿等症患者。

方7：葛根粉粥

【配方】葛根（干）30克，粳米50克。

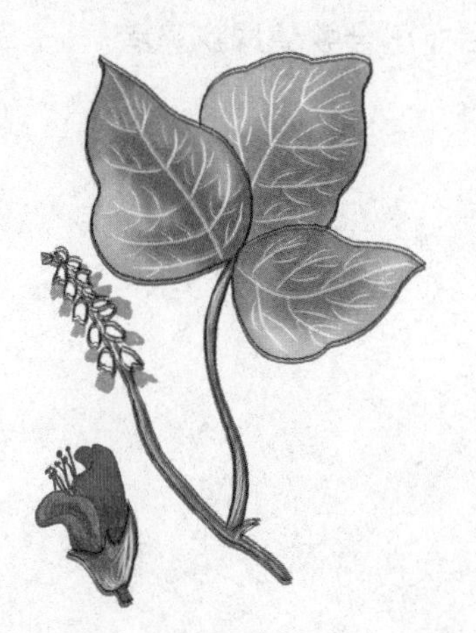

葛根

【做法】葛根切片，水磨澄清取淀粉；粳米浸泡一夜与葛根粉同入砂锅内，加水500毫升，用小火煮至米开粥稠。

【用法】每日1次，早餐食用。

【功效】发表解肌，清热除烦。适用于高血压、冠心病心绞痛、糖尿病等。

方8：车前玉米粥

【配方】车前子15克，玉米粉、粳米各50克。

【做法】车前子水煎去渣，入粳米煮粥，玉米粉用冷水调开入粥内煮熟即可。

【用法】每日1次，供早餐食用。

【功效】清热利湿。适用于高血压合并糖尿病属下焦湿热者。

方9：首乌煮鸡蛋

【配方】何首乌100克，鸡蛋2个。

【做法】鸡蛋和何首乌洗净加水同煮；鸡蛋煮熟捞出去壳，再放入锅中煮半晌，食蛋饮汤。

【用法】佐餐食用。

【功效】补益肝肾，平肝潜阳。适用于高血压合并糖尿病、动脉粥样硬化等。

方10：杜仲桑珍汤

【配方】黄芪、怀山药、玄参、葛根、丹参、珍珠母（打碎先煎）各30克，生地黄、熟地黄、泽泻、杜仲

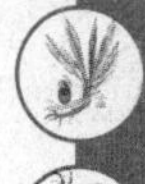

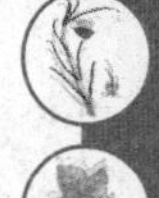

各20克，桑寄生、桑螵蛸各15克。

【做法】上药用水煎，煎2次，将2次药汁合并。

【用法】每日1剂，分早晚2次温服用。

【功效】益气养阴，活血潜阳。适用于高血压合并糖尿病患者。

方11：祛湿化浊降压汤

【配方】法半夏、橘红、白术、建六曲各15克，茯苓、天麻、苍术、石菖蒲、远志各10克，薏苡仁30克。

【做法】上药用水煎，煎2次，2次药汁合并。

【用法】每日1剂，分2次服用。

【功效】化痰降浊。本方适用于高血压合并糖尿病患者。

方12：萸地首乌汤

【配方】何首乌、怀山药各30克，枸杞子、生地黄、天花粉、杜仲、海藻、槐实、白芍药各15克，山茱萸、益智仁、泽泻、陈皮、白术、柏子仁各10克。

【做法】上药用水煎，煎2次，将2次药汁合并。

【用法】每日1剂，分2次服用。

【功效】滋补肝肾。本方适用于高血压合并糖尿病患者。

高血压合并冠心病治疗方

流行病学研究表明，高血压是冠心病的一个独立的危险因素。冠心病的发病和病死率均随血压水平升高而增加。因此，高血压患者必须防患于未然，尽早治疗，尽量把血压降到稳定水平。以下偏方，对高血压合并冠心病有一定帮助。

方1：滋阴平肝汤

【配方】女贞子、墨旱莲、白芍、钩藤、牡蛎、龙骨、冬瓜仁、竹茹各12克，枸杞子、菊花、牛膝、茯苓各10克，何首乌15克。

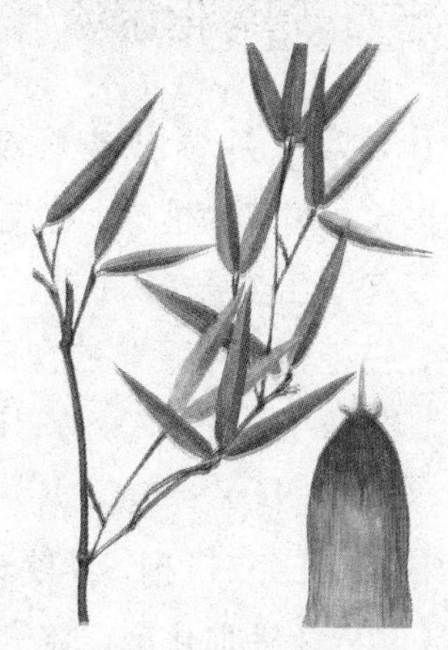

竹茹

【做法】上药用水煎，去渣取汁。

【用法】每日1剂，分2次服。

【功效】滋阴平肝，化痰熄风。适用于高血压、冠心病，症属阳虚血少、心失所养、水湿停滞者。

方2：益心健脑汤

【配方】黄芪30克，葛根、桑寄生15克，丹参20克，生山楂9克，川芎6克。

【做法】上药用水煎，去渣取汁。

【用法】每日１剂，分早晚服。

【功效】益气活血，养心健脑。适用于气虚血瘀之冠心病、高血压病、脑栓塞、脑动脉硬化以及心律失常等心脑血管疾病。

方3：山楂韭菜汤

【配方】山楂30克，韭菜60克，红糖适量。

【做法】山楂与韭菜放在锅中，加水适量，煎煮熟后，用红糖调味即可，去渣取汁。

【用法】每日1剂，分2次服。

【功效】活血化瘀，宣阳通痹。

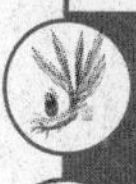

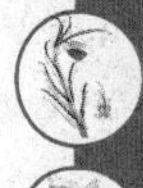

适用于高血压合并冠心病，症属心血瘀阻型者。

方4：芝麻首乌汤

【配方】黑芝麻、枸杞子各30克，制何首乌18克，杭白菊10克。

【做法】黑芝麻洗干净后与洗净的制何首乌、枸杞子、杭白菊一起放入砂锅中，加水适量，煎煮为汤。

【用法】每日1剂，分3次喝汤。

【功效】滋补肝肾，滋阴养血。适用于老年高血压合并冠心病患者。

方5：养心汤

【配方】黄芪（炙）、白茯苓、茯神、半夏曲、当归、川芎各15克，远志（取肉，姜汁腌，焙）、辣桂、柏子仁、酸枣仁（浸，去皮，隔纸炒香）、北五味子、人参各7.5克，甘草（炙）12克。

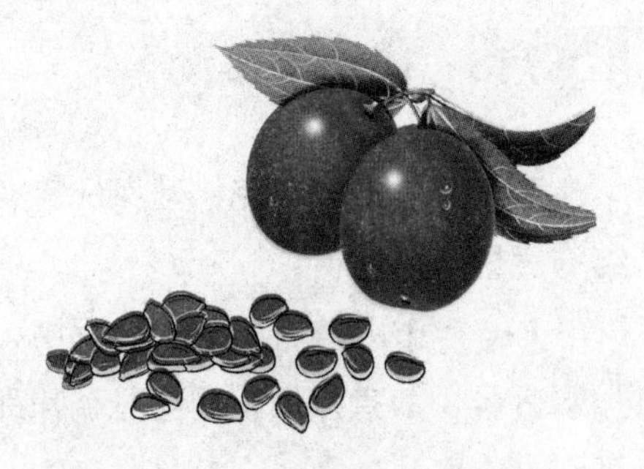

酸枣仁

【做法】上药研粗末。

【用法】每服9克，加生姜5片，大枣2枚，水煎，空腹时服。

【功效】益气滋阴，养心活血。主治气阴两虚、心血不足之高血压病、冠心病、心绞痛。

方6：胸痹汤

【配方】桂枝10克，瓜蒌皮、薤白、炒枳壳、姜半夏、厚朴各9克，生姜6克，陈皮3克。

【做法】上药用水煎，去渣取汁。

【用法】每日1剂，分2次服。

【功效】通阳散结，豁痰行气，化瘀止痛。适用于高血压合并冠心病患者。

方7：丹葛化瘀汤

【配方】丹参20克，葛根18克，水蛭、川芎、桃仁、红花、延胡索、麦冬、五味子各10克，太子参15克，三七粉（冲服）3克。

【做法】上药用水煎，去渣取汁。

【用法】每日1剂，早晚分服。

【功效】活血化瘀，益气扶正。适用于高血压合并冠心病患者。

方8：芹菜银杏叶饮

【配方】新鲜芹菜250克，银杏叶（干品）10克。

【做法】银杏叶洗净，晒干或烘干，研粗末，一分为二，装入棉纸袋中，封口挂线，备用；将新鲜芹菜择洗干净，保留叶、茎及连叶柄的根部，切碎，放入榨汁机中，快速搅榨取汁，备用。

【用法】每日2次，每次取银杏叶袋放入茶杯中，加适量芹菜汁，用沸水冲泡，加盖闷15分钟，代茶频饮，一般每袋冲泡3~5次，当日饮完。

【功效】清热平肝。适用于治疗冠心病、动脉粥样硬化。

方9：芪丹汤

【配方】黄芪20克，丹参、麦冬、太子参各15克，五味子、甘草各6克，桃仁、红花各12克，当归、川芎、赤芍、地龙各10克。

【做法】上药用水煎，去渣取汁。

【用法】每日1剂，早晚分服。

【功效】益气养阴，活血通络。适用于高血压合并冠心病患者。

方10：香蕉茶

【配方】香蕉50克，茶叶、白糖各适量。

【做法】香蕉去皮研碎，放入等量的茶水中，再加入适量白糖即可。

【用法】日服3次，每次1小杯。

【功效】清热润燥。适用于冠心病、高血压动脉硬化症。

方11：树根茶

【配方】老茶树根、榆树根各30克，茜草根15克，茶叶6克。

【做法】上药用水煎，去渣取汁。

【用法】每日1剂，代茶分数次饮用。

【功效】活血，清热，止血。适用于治疗高血压、冠心病。

方12：丹茯葛枣汤

【配方】丹参30克，茯苓20克，葛根25克，大枣10枚。

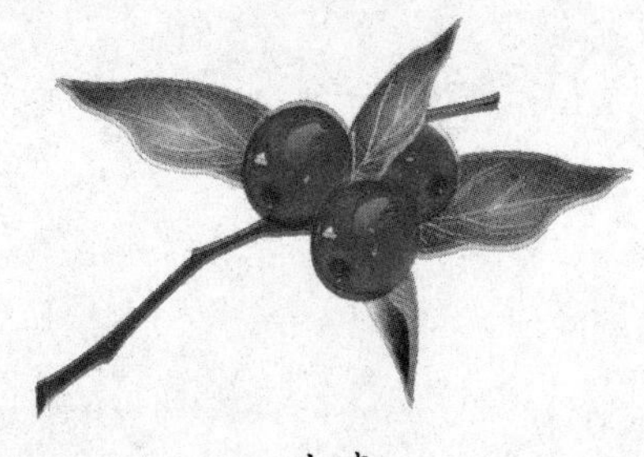

大枣

【做法】上4味药洗净后置于砂锅内加水500毫升，烧沸即可。

【用法】每次喝150毫升，每日喝2次，趁温热服用。

【功效】养心安神，活血通脉。适用于高血压合并冠心病，属心血瘀阻型者，症见心悸失眠、舌质暗红、脉细涩等。

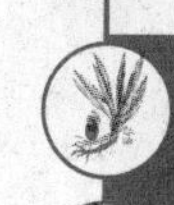

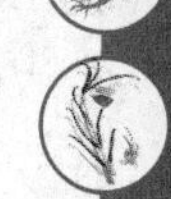

方13：丹参绿茶

【配方】丹参10克，绿茶3克。

【做法】丹参研粗末，与茶叶一起放入茶杯中，用沸水冲泡10分钟即可饮用。

【用法】每日1剂，不拘时，代茶频饮。

【功效】活血化瘀，止痛除烦。适用于治疗高血压合并冠心病、心绞痛。

方14：山楂益母草茶

【配方】山楂30克，益母草10克，茶叶5克。

【做法】上3味药研粗末，每日用50克放置保温杯中，冲入沸水，盖闷10分钟即可。

【用法】不拘时代茶频饮。

【功效】活血，通脉，化瘀。适用于高血压合并冠心病，证属心血瘀阻型者。

高血压合并高脂血症治疗方

由于高血压和高脂血症都是引起动脉粥样硬化的祸根，故当两者同时存在时，更容易发生动脉硬化，产生心、脑、肾器官的并发症。所以高血压患者在降压治疗的同时，要积极防治高脂血症。

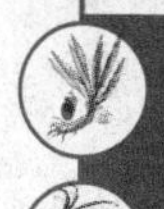

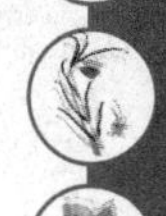

方1：参芪降脂汤

【配方】生黄芪、熟地黄、泽泻、怀山药、荷叶、何首乌各30克，白术12克，党参、山萸肉各15克，茯苓、生山楂各20克，水蛭粉（研末吞服）3克。

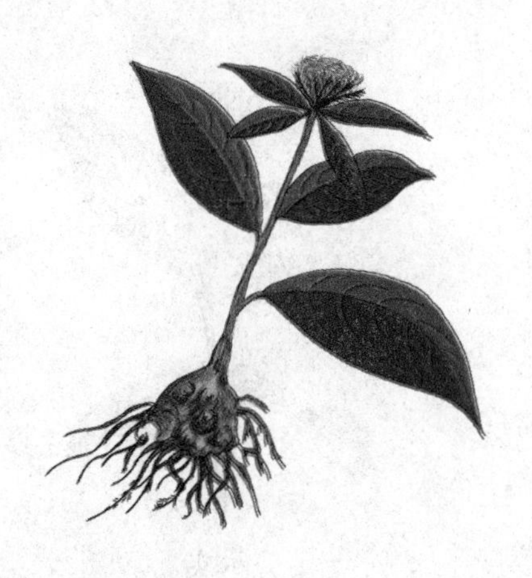

白术

【做法】将上药用水煎，去渣取汁。

【用法】每日1剂，分2次服。

【功效】健脾固肾，祛湿化瘀。适用于高脂血症、高血压患者。

方2：参乌降脂汤

【配方】何首乌20克，太子参、山楂、路路通各15克，决明子10克，大黄5克，三七粉（冲服）3克。

【做法】上药用水煎，去渣取汁。

【用法】每日1剂，分2次服。

【功效】调肝肾，补气阴，运脾胃，化瘀血。适用于高脂血症、高血压患者。

方3：海藻汤

【配方】海藻30克，黄豆150克，精盐、味精、香油各适量。

【做法】海藻、黄豆泡好洗净，加水煮汤，豆熟时加精盐、味精、香油调味。

【用法】随量服食，吃黄豆喝汤。

【功效】消痰利水，健脾宽中。适用于高脂血症、高血压之体胖、头晕肢麻、身倦乏力、舌胖淡暗、脉细涩之痰瘀互结者。

方4：健脾利湿方

【配方】党参20克，白术、泽泻各12克，茯苓、猪苓各15克，炙甘草2克，桂枝4克。

【做法】上药用水煎，去渣取汁。

【用法】每日1剂，分4次服，60日为1个疗程。

【功效】益气健脾，利水渗湿。适用于高脂血症、高血压患者。

方5：扶正化浊方

【配方】黄芪、何首乌各25克，当归20克，大黄5克，水蛭粉2克。

【做法】前4味药水煎服，水蛭粉冲服。

【用法】每日1剂，早晚各1次。

【功效】化浊活血，补益气血。适用于高血压合并高脂血症。

方6：平肝健脾方

【配方】赤芍、川芎、丹参、郁金、牛膝、茺蔚子、刺蒺藜各18克，当归、蝉蜕、神曲、焦山楂各12克，甘草3克。

【做法】上药用水煎，去渣取汁。

【用法】每日1剂，日服2次。

【功效】平肝健脾，养血开胃。适用于高血压合并高脂血症。

方7：加减温胆汤

【配方】茯神（去皮木）、半夏（姜汁制）、陈皮、枳实（麸炒）、山栀（炒）、白术（去芦）、黄连（姜汁炒）各5克，当归、酸枣仁（炒）、竹茹各25克，人参20克，麦冬、朱砂（为末，临服调入）各15克，竹沥半盏（临服加入），甘草10克。

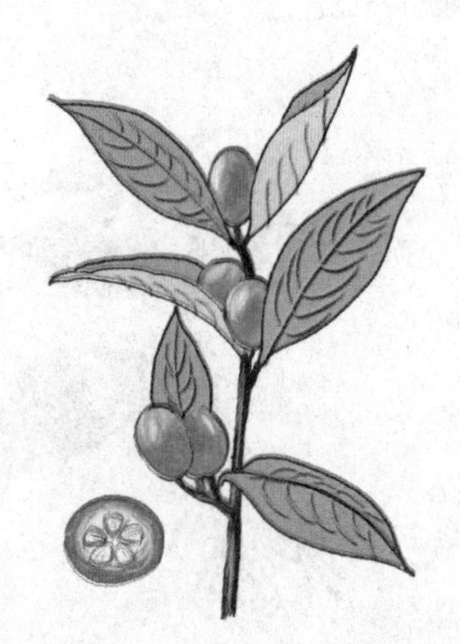

枳实

【做法】上药用水煎，去渣取汁。

【用法】每日1剂，分早晚温服。

【功效】益气健脾，化痰祛湿，通络，滋补肝肾。适用于高血压合并高脂血症。

方8：消脂丸

【配方】炒苍术、炒枳壳、何首乌、红花、丹参、车前子、刺蒺藜、杭菊花、茺蔚子、川郁金、远志各60克，决明子、炒山楂各180克，泽泻120克，肉苁蓉6克，白茯苓90克，陈皮、石菖蒲、制胆星各40克。

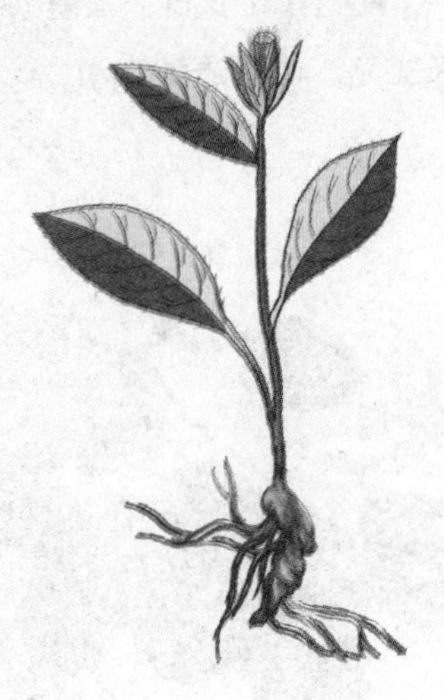

苍术

【做法】上药研细末，过筛，水泛为丸如小绿豆大。

【用法】每日3次，每次5克，90日为1个疗程。可连服2～3个疗程。

【功效】行气活血，化湿消痰。适用于高血压合并高脂血症。

方9：赤豆鲫鱼汤

【配方】活鲫鱼1条（约400克），赤小豆50克，料酒、姜片、葱节各适量。

【做法】鲫鱼留鳞，剖腹去肠杂，并撕下颌下硬皮后洗净，加上料酒腌渍片刻；赤小豆加水用小火煮至六成熟，下鲫鱼、姜片、葱节，同煮成汤即成。

【用法】佐餐食用，食鱼喝汤，可常食。

【功效】健脾利水，行气消肿。适用于高血压合并高脂血症，属脾虚湿滞者。

方10：地龙决明饮

【配方】地龙15克，生地黄20克，山楂、决明子、玉竹各30克。

【做法】上药水煎；或以开水冲泡代茶饮。

【用法】每日1剂，分3次服。

【功效】养阴通络，活血化瘀。适用于高血压合并高脂血症。

方11：玫瑰茉莉茶

【配方】绿茶9克，干玫瑰花瓣、干茉莉花各5克。

【做法】用冷水500毫升，煮沸后把绿茶、干玫瑰花瓣、干茉莉花放在大茶壶内，将开水徐徐冲入，等茶叶沉底后，先把茶汁倒出冷却，再续泡2次，待冷后一并装入玻璃瓶，放入冰箱冷冻，成为冰茶。

【用法】频频饮之。

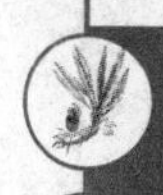

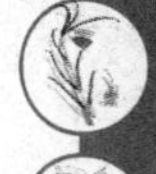

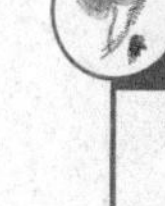

【功效】醒脾解郁，活血化瘀。适用于高血压合并高脂血症，症见面色暗黄、心烦胸闷、善太息、胸胁胀满、肢麻、舌紫暗、有瘀点或瘀斑、脉细涩或沉涩而缓之痰瘀交阻型。

方12：核桃山楂茶

【配方】核桃仁150克，山楂50克，白糖100克。

【做法】核桃仁用水浸泡30分钟，洗净后加入少许清水，磨成浆，再加入适量的清水稀释调匀待用（约200克）；山楂洗净后拍破放入锅中，加入适量清水，用中火煎熬成汁，去渣取汁约1000毫升；把山楂汁倒入锅中，加入白糖，搅匀，待糖化后，再把核桃浆缓缓倒入锅中，边倒边搅，烧至微沸时即可出锅。

【用法】代茶饮用。

【功效】滋养肝肾，润肠通便，通利血脉。适用于高血压合并高脂血症、久病肾虚者。

方13：健中化浊饮

【配方】橘皮、炒山楂各10克，荷叶15克。

【做法】橘皮、荷叶切丝和山楂一起加水500毫升，煎煮30分钟，去渣留汁。

【用法】代茶频饮。

【功效】健中升清，化浊导致。适用于高血压合并高脂血症，症见形体丰满、头晕胸闷、脘脾胀满、纳少肢倦、便溏、舌体胖大、边有齿痕、苔腻、脉滑等脾虚湿浊阻滞者。

方14：黑芝麻桑葚糊

【配方】黑芝麻、桑葚各60克，粳米30克，白糖适量。

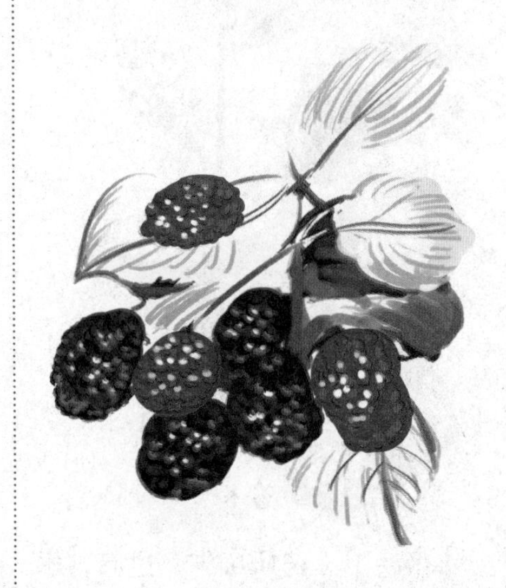

桑葚

【做法】黑芝麻、桑葚、粳米分别洗净后，同放入罐中捣烂；砂锅内放清水3碗煮沸后加入白糖，待糖溶化水沸后，徐徐放入捣烂的3味药物，煮成糊状即可。

【用法】佐餐食用。

【功效】滋阴补血，滋补肝肾。适用于高血压合并高脂血症患者。

方15：降脂饮

【配方】枸杞子10克，何首乌、决明子、山楂、丹参各20克。

【做法】上药加水2500毫升，小火煎煮，取汁约1000毫升，放入保温瓶。

【用法】代茶频饮。

【功效】活血化瘀，滋补肝肾。适用于高血压合并高脂血症患者。

方16：双耳汤

【配方】银耳、黑木耳各10克，冰糖5克。

【做法】银耳、黑木耳温水泡发，放入小碗，加水、冰糖置蒸锅中蒸1小时。

【用法】饮汤吃双耳。

【功效】滋阴益气，凉血止血。适用于血管硬化、高脂血症、高血压、冠心病患者。

方17：猕猴桃汁

【配方】猕猴桃2个，蜂蜜、柠檬汁、碎冰各适量。

【做法】将猕猴桃洗净去皮，与凉开水一起放入榨汁机中榨出果汁，倒入杯中；杯中加入蜂蜜、柠檬汁搅匀，投入碎冰即可。

【用法】频频饮用，亦可将鲜猕猴桃洗净吃，常食有益。

【功效】清热生津，健脾化痰。适用于高血压合并高脂血症。

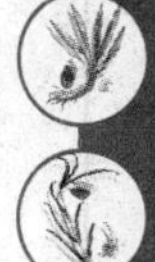

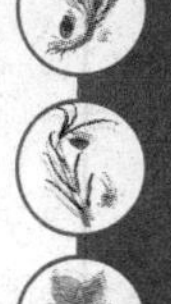

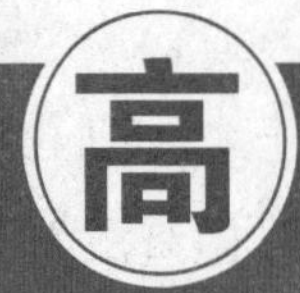

高血压合并肾功能不全治疗方

由于患者血压长期增高，会逐渐导致肾小动脉硬化，肾单位萎缩或消失，临床上将这种由高血压造成的肾脏结构和功能的改变，称为高血压肾病。高血压患者出现肾功能不全后，日常生活就要兼顾保护肾脏功能和控制血压两个方面。下面推荐一些治疗高血压并发肾功能不全的偏方。

方1：四补酒

【配方】柏子仁、何首乌、牛膝、肉苁蓉各30克，白酒1000毫升。

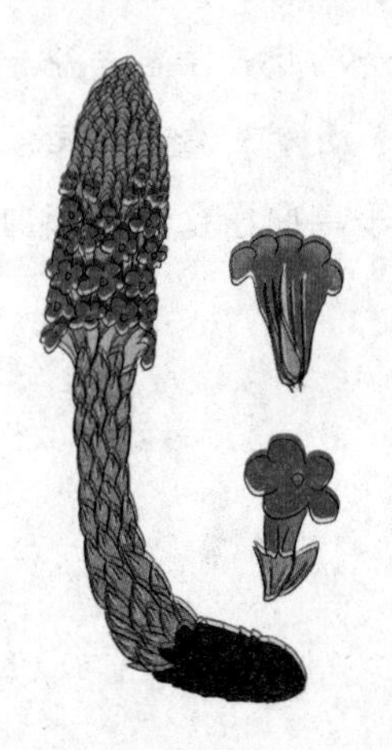

肉苁蓉

【做法】上药切碎，洗干净放进容器里，倒进白酒里浸泡，封固，置阴凉处，每日摇晃几下，澄清即可。

【用法】每日服2次，每次10～20毫升。

【功效】益气血，补五脏。适用于治疗高血压合并肾阳虚型肾功能不全。

方2：杞菊酒

【配方】枸杞子50克，菊花10克，麦冬30克，杜仲15克，白酒1000毫升。

【做法】上药切碎，洗干净放进容器里，倒进白酒里浸泡，封固，置阴凉处，隔日摇动1～2次，30日后即可。

【用法】早晚各服1次，每次50毫升。

【功效】养肝，补肾，益精。适用于治疗高血压合并肝肾阴虚型肾功能不全。

方3：慢性肾炎茶

【配方】南五加嫩叶、车轱辘菜鲜品各30克。

【做法】上2味药洗干净后切细，放进温水瓶里，冲入适量沸水，盖闷20分钟即成。

【用法】每日1剂，代茶频饮。

【功效】益肾利水。适用于治疗高血压合并肾虚型肾功能不全者。

方4：大蓟薏根茶

【配方】大蓟根15克，薏苡仁根30克。

【做法】依照上方比例加大剂量，研粗末，每次取30克，以布包，放进温水瓶里，冲入适量沸水，盖闷20分钟后即成。

【用法】代茶频饮，每日1剂，连续服用14日。

【功效】益脾，利水。适用于治疗高血压合并脾虚型肾功能不全者。

方5：炝双耳

【配方】水发银耳、水发黑木耳各150克，黄瓜75克，香菜10克，花椒、葱丝、姜丝、精盐、味精各适量。

【做法】黄瓜洗干净，切成小块；香菜洗干净，切成小段；银耳、黑木耳均去根，择净杂质，洗好，撕成小块，再分别放进热水锅里烫一下，捞出来，用冷水过凉，控去水分；花椒投入热油锅里，炸成花椒油；把黄瓜、香菜、银耳、黑木耳装盘搅拌均匀，再放上葱丝、姜丝，浇上炸好的花椒油略焖一会儿，最后放入精盐、味精，撒上香菜段，拌匀即成。

【用法】单食或佐餐。

【功效】健脾，益肾，活血。适用于治疗高血压合并脾虚血瘀型肾功能不全。

方6：首乌大枣粥

【配方】何首乌30克，大枣15克，粳米100克，冰糖适量。

【做法】何首乌入砂锅煎取浓汁，去渣，和大枣、粳米、冰糖同煮为粥。

【用法】早晨和晚上食用。

【功效】养肝，补血，益肾。适用于治疗高血压伴肝肾血虚型肾功能不全者。

方7：枸杞头银耳

【配方】银耳、枸杞头各25克，鸡蛋1枚。

【做法】银耳洗干净，用温水发开，除掉根和杂质；将枸杞头洗干

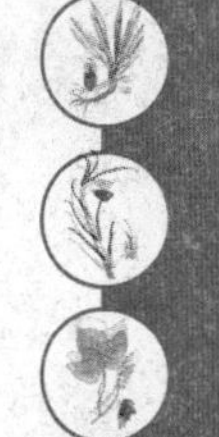

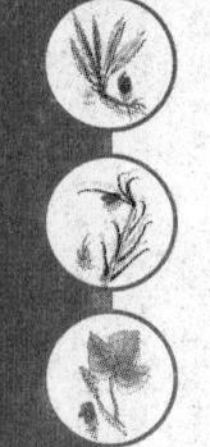

净，沥去水；将鸡蛋磕入碗里，拿出蛋黄，鸡蛋清留用；砂锅里加热水，烧沸后投入鸡蛋清、冰糖搅匀，再烧开，马上放入枸杞头与银耳，炖片刻即可。

【用法】单食或佐餐。

【功效】滋阴益肾。适用于治疗高血压合并肝肾阴虚型肾功能不全者。

方8：香菇鸡腿

【配方】水发香菇150克，嫩鸡腿300克，黄参、当归各20克，黄酒、蜂蜜、葱、姜、五香粉、精盐、猪油、酱油、味精、胡椒粉、水淀粉、香油各适量。

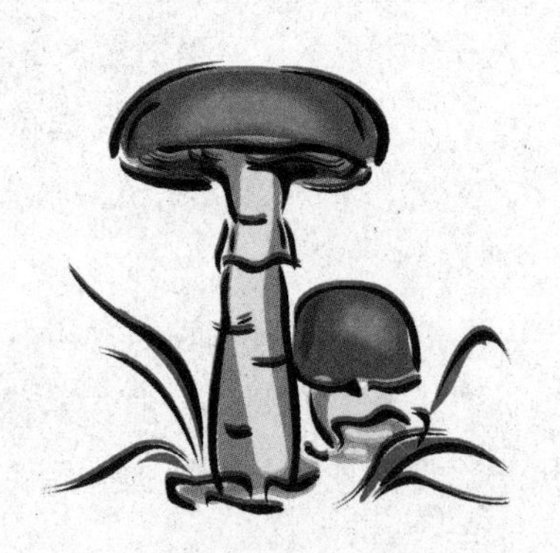

香菇

【做法】香菇用凉水洗干净，挤去水；鸡腿漂洗净，沥去水，放进盆内，加黄酒、蜂蜜与姜、葱各1块和适量的五香粉、精盐搅拌均匀，腌20分钟；黄参、当归洗干净切片；炒锅置中火上，放进猪油，烧至四成热时放入鸡腿，煎至呈金黄色时捞出来，盛入不锈钢锅里；在锅里加放少量猪油，下香菇炒，炒香后加酱油、味精、胡椒粉、精盐与适量的水，搅拌均匀烧沸，倒进装鸡腿的锅里，再放姜、葱、黄参、当归，盖上盖，置于小火上将鸡腿炖烂后拿出，拣去香菇里的姜、葱，用水淀粉勾芡，淋上香油，浇在鸡腿上即成。

【用法】单食或佐餐。

【功效】补气，养血，益肾。适用于治疗高血压合并肾虚气血亏型肾功能不全者。

方9：香菇鲫鱼

【配方】香菇100克，活鲫鱼500克，熟笋片50克，花生油、绍酒、葱丝、姜丝、精盐各适量。

【做法】香菇用凉水洗干净，去根，用温水浸泡软；鲫鱼刮去鳞，剖腹去内脏，掏去鱼鳃，用清水洗后放进锅里，加绍酒、精盐、姜丝、葱丝搅拌均匀，腌渍片刻，弃去姜、葱，将香菇片、熟笋片平铺在鱼身上，放姜丝、葱丝，上笼用大火蒸约15分钟拿出，再放少量葱丝，用烧热的花生油淋浇在葱丝上即成。

【用法】单食或佐餐。

【功效】益气，和中，利水。适用于治疗高血压合并脾胃两虚型肾功能不全者。

方10：绞股蓝粥

【配方】绞股蓝15克，大枣15枚，粳米100克，红糖20克。

【做法】绞股蓝拣去杂质，晒干或烘干，研极细末，备用。将大枣、粳米淘洗干净，同入砂锅，加水煨煮成稠粥，加绞股蓝细末、红糖，拌均，改用小火继续煨煮10分钟即成。

【用法】单食或佐餐。

【功效】清热平肝，补虚益气。适宜于肝肾阴虚型高血压。

方11：里脊肉薏苡汤

【配方】里脊肉250克，薏苡仁40克，香附10克。

【做法】薏苡仁去皮，用温水浸一夜，香附洗好，用纱布包好，连薏苡仁用3碗水煮熟后取出；里脊肉洗干净后切成薄片，用适量的水煮开，再放进薏苡仁水搅匀，煮片刻后即可饮用。

【用法】单食或佐餐。

【功效】健脾，理气，渗湿。适用于治疗高血压合并脾虚型肾功能不全者。

方12：牛膝杜仲汤

【配方】牛膝、杜仲各15克，牛舌草30克，黑豆150克，大枣数枚，精盐适量。

【做法】用清水将牛膝、杜仲、牛舌草煮成150毫升左右；把黑豆、大枣以开水烫过后加入鸡汤里，煮烂后加入牛膝、杜仲水，改用小火煮片刻，用精盐调味后即成。

【用法】单食或佐餐。

【功效】利尿补肾。适用于治疗高血压合并肾虚型肾功能不全者。

方13：白菜香菇

【配方】白菜200克，香菇20克，植物油、精盐各适量。

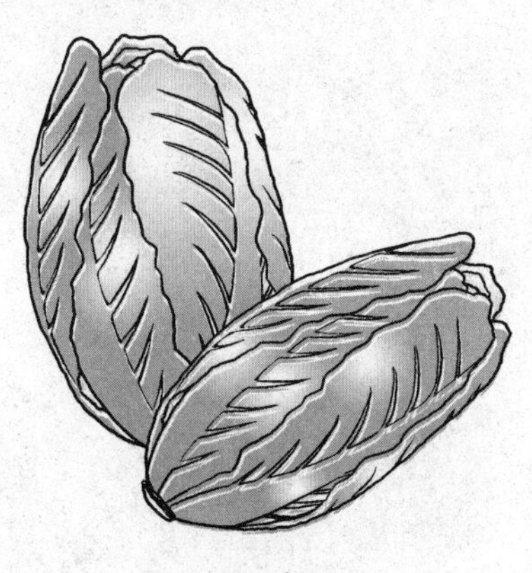

白菜

【做法】白菜洗净切段，香菇去柄切片；炒锅置大火上，下植物油烧至八成热，倒入白菜和香菇，翻炒几下，加精盐调味，炒至熟。

【用法】单食或佐餐。

【功效】健脾胃，滋阴润燥。适用于脑血管病、高血压、慢性肾炎等。

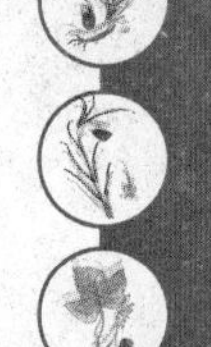

方14：腐竹葫芦双瓜皮

【配方】腐竹100克，猪瘦肉250克，葫芦壳50克，冬瓜皮、西瓜皮各30克，植物油、黄酒、精盐、酱油、胡椒粉、葱花、味精各适量。

【做法】腐竹洗净，切断，用清水浸发；猪瘦肉洗净，切片状，用少许精盐、酱油、黄酒腌5分钟；将葫芦壳、冬瓜皮、西瓜皮大火煎取浓汁100毫升；植物油在锅内烧至七成热，将猪瘦肉爆炒几遍铲出，入腐竹，用小火慢炒至半熟时，倒入葫芦汁，待汁浓缩时，再入肉片和精盐、酱油、胡椒粉、葱花、黄酒，稍焖即可。

【用法】单食或佐餐。

【功效】清利排泄，补肾利水。适用于肾虚性高血压病患者。

高血压合并中风治疗方

高血压病很容易引起中风，这并非危言耸听。中风包括脑出血和脑梗死。而在脑出血患者中，发病前有高血压病史的占93%；脑梗死患者中，发病前有高血压病史的占86%。可见，出现中风的危险程度与血压的高低有很大的关系。

方1：葛粉羹

【配方】葛粉250克，荆芥穗50克，淡豆豉150克。

【做法】葛粉捣碎成细粉末，再制成面条；把荆芥穗和淡豆豉用水煮六七沸，去渣取汁，再将葛粉面条放入淡豆豉汁中煮熟。

【用法】佐餐食用。

【功效】滋肝，祛风开窍。适用于中风、言语謇涩、神志昏聩、手足不遂、中老年人脑血管硬化及预防中风等。

方2：干菊花粥

【配方】干菊花15克，粳米50克。

【做法】干菊花瓣放进打粉机内打成粉末备用；粳米洗净用瓦锅煮粥，待粥将熟时，放入菊花末再煮1～2分钟便可。

【用法】分多次食用。

【功效】清肝火，利头目。对于肝火内盛的中风患者较为适宜。

方3：山楂荷叶茶

【配方】山楂干、荷叶干品各15克，决明子10克。

【做法】上药放入壶中，加入适量沸水，冲泡15分钟后饮用。

【用法】代茶饮用，常服。

【功效】山楂有健胃、消食、散瘀的作用；荷叶有利尿祛湿、消水肿的作用；决明子有利水通便的功效。三种用料互为补充，主要适用于防治高血压、中风。

方4：夏枯草茶

【配方】夏枯草30克，绿茶2克。

【做法】夏枯草煎至沸，将绿茶放入茶杯中，然后把煎沸之夏枯草汤冲入，加盖泡5分钟即可。

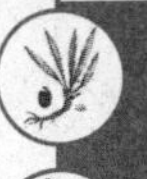

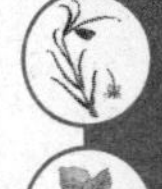

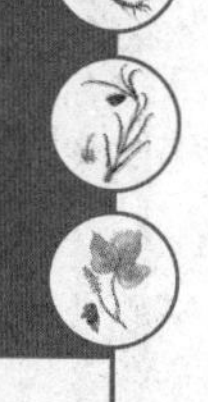

【用法】代茶饮用，常服。每日换2次茶叶。

【功效】清肝明目，利水消肿。适用于高血压、中风先兆及后遗症，对眩晕、耳鸣者尤为适宜。

方5：桃仁决明蜜茶

【配方】桃仁10克，决明子12克，白蜜适量。

【做法】桃仁、决明子同煎取汁，加入白蜜调服。

【用法】每日1剂，代为茶饮。

【功效】清肝熄风，通络活血。适用于高血压合并中风，症见头晕胀痛者。

方6：独活黄豆酒

【配方】独活60克，黄豆30克，白酒1000毫升。

【做法】独活用白酒浸泡，煎取500毫升，把黄豆热炒投入酒里，2小时后去渣即可。

【用法】每次饭前温饮20毫升。

【功效】除湿祛风。可适用于高血压合并中风舌强不语。

方7：木耳柿饼汤

【配方】黑木耳6克，柿饼30克，白糖适量。

【做法】前2种原料同煮烂，再入白糖调匀，放进电冰箱保鲜。

【用法】早晨和晚上服食，疗程不限。

【功效】润燥利肠，舒筋活络。适用于治疗高血压合并脑梗死。

方8：火麻仁粥

【配方】火麻仁135克，白粱米80克，薄荷、姜芥各适量。

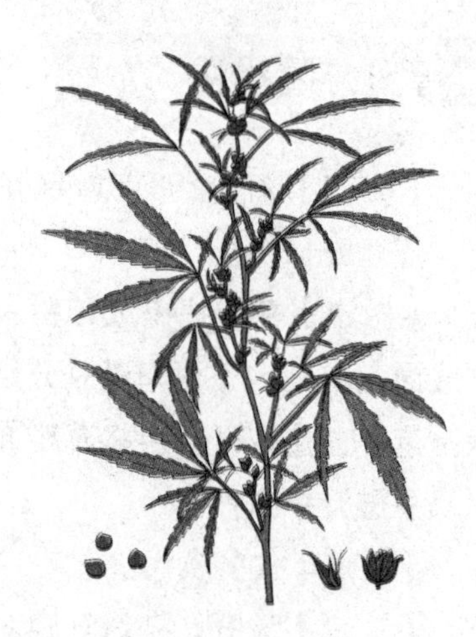

火麻仁

【做法】用水3大盅煮薄荷、姜芥、火麻仁，取汁2盅，入白粱米煮粥。

【用法】随量食用，空腹食之。

【功效】祛风解热，通络通便。可治高血压合并中风、语言障碍等。

方9：黑豆桃仁汤

【配方】黑豆30克，桃仁6克，红糖50克。

【做法】以水煮黑豆、桃仁，至豆熟后去渣取汁。

【用法】冲红糖饮用，每日1次。

【功效】化湿祛痰，通络活血。可治湿郁生痰、痰热生风之中风。

方10：姜芥粟米粥

【配方】姜芥穗、薄莲叶各10克，豆豉30克，白粟米60克。

【做法】加水4000毫升，先煮前3味至水余3000毫升，去渣取汁，入白粟米煮粥。

【用法】随量食用，空腹食之。

【功效】熄风止痉。适用于高血压合并中风，症见手足不遂者。

方11：地龙红花饼

【配方】黄芪100克，干地龙（酒浸）30克，红花、赤芍各20克，当归50克，川芎10克，桃仁（去皮尖、略炒）15克，玉米面400克，小麦面100克，白糖适量。

【做法】黄芪、红花、当归、赤芍、川芎浓煎取汁，将地龙烘干研末，与白糖、玉米面、小麦面混匀并以药汁调和成面团，分制为20个小饼，将桃仁匀布饼上，入笼蒸熟（或用烤箱烤熟）即可。

【用法】每日2次，每次1～2个。

【功效】益气活血，通络养血。适用于高血压合并中风。

方12：茼蒿鸡蛋汤

【配方】鲜茼蒿250克，鸡蛋清3个，香油、精盐各适量。

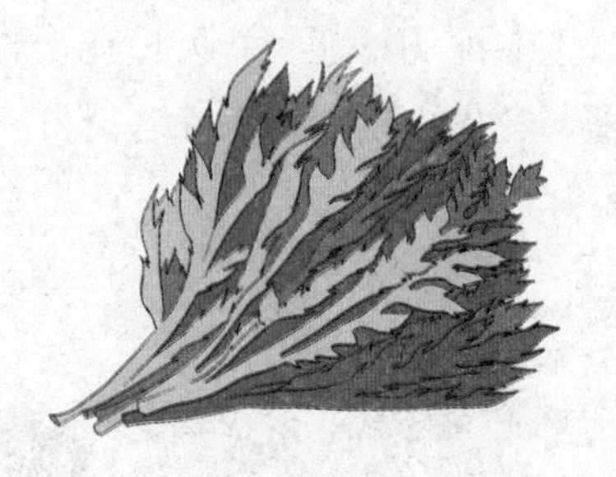

茼蒿

【做法】将茼蒿加清水适量煮汤，当汤将好时加入鸡蛋清，稍煮片刻，用香油、精盐调味。

【用法】佐餐食用，每日3次。

【功效】养心，健脾。适用于高血压合并中风。

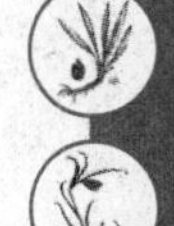

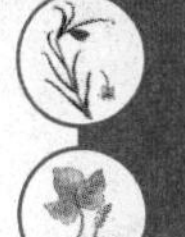

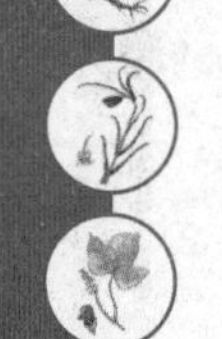

高血压并发动脉硬化治疗方

在高血压患者中，动脉粥样硬化较多。一般认为，高血压影响动脉粥样硬化的发生和发展，动脉粥样硬化可发生在全身各部位的血管，尤其是冠状动脉、脑动脉、主动脉、肾动脉和四肢动脉。因此，高血压患者必须同时重视动脉硬化的调治。

方1：米醋萝卜菜

【配方】生白萝卜250克，米醋、花椒、精盐、香油各适量。

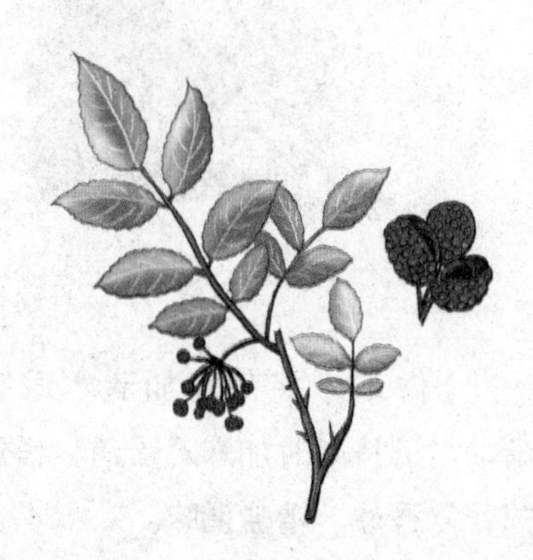

花椒

【做法】白萝卜洗净切成小薄片，放花椒、精盐少许，加米醋浸4小时即可。

【用法】食用时淋香油。可当佐餐食用，每日2次。

【功效】辛凉解表、消食解毒。适用于高血压、动脉硬化。

方2：首乌延寿方

【配方】首乌、桑葚子、半夏、甘草各15克，天麻、煅石决明、怀牛膝、丹参、炙龟板、云茯苓各10克。

【做法】上药用水煎，去渣取汁。

【用法】每日1剂，分早晚服。

【功效】养血平肝。适用于动脉硬化、高血压并发动脉硬化患者。

方3：健肾养脑方

【配方】紫河车粉（吞服）、桂圆、熟地黄各10克，桑葚子、太子参、丹参、石菖蒲、茯苓、远志各15克，赤白芍、当归各12克，郁金9克。

【做法】上药用水煎，去渣取汁。

【用法】每日1剂，分早晚服。

【功效】养血祛湿。适用于高血压并发动脉硬化者。

方4：四仁膏

【配方】柏子仁、松子仁各300克，核桃仁1000克，桃仁500克，红糖（或用蜂蜜）1500克。

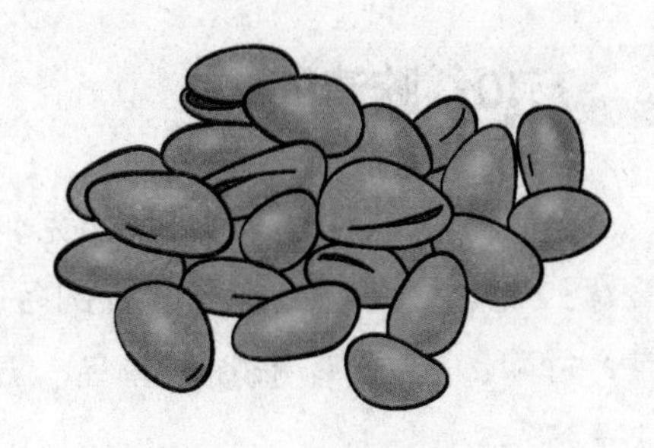

松子

【做法】前4味捣烂如泥，混合在一起，用红糖或蜂蜜调匀即成。

【用法】每日2～3次，每次10克，开水送下。

【功效】补肝益肾，活血化瘀。适用于动脉硬化，包括脑动脉硬化、冠状动脉和肾动脉硬化，证属肝肾不足型，或夹有血行瘀滞，症见头昏头痛、胸闷胸痛、周身不适、四肢麻木、舌红少苔、脉弦细者。

方5：鲜菇炖豆腐

【配方】鲜菇150克，豆腐200克，冬笋、蒜苗各15克，姜末、精盐、胡椒粉、味精、米醋、香油各适量。

【做法】冬笋洗净后去皮，再将冬笋、豆腐、鲜菇切成片，再把蒜苗切成段一起放入500毫升的素汤里，加姜末、精盐、胡椒粉等调料烧开，然后撇去浮沫，再放入味精、米醋；豆腐入味后放香油，倒进汤碗里即可。

【用法】佐餐食用，随量服食。

【功效】补中益气。适用于高血压并发动脉硬化症。

方6：田园四宝

【配方】胡萝卜、荸荠、黄瓜、蘑菇各150克，精盐、味精、香油、淀粉（豌豆）各适量。

【做法】胡萝卜、荸荠切成丁煮熟，用冷水浸一下，蘑菇去梗后，把黄瓜切丁过油，再一起将胡萝卜丁、荸荠丁，蘑菇、黄瓜丁入锅加入清水，用中火烧汤，撒上精盐、味精后勾芡，最后，滴上少许香油即成。

【用法】佐餐食用，随量服食。

【功效】健脾利尿。适用于高血压并发动脉硬化患者。

方7：玉米粉粥

【配方】玉米粉、粳米各50克。

【做法】把玉米粉用清水调成糊状，待煮熟米粥时，再倒进调匀的玉米糊，一起煮稠即可。

【用法】每日食用1～2次。

【功效】健胃消食，滋补心肺。

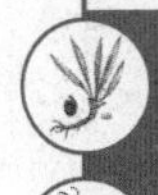

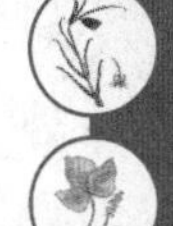

适用于动脉硬化症、高血压等心血管病患者。

方8：动脉硬化方

【配方】石菖蒲、熟地黄、首乌、枸杞子、虎杖、女贞子各12克，丹参15克，川芎、山楂、益智仁各9克，红花、远志各6克。

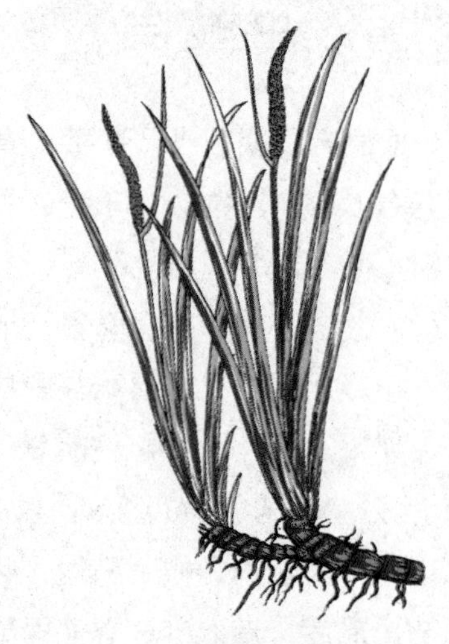

石菖蒲

【做法】上药水煎，去渣取汁。

【用法】每日1剂，分早晚服。

【功效】益肾补脑，活血化瘀。适用于脑动脉硬化，证属肝肾亏虚、瘀阻脑络者。

方9：楂梨膏

【配方】山楂、甜梨各1000克，炼蜜120克。

【做法】上2味药去核，共捣取汁，入锅煎熬，加炼蜜收膏。

【用法】服用时用温水冲服，随量服之，宜常服。

【功效】活血开胃。适用于各闭塞性动脉硬化。

方10：脑清茶

【配方】决明子（炒）25克，桑葚12克，麦冬、枸杞子、桂圆各6克，甘菊、夏枯草、橘饼、首乌、五味子各3克。

【做法】上药研粗末，用开水冲泡。

【用法】代茶饮用。

【功效】滋补肝肾，平肝清热。适用于脑动脉硬化症、高血压病等。

方11：虫草山药烧牛髓

【配方】牛骨髓100克，山药30克，冬虫夏草6克，精盐、味精各适量。

【做法】牛髓洗净蒸熟；洗好的冬虫夏草、山药与牛髓同放入砂锅内盖好，隔水炖熟。

【用法】佐餐服食，食时加精盐、味精调味。

【功效】益精填髓，补脑健脾。适用于脑动脉硬化症肾阴虚损、精髓不足型之头晕耳鸣、健忘失眠、腰膝酸软等症状。

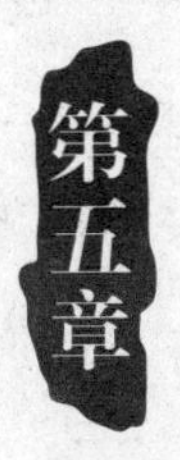

敷贴降压偏方，随身携带的降压法宝

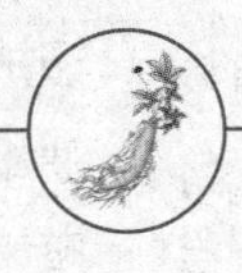

敷贴疗法和中医其他治疗方法一样，也是以中医的整体观和辨证论治为指导思想的。根据高血压的不同症型，按药物的性味、归经及作用进行辨证选药，使外敷药通过肌肤毛孔吸收，发挥药物自身的治疗作用。

穴位敷贴方

穴位敷贴疗法之所以对高血压病有一定的疗效，主要是由于药物的作用和穴位刺激的作用，来调节人体的阴阳平衡。

方1：茱萸食醋糊贴

【配方】吴茱萸、菊花各15克，食醋适量。

【做法】前2味药共研细末，加适量食醋调成糊状。

【用法】于睡前敷于双足涌泉穴，用纱布包扎固定，翌晨去除，每日1次。14日为1个疗程，间歇7日后再敷贴1个疗程，连用3个疗程。

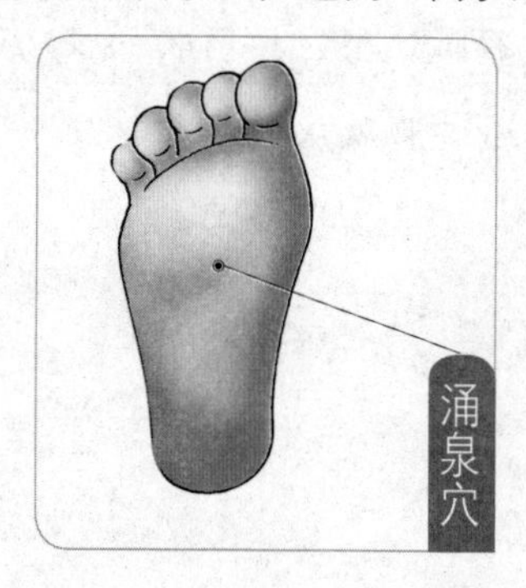

【功效】引热下行，止痛平肝。适用于肝阳上亢型高血压。

方2：牛膝川芎饼贴

【配方】川牛膝、川芎各100克，吴茱萸、蓖麻仁各50克，牛黄5克，米醋适量。

【做法】将川牛膝、川芎、吴茱萸、牛黄分别研细末，混匀；蓖麻仁捣烂。

【用法】使用时先将药末用米醋调成糊状，再与蓖麻仁糊混匀，摊在油纸上，做成直径为5厘米、厚为0.5厘米的圆形小饼，然后将药饼贴在双足涌泉穴上，用胶布固定。一般每日敷贴1次，10次为1个疗程。

【功效】活血止痛，平肝定眩。适用于高血压患者，改善头晕头痛等症状。

方3：蒜调茱萸膏贴

【配方】吴茱萸、大蒜各10克。

【做法】将吴茱萸研细末，与捣烂后的大蒜调成膏状。

【用法】临睡前外敷于两足涌泉穴上，用纱布包扎，胶布固定，次日早晨取下。一般每3日敷药1次。

【功效】解毒，平肝。适用于脾

虚肝旺型高血压患者。

方4：生姜调膏贴

【配方】吴茱萸、制附子各20克，蓖麻仁50克，生姜150克，冰片10克。

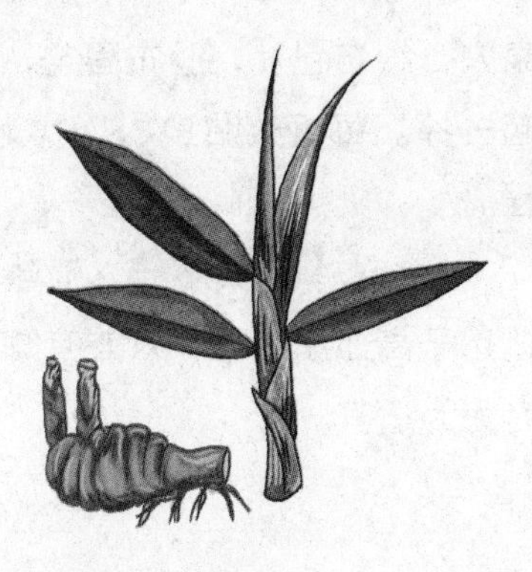

生姜

【做法】吴茱萸和制附子研细末，蓖麻仁和生姜捣烂混合如泥，然后将药末、冰片加入药泥中，调成膏状。

【用法】于每晚睡前敷贴于双足涌泉穴，纱布包扎，胶布固定，次日晨起去掉。一般7次为1个疗程，连用3~4个疗程。

【功效】清上温下，止痛平肝。适用于高血压患者。

方5：茱萸桂花糊贴

【配方】吴茱萸、肉桂、菊花各10克。

【做法】吴茱萸、肉桂和菊花共研细末，混匀。

【用法】于每晚睡前取药末10克，用适量的鸡蛋清调成糊状，敷贴于双足涌泉穴，纱布包扎，胶布固定，次日晨起去掉，连用5~10次。

【功效】平肝降火。适用于肝火亢盛型、阴虚阳亢型高血压患者。

方6：二仁鸡蛋糊贴

【配方】桃仁、杏仁各12克，栀子3克，胡椒7粒，糯米14粒，鸡蛋1枚。

【做法】上药共捣烂，加鸡蛋清调成糊状，分3次外用。

【用法】于每晚临睡时，敷贴于足心的涌泉穴，白天除去。每日1次，每次敷1足，两足交替敷贴，6次为1个疗程。

【功效】活血祛瘀，清热化痰。适用于高血压病属瘀血阻络型。

方7：制南星附子糊贴

【配方】制南星3克，制附子2克，米醋适量。

【做法】上2味共研细末，混匀，用米醋调成糊状。

【用法】于每晚睡前敷贴于双足涌泉穴，纱布包扎，胶布固定，次日晨起去掉。每日敷贴1次，6次为1个疗程。

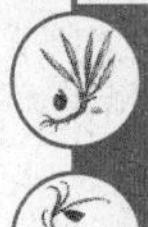

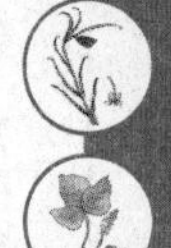

【功效】祛风散寒，引热下行。适用于各种症型的高血压患者。

方8：五倍子糊贴

【配方】五倍子、米醋各适量。

【做法】五倍子粉研细末，用米醋调成糊状。

【用法】于每晚睡前敷贴于双足涌泉穴，纱布包扎，胶布固定，次日晨起去掉。每日敷贴1次，6次为1个疗程。

【功效】降火平肝。适用于肝火亢盛型、阴虚阳亢型高血压患者。

方9：附子生地糊贴

【配方】盐附子、生地黄各30克，鸡蛋清少许。

【做法】盐附子和生地黄捣烂混匀，用鸡蛋清调成糊状。

【用法】每晚睡前敷贴于双足涌泉穴，纱布包扎，胶布固定，次日晨起去掉。每日敷贴1次，6次为1个疗程。

【功效】引火下行，清热平肝。适用于高血压患者，对兼有脚部麻木者尤为适宜。

肚脐敷贴方

肚脐敷贴又称敷脐疗法，简称“脐疗”，是将药物细末敷贴于脐部或脐眼，外溢胶布固定，以达到治疗疾病目的的一种中医外治疗法。临床观察证实，“脐疗”治疗高血压，具有较好疗效。

方1：白芥膏贴脐

【配方】白芥子30克，胆南星、白矾各15克，川芎、郁金各10克。

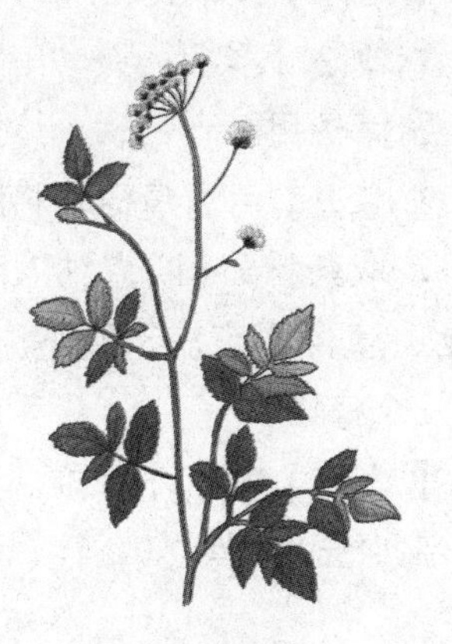

川芎

【做法】上药共研细末，混匀，用适量的生姜汁调成膏状。

【用法】取适量药膏贴在肚脐上，用纱布覆盖，胶布固定。一般每日换药1次，15次为1个疗程。

【功效】熄风化痰，理气活血。适用于痰浊内蕴型、脾虚肝旺型及瘀血阻络型高血压患者，能缓解头晕头痛等症状。

方2：吴茱萸肉桂粉贴脐

【配方】吴茱萸、肉桂、磁石各30克，蜂蜜适量。

【做法】上药共研细末，密封保存。用时每次取药粉5～10克，调少许蜂蜜使之软硬适度，制成药饼2个。

【用法】药饼分别贴于患者脐中，后用胶布固定，再用艾条点燃悬灸20分钟，每日1次，10次为1个疗程。

【功效】活血，止痛。适用于的高血压患者。

方3：牛膝川芎末敷脐

【配方】怀牛膝、川芎、三棱各30克。

【做法】上药共研细末，装瓶备用。

【用法】患者取仰卧位，将神阙穴及周围用酒精棉球擦拭干净，取上面的药末5～10克，置于神阙穴上，用纱布覆盖，胶布固定。一般3～5日

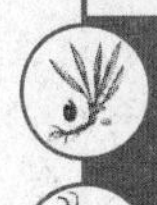

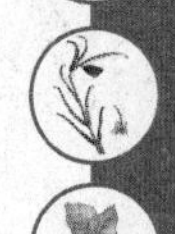

换药1次，10次为1个疗程。

【功效】活血止痛，引火下行。适用于肝火亢盛型、瘀血阻络型高血压患者。

方4：川芎白芷丸敷脐

【配方】川芎、白芷、吴茱萸各30克。

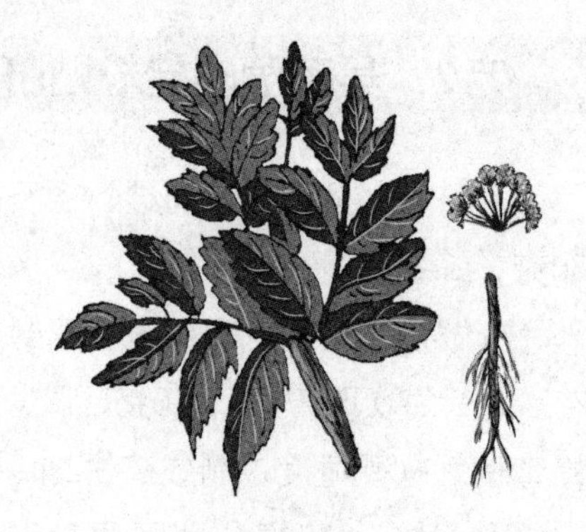

白芷

【做法】上药共研细末，制成球状药丸。

【用法】药丸填入肚脐孔内，用手向下压紧，外以纱布覆盖并且用胶布固定，每日换药1次，10日为1个疗程。

【功效】行气开郁，活血止痛。适用于高血压。

方5：盐附子麦麸袋敷脐

【配方】粗盐300克，制附子15克，麦麸50克。

【做法】自制20厘米长、15厘米宽的布口袋。将上药混合，入铁锅炒热，装入小布袋中，扎紧口袋。

【用法】趁热敷贴于肚脐，待药物凉后取下，再用时倒出重炒，如此反复使用。每日敷贴1次，连用30日。

【功效】补肾壮阳。适合肾阳不足型高血压，症见头晕目眩、耳鸣如蝉、面色不华、视物模糊、听力减退、面色淡白、食欲低下、腰膝酸软无力、周身水肿者。

方6：吴茱萸川芎粉敷脐

【配方】吴茱萸、川芎各15克。

【做法】吴茱萸、川芎共研细末，密储备用。

【用法】用酒精棉球将脐部擦洗干净，取药粉5～10克纳入脐中，用伤湿止痛膏固定。3日换敷1次，30日为1个疗程。

【功效】散寒，活血，止痛。适用于高血压患者。

方7：附子川芎末敷脐

【配方】制附子、川芎、三七各等份。

【做法】制附子、川芎、三七研成细末，密储备用。

【用法】每次取药末5～10克敷脐部，3日换敷1次，12次为1个疗程。

【功效】行气开郁，消肿定痛。适用于高血压患者。

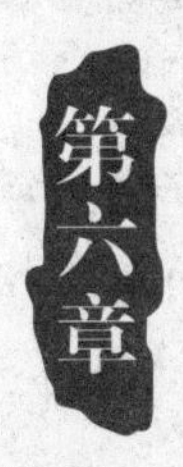

药饮药酒与名方，降压路上一个都不能少

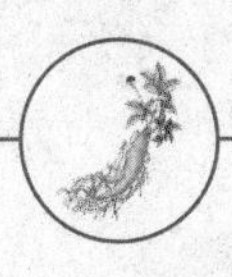

药茶是在茶叶中添加食物或药物制作而成的具有一定疗效的特殊的液体，对症常饮可改善一些慢性疾病，如高血压等。酒，素有“百药之长”之称，将强身健体的中药与酒“溶”于一体的药酒，不仅配制方便，药性稳定，安全有效，而且中药的各种有效成分都易溶于其中，药借酒力、酒助药势而充分发挥其效力，提高疗效。

降压茶饮方

杯中自有健康，选对饮品让你喝出健康。比如，茶有八仙茶、山楂菊明茶、山楂白糖茶等，这些对您的血压控制都有一定帮助。

方1：山楂菊明茶

【配方】生山楂片、决明子各15克，菊花10克，白糖适量。

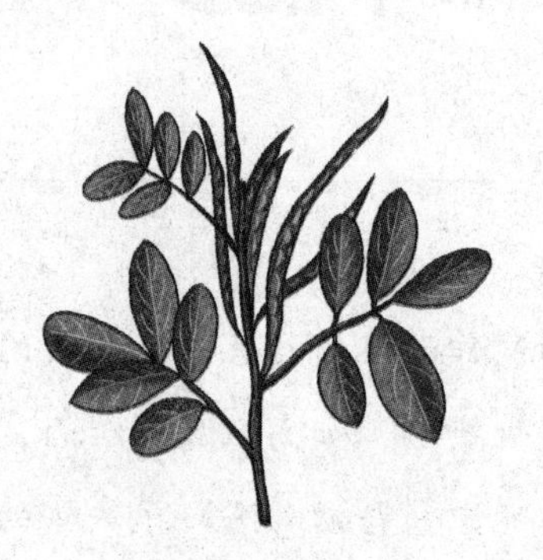

决明子

【做法】前3味水煎取汁，调入白糖。

【用法】每日1剂，代茶饮用。

【功效】疏风散热，平肝健胃。适用于肝郁化火、风阳上扰型高血压患者。

方2：山楂白糖茶

【配方】白糖30克，鲜山楂10枚。

【做法】鲜山楂捣碎后，倒入适量水，加白糖炖煮至山楂烂，取汁。

【用法】每日1～2剂，代茶饮用。

【功效】健胃消食。适用于高血压患者。

方3：竹叶槐花茶

【配方】鲜竹叶心30克，槐花10克，夏枯草15克。

【做法】上药用水煎，去渣取汁。

【用法】每日1剂，代茶饮用。

【功效】清心火，除烦热，解郁散结。适用于高血压头痛面赤者。

方4：山楂生地黄茶

【配方】山楂50克，鲜生地黄20克，白糖15克。

【做法】山楂、生地黄水煎2次，取汁混匀，调入白糖。

【用法】每日1～2剂，代茶饮用。

【功效】养阴清热，凉血平肝。适用于肝阳上亢型高血压患者。

方5：菊槐茶

【配方】菊花、槐花、绿茶各6克，龙胆草10克。

【做法】菊花、槐花、绿茶、龙胆草掺和均匀后放入砂壶中，然后用沸水冲沏，10分钟左右即可服用。

【用法】每日1～2剂，代茶饮用。

【功效】滋肝明目，养阴润燥。适用于高血压病以及头痛目赤、耳鸣眩晕等症患者。

方6：马兰头生地黄茶

【配方】马兰头30克，生地黄15克。

【做法】上2味一起加水共煎取汁。

【用法】每日1剂，代茶饮用。

【功效】清热凉血，养阴生津。适用于高血压早期肝火旺盛而有出血倾向的患者，也可用于眼底出血患者。

方7：芝麻茶

【配方】黑芝麻30克，绿茶3克。

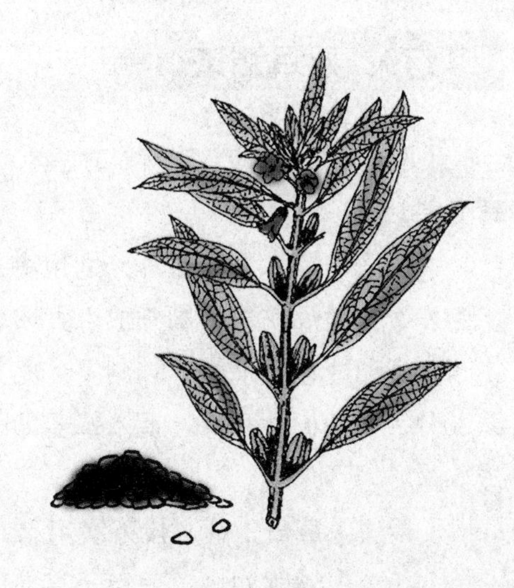

黑芝麻

【做法】黑芝麻淘洗干净，用小火炒至喷香时盛出，研成碎末。将绿茶与研碎的芝麻拌和均匀，放入砂壶中，用沸水冲泡5分钟左右即成。

【用法】每日1剂，代茶饮用。

【功效】滋肝补肾。适用于肝肾阴虚型高血压患者。

方8：二至蜂蜜饮

【配方】女贞子、墨旱莲各15克，蜂蜜适量。

【做法】女贞子、墨旱莲洗净切碎，加水适量，用小火浓煎2次，每次30分钟，将2次药汁合并，用小火浓缩至200毫升，加入蜂蜜调匀即成。

【用法】每日1剂，代茶饮用。

【功效】补益肝肾。适用于肝肾阴虚型高血压患者。

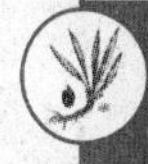

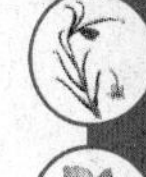

方9：双耳甜茶

【配方】黑木耳、银耳、冰糖、蜂蜜各15克。

【做法】黑木耳、银耳分别用冷水泡发，去蒂后洗净，撕开放入大碗中，加适量冰糖及清水，拌匀。上笼蒸30分钟，取出后稍凉，调入蜂蜜即成。

【用法】每日1剂，代茶饮用。

【功效】滋阴润燥。适用于高血压，对伴有动脉粥样硬化、眼底出血症患者尤为适宜。

方10：山楂葵花子茶

【配方】山楂、葵花子仁各50克，红糖100克。

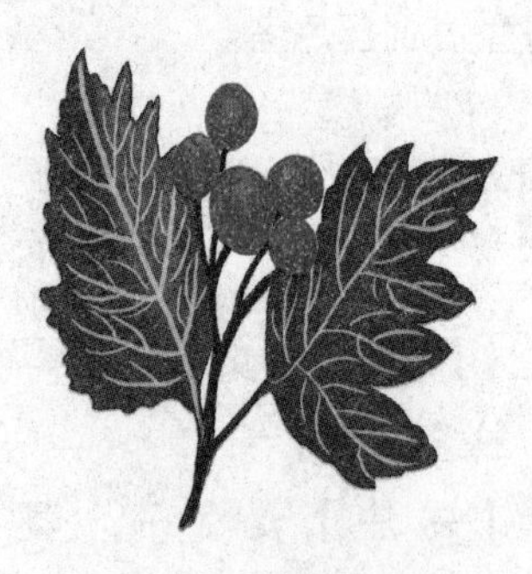

山楂

【做法】上3味加水适量，炖汤即成。

【用法】每日1剂，代茶饮用。

【功效】健脾，补虚，活血。适用于气血虚型、气虚血瘀型高血压患者。

方11：荠菜山楂茶

【配方】新鲜荠菜200克，山楂30克。

【做法】山楂拣去杂质，洗净，切成片，盛入碗中，备用。荠菜去杂，连根、茎以及花、果、叶洗净，切碎，放入砂锅，加足量水，大火煮沸，加山楂片，改用小火煨煮20分钟即成。

【用法】每日1剂，代茶饮用。

【功效】健脾化痰，行气散瘀。适用于高血压，对伴有高脂血症患者尤为适宜。

方12：平肝清热茶

【配方】龙胆草、醋柴胡、川芎各18克，甘菊、生地黄各3克。

【做法】上药混匀，捣碎成粗末，水煎取汁。

【用法】每日1剂，代茶饮用。

【功效】清热平肝，滋阴活血。适用于高血压属肝阳上亢型患者。

方13：莲子心茶

【配方】莲子心（莲子中的胚芽）5克。

【做法】莲子心用水冲沏，闷泡5分钟左右。

【用法】每日1剂，代茶饮用。

【功效】清心，安神。适用于高血压、头晕脑涨、心悸失眠等症。

方14：芹菜鲜汁茶

【配方】新鲜芹菜（包括根、茎、叶）500克。

【做法】芹菜洗净，晾干，放入沸水中烫泡3分钟，捞出，切成细段，捣烂取汁。

【用法】每日1剂，代茶饮用。

【功效】平肝清热。适用于高血压，对高血压伴有高脂血症、糖尿病患者尤为适宜。

方15：杏仁茶

【配方】杏仁140克，柠檬汁20毫升，薄荷糖浆10毫升。

【做法】冲兑沸水即可。

【用法】每日1剂，代茶饮用。

【功效】清热利咽，生津止渴。适用于高血压肝阳上亢、肝火上炎、头昏目赤、咳嗽气喘患者。

方16：葫芦瓜冰糖水

【配方】葫芦瓜500克，冰糖适量。

【做法】葫芦瓜洗净后，连皮切成块，按常法煲成汤，食用时加冰糖调味即可。

【用法】每日1～2剂，代茶饮用。

【功效】清热利尿，醒脑安神。适用于高血压、口疮、尿路结石、烦热口渴等症患者。

方17：杏仁决明子饮

【配方】杏仁、决明子各10克。

杏仁

【做法】先以水煎，饮完后用沸水冲泡。

【用法】每日1剂，代茶饮用。

【功效】平肝，通便。适合高血压、高脂血症、便秘等患者。

方18：玉米须方

【配方】玉米须50克。

【做法】玉米须加水煎汤，或用沸水冲泡。

【用法】每日1剂，代茶饮用。

【功效】利水，通淋。适用于高血压患者。

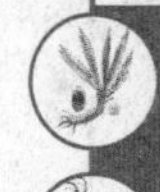

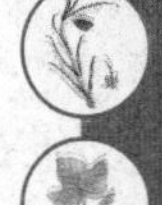

方19：萝卜饴糖饮

【配方】萝卜（红皮辣萝卜更好）500克，饴糖200克。

【做法】萝卜洗净，连皮切成薄片，放入大碗中，加饴糖，搅拌，浸渍一昼夜。取溶成的萝卜糖水。

【用法】每日1～2剂，代茶饮用。

【功效】止咳化痰，和胃理气。适用于高血压患者。

方20：决明罗布麻茶

【配方】炒决明子12克，罗布麻10克。

【做法】以上2味用沸水闷泡5分钟即可。

【用法】每日1剂，代茶饮用。

【功效】清热平肝。适用于高血压病、头晕目眩、烦躁不安属肝阳上亢患者。

方21：冰糖海参饮

【配方】水发海参50克，冰糖适量。

【做法】把海参炖烂后，调入适量的冰糖，再炖片刻即可。

【用法】每日1剂，代茶饮用。

【功效】补肾益精，养血润燥。适合高血压患者。

方22：胖大海桑叶饮

【配方】胖大海1个，冬桑叶10克。

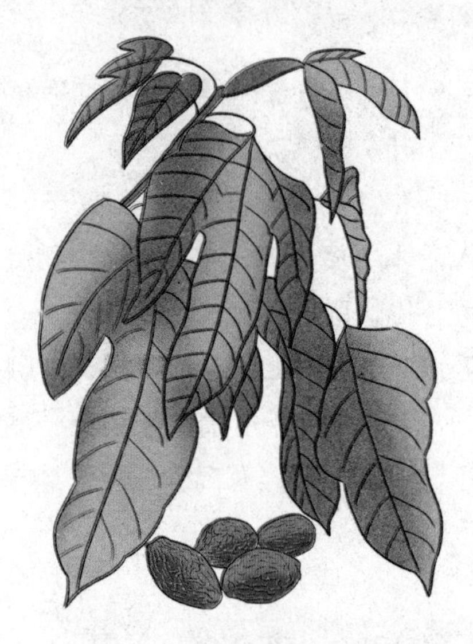

胖大海

【做法】冬桑叶切成丝状，加水煮开，加入胖大海，泡发后即可。

【用法】每日1剂，代茶饮用。

【功效】利咽止咳。适合高血压患者。

方23：佛手柑饮

【配方】佛手柑15克，白糖适量。

【做法】佛手柑用沸水冲泡，闷5分钟即可。

【用法】每日1剂，代茶饮用。

【功效】醒脾开胃，疏肝理气。适合高血压患者饮用。

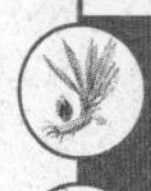
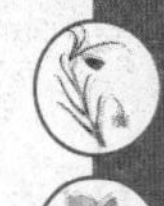

方24：柿叶蜜茶

【配方】干柿叶末10克（鲜品用20克），蜂蜜5克。

【做法】干柿叶末放入杯中，用沸水冲泡，加盖闷10分钟；将柿叶茶倒入另一杯中，加蜂蜜少许，搅匀后即可饮服。

【用法】每日1剂，代茶饮用。

【功效】平肝清热。适合肝火上炎、肝阳上亢型高血压患者。

方25：胖大海绿茶饮

【配方】胖大海1个，绿茶10克。

【做法】沸水冲泡，加盖闷15分钟，胖大海泡发即可。

【用法】每日1剂，代茶饮用。

【功效】清热利咽，利尿。适合高血压患者。

方26：龙茶散

【配方】绿茶50克，龙胆草30克。

【做法】上2味共研细末，用温水冲泡。

【用法】每日1剂，代茶饮用。

【功效】清热泻火，平肝降压。适合肝火旺盛型高血压患者。

方27：胖大海二豆饮

【配方】胖大海1个，绿豆、赤小豆各50克。

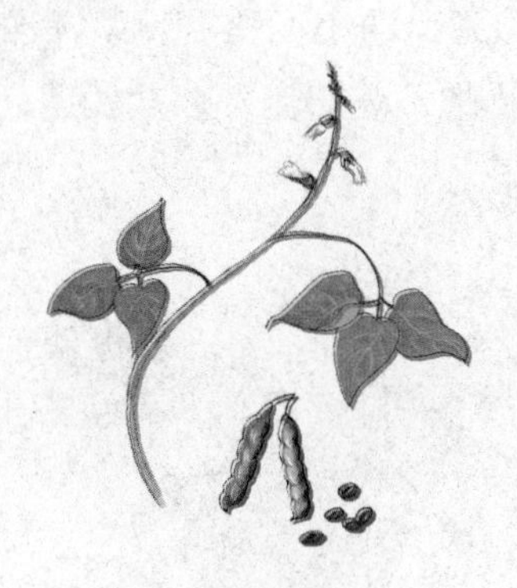

赤小豆

【做法】绿豆与赤小豆以水泡发后煮开花，趁热放入胖大海，稍加沸水，胖大海泡发即可。

【用法】每日1剂，代茶饮用。

【功效】清利咽喉，清热解毒，清利湿热。适合高血压舌苔黄腻、肝火上炎、口干舌燥、下肢皮炎等患者。

方28：花生秧降压茶

【配方】花生秧、花生叶各30克。

【做法】上2味一起放入锅内，加水适量煎取汁液。

【用法】每日1剂，代茶饮用。

【功效】补脾和胃。适合高血压患者饮用。

方29：八仙茶

【配方】粳米、黄粟米、黄豆、赤小豆、绿豆、茶末各500克，净芝麻300克，净小茴香100克，净花椒50克，泡干姜30克，炒盐20克，麦面适量。

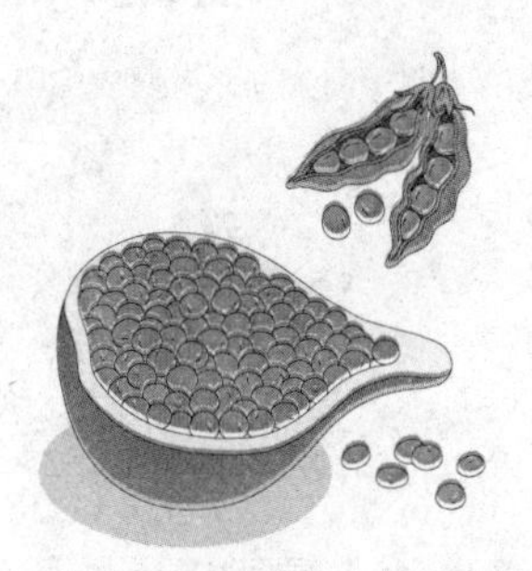

黄豆

【做法】上物除麦面共研细末，加麦面一起炒熟，晾凉后放入瓷罐中收储。

【用法】每次服3匙，用白开水冲服。

【功效】补气养血，益精悦颜。适用于气血不足型高血压患者。

方30：海带绿豆饮

【配方】海带60克，绿豆150克，红糖适量。

【做法】海带先干蒸至软，洗净，加水适量再与绿豆同煮，烂熟后可加红糖调味。

【用法】每日1剂，代茶饮用。

【功效】补心，行水，清热解毒，软坚化痰。适用于高血压患者。

方31：鹌鹑蛋牛奶饮

【配方】牛奶1杯，鹌鹑蛋5枚，白糖少许。

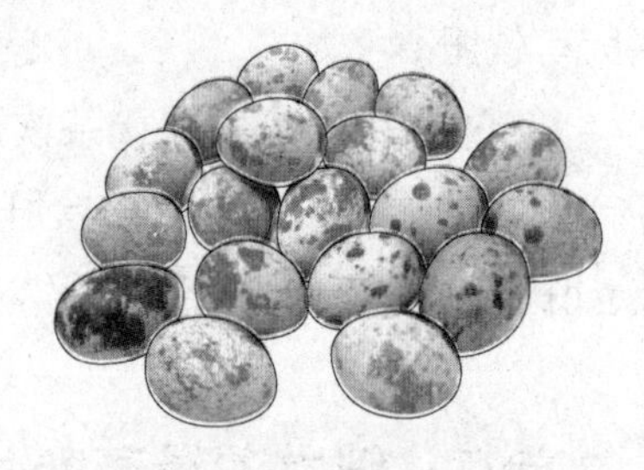

鹌鹑蛋

【做法】用大火将牛奶煮沸。再将鹌鹑蛋逐个打入，直至蛋熟。再放入白糖，拌匀即可。

【用法】每日1剂，代茶饮用。

【功效】补益脾肾。适用于气血两虚型高血压。

方32：白茅根茶

【配方】干白茅根250克(或鲜者500克)，白糖适量。

【做法】白茅根剪去根须，洗净切碎，放入砂锅内，加水4碗及白糖适量，煎成2碗浓液。

【用法】每日1剂，代茶饮用。

【功效】清热止渴，利水消肿，凉血止血。适宜于高血压患者。

方33：莲子核桃饮

【配方】莲子100克，核桃仁、山楂各50克，甜杏仁15克，冰糖10克。

【做法】核桃仁、甜杏仁用沸水浸泡，去皮；山楂切片；冰糖打成屑；莲子、核桃仁、山楂片、杏仁、冰糖一同入锅，加水适量，中火烧沸，用小火炖煮20分钟即成。

【用法】每日1剂，代茶饮用。

【功效】补益气血，活血宁心。适用于高血压患者。

方34：鲜奶草莓饮

【配方】鲜奶200毫升，草莓150克，白糖少许。

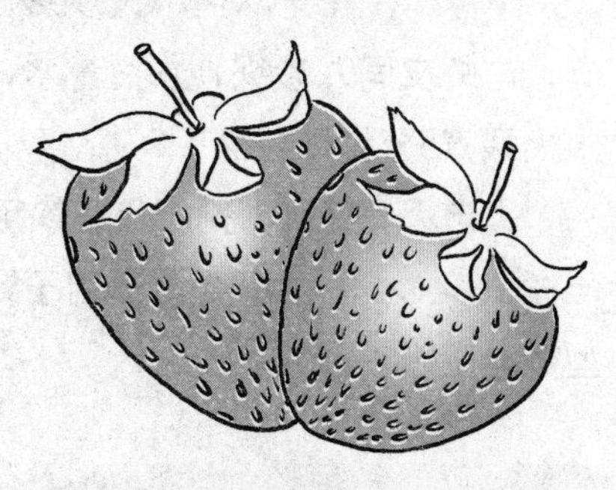

草莓

【做法】草莓洗净，榨汁滤渣。鲜奶用瓷杯盛装，放入白糖搅匀，再加入榨好的草莓汁调匀即成。

【用法】每日1剂，代茶饮用。

【功效】健脾益气，宁心安神。适用于高血压、高脂血症患者。

方35：竹笋饮

【配方】鲜竹笋(量不限)。

【做法】鲜竹笋去壳洗净，清炖取汁。

【用法】每日1剂，代茶饮用。

【功效】健脾化湿。适用于痰湿壅盛型高血压患者。

方36：莲子心车前饮

【配方】莲子心5克，车前子10克。

【做法】车前子炒研，二者沸水冲泡。

【用法】每日1剂，代茶饮用。

【功效】清心，安神，利尿。适用于高血压患者。

方37：红薯汁

【配方】红薯250克。

【做法】红薯洗净去皮切小块，用净纱布包好绞取汁液，冲入适量凉沸水。

【用法】每日1剂，代茶饮用。

【功效】益气生津。适用于高血压患者。

方38：枸杞菊花茶

【配方】枸杞子20克，菊花5

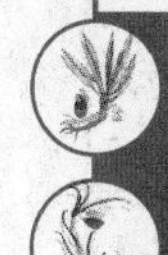

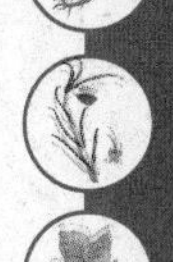

克。

【做法】枸杞子、菊花分别拣去杂质，同放入杯中，用沸水冲泡，加盖闷15分钟。

【用法】每日1剂，代茶饮用。

【功效】滋补肝肾，平肝明目。适用于阴虚阳亢型高血压患者。

方39：桑菊薄荷饮

【配方】桑叶10克，菊花5克，薄荷3克。

【做法】桑叶晒干揉碎，同菊花、薄荷叶一同放茶杯内，用沸水冲泡10分钟。或把桑叶、菊花及薄荷叶适量一同放入搪瓷杯内，加水适量，煮沸后即可饮用。

【用法】每日1剂，代茶饮用。

【功效】清热解毒，消炎利咽，清肝明目。适用于风热感冒，高血压头痛眩晕、面红目赤、咽干舌燥、大便秘结等症患者。

方40：豌豆苗蜜汁

【配方】新鲜豌豆苗250克，蜂蜜30克。

【做法】新鲜豌豆苗洗净，放入冷沸水浸泡片刻，切碎，连同浸泡的冷沸水同放入果汁机中，快速搅打，过滤取汁，放入杯中，调入蜂蜜，拌匀即成。每日早晚分饮。

【用法】每日1剂，代茶饮用。

【功效】补中益气。适用于营养不良性水肿、脚气病、高血压等患者。

方41：芝麻虾皮饮

【配方】黑芝麻15克，虾皮20克。

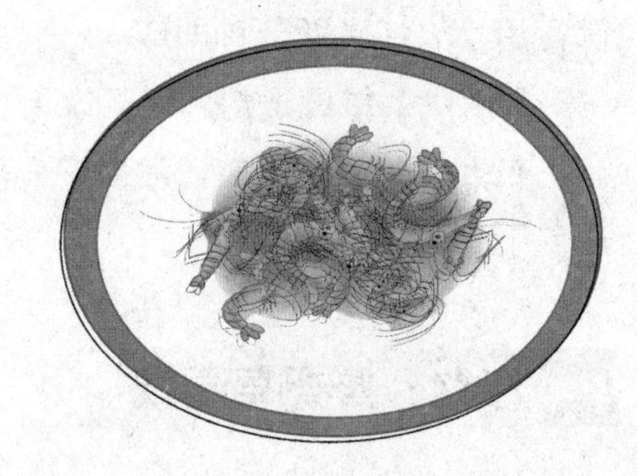

虾皮

【做法】黑芝麻用小火炒熟，研碎，与虾皮同入砂锅，加适量水，用中火煨煮5分钟即成。

【用法】每日1剂，代茶饮用。

【功效】补益肝肾。适用于肾虚型高血压患者。

方42：莼菜冰糖饮

【配方】鲜莼菜50克，冰糖10克。

【做法】加水常法煮沸或炖熟。

【用法】每日1剂，代茶饮用。

【功效】益气，利尿。适用于高血压、水肿患者。

方43：啤酒花决明子饮

【配方】啤酒花15克，决明子10克。

【做法】沸水冲泡。

【用法】每日1剂，代茶饮用。

【功效】平肝，利尿，通便。适用于高血压伴习惯性便秘、高脂血症患者。

方44：啤酒花茅根饮

【配方】啤酒花15克，白茅根30克。

【做法】水煎，留汁去渣。连煎3次。

【用法】每日1剂，代茶饮用。

【功效】利尿，止血。适用于高血压患者。

方45：四合一果菜汁

【配方】苹果、梨、番茄各1/2个，芹菜1/2根。

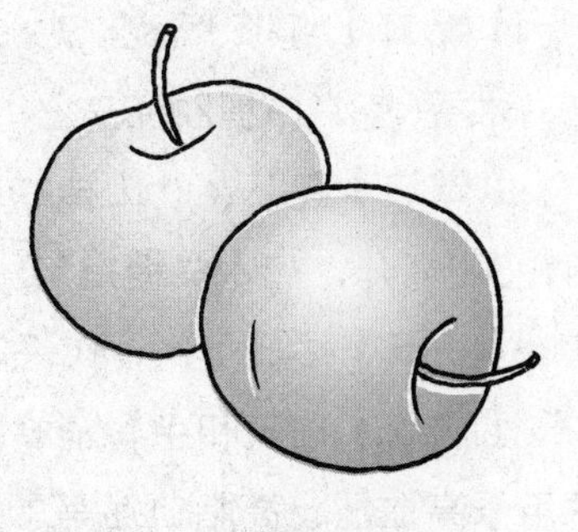

苹果

【做法】苹果、梨、番茄去皮，混合全部原料，加水适量，放入果汁机中榨汁。

【用法】每日1剂，代茶饮用。

【功效】生津止渴。适用于高血压患者。

方46：荸荠海带汁

【配方】鲜荸荠500克，海带50克。

【做法】荸荠去皮，海带洗净，切碎。入锅煮开，冷却后服用。

【用法】每日1剂，代茶饮用。

【功效】利尿，清热。适用于高血压患者。

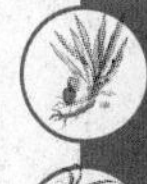

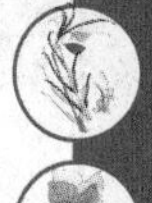

方47：葡萄芹菜汁

【配方】葡萄、旱芹菜各适量。

【做法】葡萄洗净捣烂，放入洁净的纱布中绞汁200毫升；旱芹菜洗净去根，切碎捣烂，也绞取200毫升汁，将两种汁液混合均匀。

【用法】每日1剂，代茶饮用。

【功效】平肝清热。适用于肝阳上亢型高血压患者。

方48：橘皮饮

【配方】橘皮、杏仁、老丝瓜各10克，白糖少许。

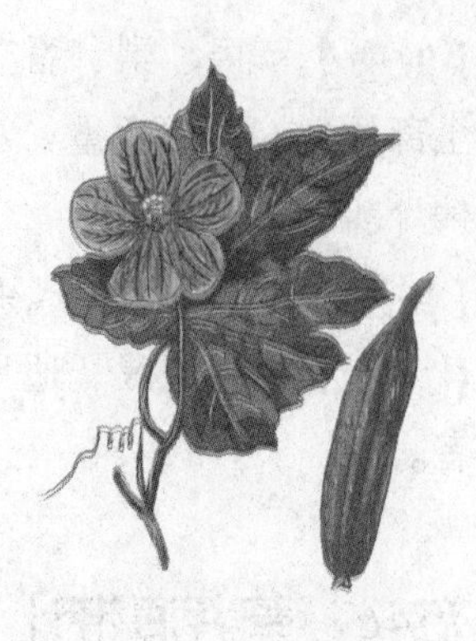
丝瓜

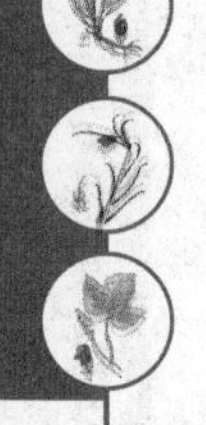

【做法】老丝瓜、橘皮洗净，杏仁去皮，一起放入锅内，加水适量，用大火煮沸后，改用小火煮30分钟，稍凉去渣取汁，加入白糖搅匀即可。

【用法】每日1剂，代茶饮用。

【功效】燥湿，化痰。适用于痰浊中阻型高血压患者。

方49：明目延龄饮

【配方】霜桑叶、菊花各10克。

【做法】桑叶、菊花加水500毫升，用小火煎半小时，静置片刻，滤取汁液。

【用法】每日1剂，代茶饮用。

【功效】清热散风，平肝明目。适用于肝阳上亢型高血压患者。

方50：萝卜葱白饮

【配方】萝卜1个，葱白6根，生姜15克。

【做法】用水3碗先将萝卜煮熟，再放葱白、姜，煮成1碗汤。

【用法】每日1剂，代茶饮用。

【功效】宣肺解表，化痰止咳，理气和胃。适用于风寒咳嗽、慢性胃炎（胃寒型）、高血压患者。

方51：香蕉酸奶

【配方】香蕉100克，酸牛奶100毫升，熟牛乳50毫升，浓茶汁30毫升，苹果30克，蜂蜜5克。

【做法】香蕉去皮切段。苹果去皮、核后切成小块。熟牛乳和浓茶汁放在茶杯中调匀。香蕉、苹果置于果汁机中，加入奶茶汁，搅打30秒，再加酸牛奶和蜂蜜，拌匀即成。

【用法】每日1剂，代茶饮用。

【功效】健脑益智，平肝清热。适用于高血压患者。

方52：山楂木香茶

【配方】红茶15克，炒山楂25克，木香6克，白糖20克。

【做法】红茶、炒山楂、木香煎汤约500毫升，加入白糖搅匀。

【用法】每日1剂，代茶饮用。

【功效】理气和中，消食止痢。适用于高血压、高脂血症等患者。

方53：柿子汁鲜奶

【配方】柿子2个，新鲜牛奶1瓶（约200毫升）。

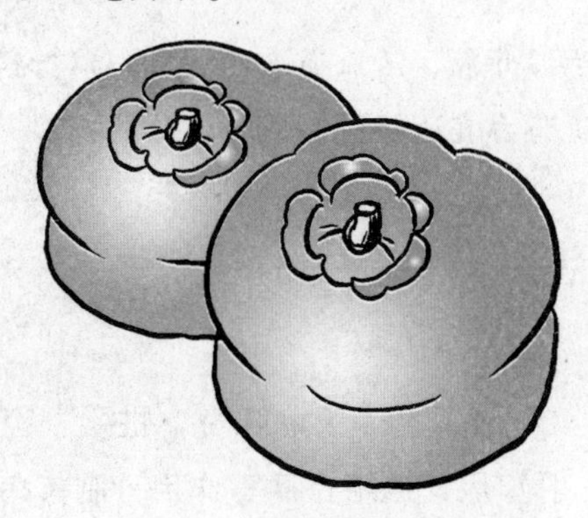

柿子

【做法】柿子洗净，连蒂及皮切碎，去子后捣烂，放入果汁机中快速搅成糊状，用洁净纱布滤汁，将柿子汁兑入牛奶，搅拌均匀即成。

【用法】每日1剂，代茶饮用。

【功效】清热止渴。适用于高血压患者。

方54：苹果皮蜜茶

【配方】苹果皮50克，蜂蜜25克，绿茶1克。

【做法】苹果皮洗净，加清水450毫升，煮沸5分钟，加入茶叶、蜂蜜即可。

【用法】每日1剂，代茶饮用。

【功效】养阴，清热。适用于高血压患者。

方55：钩藤荔枝饮

【配方】钩藤12克，荔枝干15克，冰糖少许。

【做法】钩藤与荔枝干一起水煎，去渣取汁，加入冰糖。

【用法】每日1剂，代茶饮用。

【功效】清肝，利头目。适用于肝阳上亢型高血压患者。

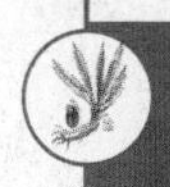

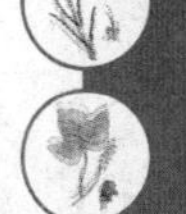

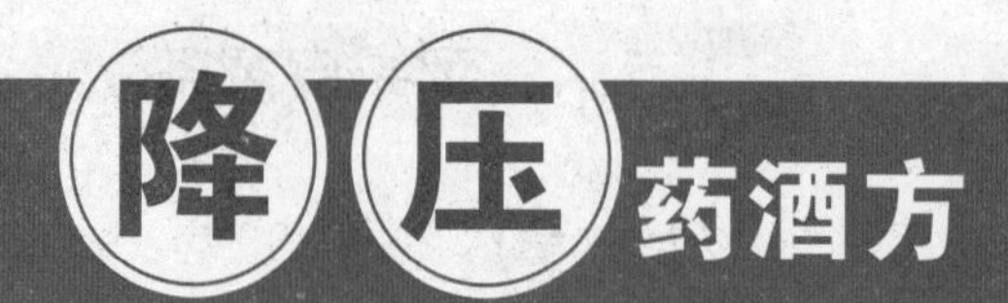

降压药酒方

中药药酒治疗高血压，取其酒性辛温升散、活血通络的特点，以行药势。更有利于祛除病邪，气血流畅，使药力直达病所，减轻消除疼痛，并能直接扩张血管而降血压。

方1：菊花枸杞酒

【配方】菊花、枸杞子各60克，黄酒、蜂蜜各适量。

【做法】将菊花、枸杞子加黄酒适量，浸泡2~3周，去渣取汁，调入适量蜂蜜即可。

【用法】每次服用10~30毫升，每日早晚饮用。

【功效】滋阴潜阳，平肝熄风。适合阴虚阳亢型高血压患者。

方2：天麻首乌酒

【配方】天麻60克，制首乌30克，丹参36克，黄芪15克，杜仲16克，淫羊藿12克，白酒1500毫升。

【做法】上6味中药切碎，放入纱布袋里，袋口扎紧，放入酒坛内，倒入白酒密封浸泡20日，每日振摇1次即成。

【用法】每次10毫升，每日2次。

【功效】天麻味甘，性平，有平肝熄风、通络止痛等作用；制首乌味苦、甘，性微温，可益精血、补肝肾、补虚扶正等。与其他几味中药合奏可补益肝肾，平肝熄风。

方3：芝麻酒

【配方】黑芝麻20克，白酒300毫升。

【做法】黑芝麻研磨，泡于300毫升酒中，约10日后，过滤取汁，与蒸馏水各半混合。

【用法】每日晚上服90毫升。

【功效】补肝肾，明目。适用于肾虚型高血压患者。

方4：苏子酒

【配方】紫苏子200克，白酒1000毫升。

【做法】紫苏子炒香，研细末，

浸泡在酒中，盖严，过15日可服。

【用法】每次服用10～30毫升，每日早晚饮用。

【功效】消痰下气，顺肺止咳。适合高血压舌苔厚腻、痰湿较重、肢体麻木不舒、胸闷胁胀、时有痰鸣等患者。

方5：杞黄酒

【配方】枸杞子540克，生地黄汁3000毫升，白酒5000毫升。

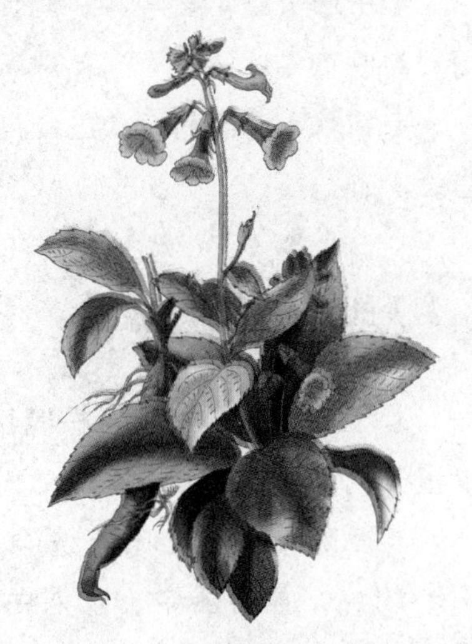

生地黄

【做法】枸杞子与生地黄汁及白酒同搅匀，盛入瓷瓶内，密封三重，浸21日后备用。

【用法】每次服用10～30毫升，每日早晚饮用。

【功效】滋肾阴，益精气。适合高血压患者。

方6：山楂丹参酒

【配方】山楂80克，紫丹参60克，延胡索50克，白酒1500毫升。

【做法】上3味药切碎，装入纱布袋里，扎好袋口；将药袋放入瓷器（或小酒坛）内，倒入白酒，密封浸泡20日，每日将酒坛振摇1次。

【用法】每日2次，每次10毫升。

【功效】活血化瘀，健胃消食。适用于高血压患者。

方7：复方女贞子酒

【配方】女贞子250克，女贞皮、鸡血藤、何首乌各100克，白酒2000毫升。

【做法】上述药研为粗粒，放入干净瓶中，倒入白酒浸泡封口，7日后开启，过滤去渣备用。

【用法】每次服用10～30毫升，每日早晚饮用。

【功效】补益肝肾。适合高血压患者。

方8：复方杜仲酒

【配方】生杜仲、桑寄生、黄芩、双花各100克，当归50克，通草5克，红花1克，米酒5000毫升，白酒适量。

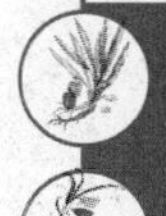

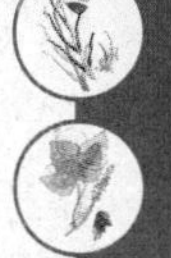

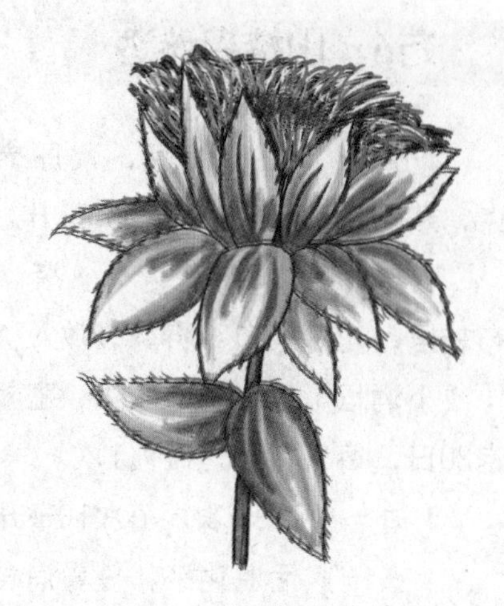

红花

【做法】上述药洗净捣碎，用白纱布袋盛之，置净器中，倒入米酒浸渍，密封，7～14日后开启，拣去药袋过滤，补加白酒至5000毫升即可。

【用法】每次服用10～30毫升，每日早晚饮用。

【功效】镇静，补肾。适合高血压患者。

方9：首乌酒

【配方】制首乌、生地黄各150克，白酒1000毫升。

【做法】制首乌洗净焖软切小块；生地黄洗净切薄片，晾干后与制首乌一起放入容器中，倒入白酒，搅匀后密封浸泡，每隔3日搅动1次，10～15日后开启滤去药渣即可。

【用法】每次服用10～30毫升，每日早晚饮用。

【功效】肝肾，益精血。适用于高血压患者肝肾不足之眩晕、乏力、消瘦、腰痛、健忘、须发早白等。

方10：嫩竹酒

【配方】嫩竹120克，白酒1000毫升。

【做法】嫩竹切成片状或碎屑状，与白酒一起放入容器中，密封12日，其间搅拌2次。

【用法】每次服用10～30毫升，每日早晚饮用。

【功效】清热利窍。适合高血压患者。

方11：香茹柠檬酒

【配方】香茹25克，柠檬1枚，蜂蜜80克，白酒500毫升。

【做法】上前2味药洗净，晾干。切片，置容器中，加入白酒密封，浸泡7日后去柠檬，继续浸泡7日，加入蜂蜜，混匀即可。

【用法】每日2次，每次20毫升。

【功效】健脾益胃。适用于高血压患者。

方12：黄精首乌杞子酒

【配方】黄精50克，首乌、枸杞子各30克，好米酒1000毫升。

【做法】上前3味药洗净控干，浸泡于酒中，封盖。7日后即可饮用。

【用法】每日2次，每次15毫升。

【功效】滋补肝肾。适合肝肾阴虚、日久及阳，症见夜尿多、足凉的高血压患者。

方13：天麻酒

【配方】天麻72克，丹参48克，杜仲、淫羊藿各16克，制首乌36克，黄芪12克，白酒2000毫升。

【做法】上药切成小块，与白酒共置入容器中密封浸泡15日以上即可。

【用法】早晚各1次，每次25～50毫升。

【功效】补肝肾，祛风活血，清利头目。适用于脑动脉硬化伴供血不足、高血压、高脂血症等患者。

方14：地龙酒

【配方】干地龙200克，白酒500毫升。

【做法】地龙捣碎，与白酒一起置入容器中，密封浸泡，每日摇动1次，7日后，滤过渣即成。

【用法】早、中、晚各服1次，每次10～15毫升。

【功效】清热，平肝，通络。适用于原发性高血压。

方15：松花酒

【配方】松花粉100克，白酒1000毫升。

【做法】松花粉用绢布袋装，扎紧袋口，浸于酒中，密封浸泡10日，经常摇动。启封去药袋即可。

【用法】每次饭后饮服10～15毫升。

【功效】养血祛风，益气平肝。适用于风眩头晕、高血压等。

方16：珍珠母红糖酒

【配方】珍珠母60克，红糖30克，黄酒500毫升。

【做法】珍珠母加工捣碎，置容器中，加水适量，置小火上煎煮至30毫升，取下待冷，加入黄酒和红糖，搅拌，密封，浸泡14日后去渣即成。

【用法】每日早晚各服1次，每次10～20毫升。

【功效】平肝潜阳，安神定惊，清肝明目。适用于高血压患者，症见头痛眩晕、心悸失眠、目赤翳障、体弱乏力等。

方17：菊花糯米酒

【配方】菊花9克，糯米酒适量。

【做法】菊花洗净，撕碎，置砂

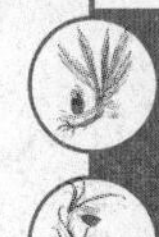
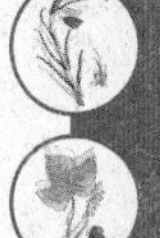

锅中，加入糯米酒，加热，煮沸后取酒汁即成。

【用法】每日2剂，分早晚2次服用。

【功效】疏风清热，平肝明目。适用于高血压患者，症见头痛眩晕、目赤肿痛、眼目昏花、头目昏胀等。

方18：菊花茯苓酒

【配方】白菊花、白茯苓各500克，白酒3000毫升。

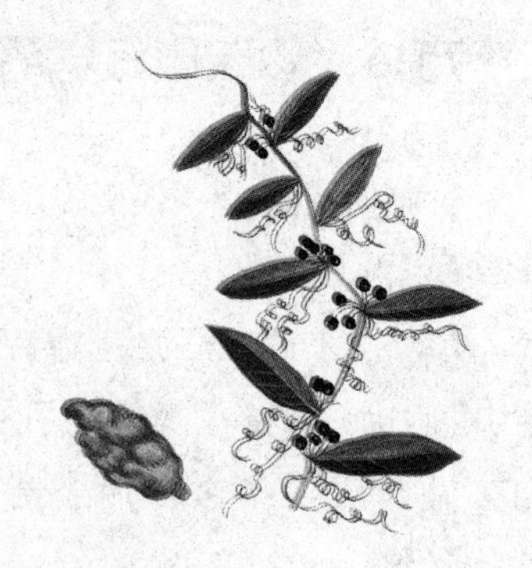

茯苓

【做法】上前2味药捣碎，置容器中，加入白酒，密封，浸泡7日后，过滤去渣即可。

【用法】口服，每日3次，每次15～30毫升。

【功效】平肝明目，散风清热。适用于中老年高血压眩晕头痛、眼目昏花、目赤肿痛患者。

方19：生地枸杞子酒

【配方】生地黄、枸杞子、龟地各60克，石决明、菊花各30克，米酒2000毫升。

【做法】上前5味药捣碎，入布袋，置容器中，加入白糖，密封，浸泡14日后去渣即成。

【用法】每日早晚各服1次，每次10～20毫升。

【功效】滋肾阳，平肝阳，明目。适用于高血压患者，症见头晕目眩、耳鸣、失眠、多梦、视物模糊、腰膝酸软、咽干、面热等。

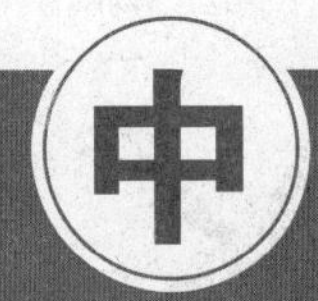

中华名医方剂

中华名医方剂对治疗高血压疗效显著。在这些有效、实用的方剂里，包含着历朝历代诸多名医名家的智慧和心血。下面推荐一些中华名医剂，以供高血压患者参考。

方1：大定风珠

【配方】生白芍、干地黄、麦冬（连心）各18克，阿胶9克，生龟板、生牡蛎、炙甘草、鳖甲（生）各12克，麻仁、五味子各6克，鸡子黄2枚。

【做法】上药用水1600毫升，煮取600毫升，去渣，再入鸡子黄，搅匀。

【用法】每日１剂，分３次服。

【功效】滋阴养液，柔肝熄风。适用于阴虚风动型高血压，主下焦温病、热邪久羁、吸烁真阴、神倦瘈疭、脉气虚弱、舌绛苔少、时时欲脱者。

方2：龙胆泻肝汤

【配方】龙胆草（酒炒）、木通、柴胡、生甘草各6克，黄芩（炒）、栀子（酒炒）、车前子、生地黄（酒炒）各9克，泽泻12克，当归（酒炒）3克。

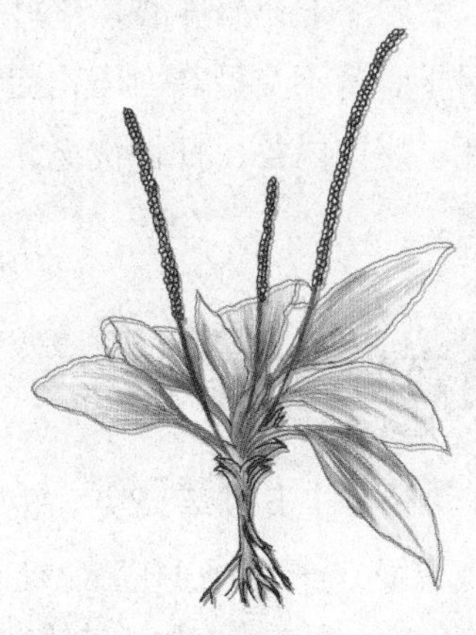

车前子

【做法】将上药用水煎，去渣取汁即可。

【用法】每日1剂，早晚温服。

【功效】泻肝胆实火，清肝经湿热。适用于高血压病、急性结膜炎、急性中耳炎、属于肝胆实火者。亦用于甲状腺功能亢进、急性胆囊炎、尿路感染、急性前列腺炎、外生殖器炎症、急性盆腔炎、带状疱疹等属于肝胆温热者。

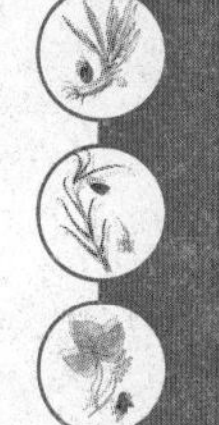

方3：秘传酸枣仁汤

【配方】酸枣仁（泡，去皮，炒）、远志肉（净）、黄芪、莲肉（去心）、罗参、当归（酒浸，焙）、白茯苓、茯神各30克，陈皮（净）、粉草（炙）各15克。

【做法】上药研粗末。

【用法】每服12克，用水220毫升，加生姜3片，大枣1枚，砂锅煎至160毫升，每日3服，临睡服。

【功效】补血养心，化痰安神。适用于心肾不交型高血压，症见精血虚耗、痰饮内蓄、怔忡恍惚、夜卧不安者。

方4：炙甘草汤

【配方】炙甘草12克，生地黄50克，麦冬、麻仁各10克，桂枝、生姜各9克，大枣10枚，阿胶6克，人参6克。

【做法】将上药用水煎，去渣取汁即可。

【用法】每日1剂，早晚温服。

【功效】益气养血，滋阴复脉。适用于气血两虚型高血压。

方5：泻心汤

【配方】大黄10克，黄连、黄芩各5克。

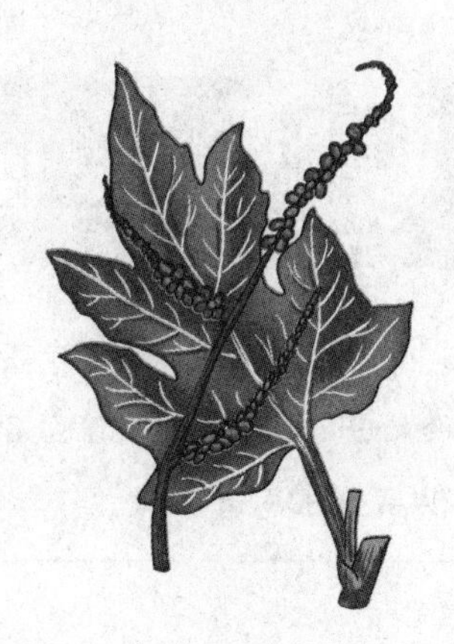

大黄

【做法】上3味药加水800毫升，煮取250毫升。

【用法】上药顿服之。

【功效】泻火解毒，燥湿泄热。适用于肝热上冲型高血压。

方6：八仙长寿丸

【配方】生地黄240克，山茱萸、怀山药各120克，白茯苓、牡丹皮、泽泻、麦冬各90克，五味子60克。

【做法】上为细末，炼蜜为丸，如梧桐子大。

【用法】每服9克，空腹时用姜汤送下。

【功效】滋补肝肾。适用于肝肾阴虚型高血压。

方7：杞菊地黄丸

【配方】枸杞子、菊花各40克，

熟地黄160克，山茱萸（制）、山药各80克，牡丹皮、茯苓、泽泻各60克。

【做法】以上8味研成细粉，过筛混匀。每100克粉末用炼蜜35~50克加适量的水泛丸，干燥，制成水蜜丸；或加炼蜜80~110克制成小蜜丸或大蜜丸即可。

【用法】口服，水蜜丸每次6克，小蜜丸每次9克，大蜜丸每次1丸，每日2次。

【功效】滋肾养肝。适用于肝肾阴虚型高血压，症见眩晕耳鸣、羞明畏光、迎风流泪、视物昏花等。

方8：黄连解毒汤

【配方】黄连9克，黄柏、黄芩各6克，栀子14枚。

【做法】上药以水1200毫升，煎取400毫升。

【用法】每日1剂，分2次服。

【功效】清热泻火。适用于肝热上冲型高血压患者，症见大热烦渴、口燥咽干、错语、不眠、热病吐血、衄血、热甚发斑、身热下利、湿热黄疸，外科痈疽疔毒、小便黄赤、舌红苔黄、脉数有力等。

方9：血府逐瘀汤

【配方】当归、生地黄、红花、牛膝各9克，桃仁12克，枳壳、赤芍、甘草各6克，柴胡3克，桔梗、川芎各4.5克。

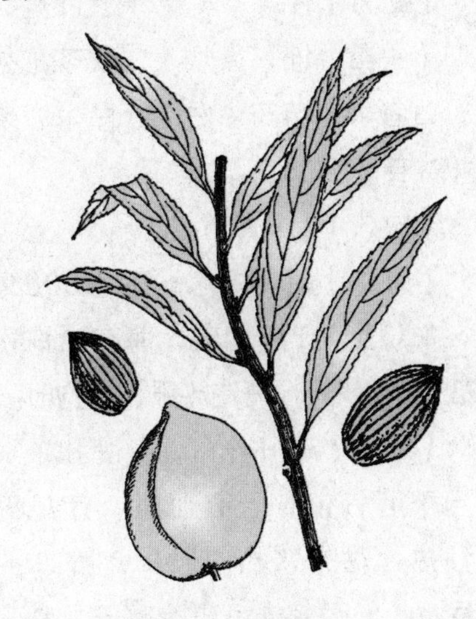

桃仁

【做法】每日1剂，水煎服。

【用法】上药用水煎，去渣取汁即可。

【功效】活血祛瘀，行气止痛。适用于瘀滞阻络型高血压。

方10：柴胡疏肝散

【配方】陈皮（醋炒）、柴胡各6克，川芎、枳壳（麸炒）、芍药、香附各4.5克，甘草（炙）1.5克。

【做法】上药加水220毫升，煎至180毫升。

【用法】每日1剂，空腹时服。

【功效】疏肝解郁。适用于肝气郁结型高血压。

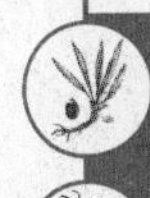

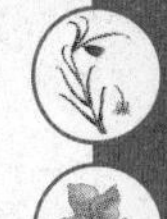

方11：逍遥散

【配方】甘草（炙微赤）15克，当归（去苗，锉，微炒）、茯苓（去皮，白者）、芍药（白）、白术、柴胡（去苗）各30克。

【做法】上药研粗末。

【用法】每服6克，用水300毫升，加烧生姜1块切破，薄荷少许，同煎至210毫升，去渣热服，不拘时。

【功效】疏肝养血，健脾和中。适用于肝气郁结型高血压，症见五心烦热、往来寒热、肢体疼痛、头目昏重、心悸颊赤、口燥咽干、胸闷胁痛、减食嗜卧、月经不调、乳房作胀、脉弦而虚等。

方12：当归芍药散

【配方】当归6克，川芎、泽泻各9克，芍药18克，茯苓、白术各12克。

【做法】上6味药杵为散。

【用法】每服6克，温酒送下，每日3次。

【功效】疏肝健脾。适用于肝气郁滞、冲任失调型高血压。

方13：真武汤

【配方】茯苓、芍药、生姜（切）、附子（炮）各9克，白术6克。

【做法】上5味药以水800毫升，煮取300毫升，去渣取汁。

【用法】每日1剂，每次温服100毫升，分3次服用。

【功效】温阳利水。适用于脾肾阳虚型高血压。

方14：三甲复脉汤

【配方】炙甘草、干地黄、生白芍各18克，麦冬（不去心）、生牡蛎（先煎）各15克，阿胶、麻仁各9克，生鳖甲（先煎）24克，生龟板（先煎）30克。

【做法】上药用水1600毫升，煮取600毫升。

【用法】每日1剂，每次200毫升，分3次服。

【功效】滋阴潜阳。适用于阴阳两虚型高血压。

方15：补心丸

【配方】麦冬75克，远志（甘草汤煮）、石菖蒲、香附子（童便浸）各60克，天冬、栝楼根、白术、贝母、熟地黄、茯神、地骨皮各45克，人参、川归、牛膝、黄芪各30克，木通24克。

【做法】上药研细末，加到去核的大枣肉中做成药丸，如梧桐子大。

【用法】每次50~70丸，用酒或汤吞服。

【功效】补心安神。适用于气血两虚型高血压。

方16：补阳还五汤

【配方】生黄芪120克，当归尾6克，赤芍5克，地龙（去土）、川芎、桃仁、红花各3克。

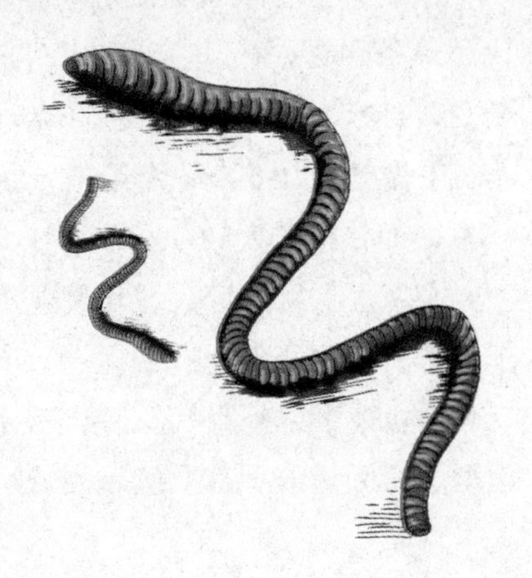

地龙

【做法】上药用水煎煮，去渣取汁。

【用法】每日1剂，早晚温服。

【功效】补气活血，祛瘀通络。适用于阴阳两虚型、气滞血瘀高血压，中风后遗症。

方17：清火涤痰汤

【配方】丹参、麦冬、茯神、柏子仁、菊花各10克，杏仁15克，橘红5克，胆南星2.5克，僵蚕7.5克，鲜竹沥（冲服）20毫升，生姜汁3克。

【做法】上药加水适量煎煮，连煎2次，去渣取汁，将2次药汁合并。

【用法】每日1剂，早晚温服。

【功效】清火涤痰。适用于高血压病痰火郁结型，症见心烦失眠、头晕、多痰。

方18：防己黄芪汤

【配方】防己12克，黄芪15克，甘草6克，白术9克。

【做法】上药用水煎煮，去渣取汁。

【用法】每日1剂，早晚分服。

【功效】益气祛风，健脾利水。适用于气虚痰阻型高血压。

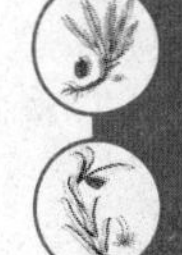

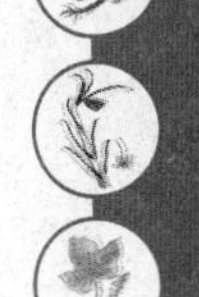

方19：防风通圣散

【配方】防风、川芎、当归、芍药、大黄、薄荷叶、麻黄、连翘、芒硝各15克，石膏、黄芩、桔梗各30克，滑石90克，甘草60克，荆芥、白术、栀子各7.5克。

【做法】上药研细末。

【用法】每服6克，用水200毫升，加生姜3片，煎至120毫升，温服。

【功效】疏风解表，泄热通便。适用于肝热上冲型高血压。

方20：麻菊二陈汤

【配方】明天麻、广红皮各3克，滁菊花、荆芥各4.5克，钩藤钩、茯神木各12克，川芎2.4克，姜半夏9克，清炙草（生甘草直接炒制，不需加蜜烘制）1.2克。

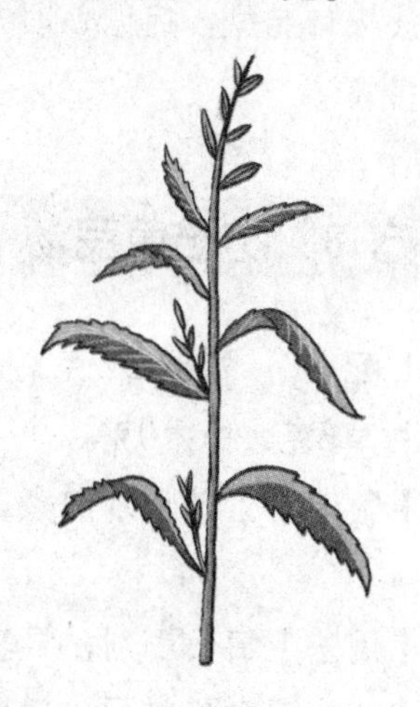

土荆芥

【做法】上药加水适量煎煮，连煎2次，去渣取汁，将2次药汁合并。

【用法】每日1剂，早晚温服。

【功效】化痰熄风。适用于高血压病风痰上扰，症见头昏目眩、见物飞动、猝然晕倒。

方21：肾气丸

【配方】干地黄128克，薯蓣、山茱萸各64克，茯苓、泽泻、丹皮各48克，桂枝、附子（炮）各16克。

【做法】上8味药研细末，炼蜜和丸，如梧桐子大。

【用法】每服15丸，用酒送下，加至20丸，每日3次。

【功效】温补肾气。适用于肾阳虚型、肾阳虚弱型高血压。

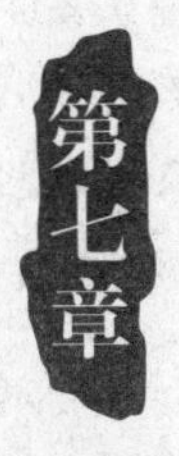

足浴、药枕偏方，安全有效的降压瑰宝

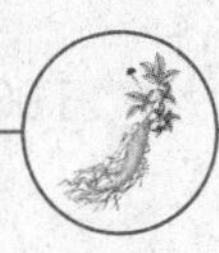

俗话说得好：“睡前泡泡脚，胜过吃补药。”就是说通过泡脚可以达到养生的目的。另外，充分利用枕头养生，对健康也有着重要的意义。尤其是对于高血压患者，高质量的睡眠更为重要。下面介绍的足浴、药枕疗法，对降压均有一定效果。

足浴降压方

足浴疗法又称浴脚疗法、泡脚疗法，是通过药液浸泡洗脚而起治疗作用的。它既有穴位的刺激作用，又可通过经络的作用使药物发挥功效，是治疗高血压的一种简便易行的自然疗法。以下选列一些非常有效的泡脚偏方，以供患者参考。

方1：石决明黄芪水浴足

【配方】石决明20克，黄芪、当归、牛膝、生牡蛎、玄参、桑枝、磁石、补骨脂、牡丹皮、乌药、独活各10克。

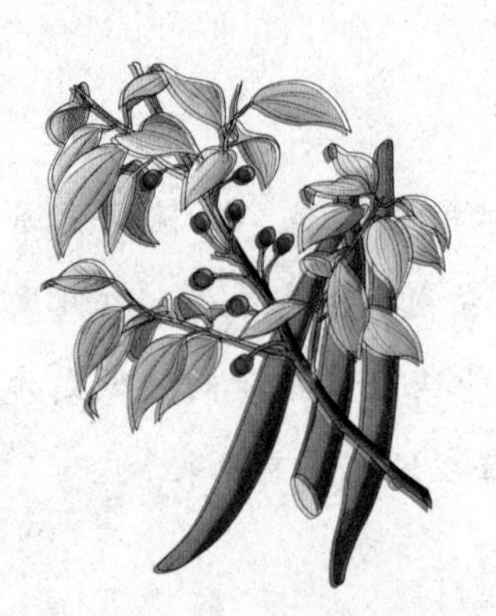

乌药

【做法】石决明、牡蛎、磁石先煎30分钟，然后和其他药同煎即成。

【用法】药液与1500毫升开水同入盆中，待药温浸泡双脚，每日1次，每次30分钟。

【功效】平肝潜阳，适用于高血压患者。

方2：花生苗水浴足

【配方】花生全草（整棵干品）100克。

【做法】花生全草切成小段，泡洗干净，加清水1500毫升，煎数沸即成。

【用法】药液倒入盆中，待药温泡洗双脚，每日2次，每次30分钟。15日为1个疗程。

【功效】清热益血。适用于高血压。

方3：槐米菊花水浴足

【配方】槐米100克，野菊花80克，苦丁茶5克。

【做法】上药加水适量，煎煮30分钟，去渣取汁。

【用法】药液与1500毫升开水同

入脚盆中，待药温适宜时浸泡双脚，每日1次，每次30分钟。20日为1个疗程。

【功效】滋补肝肾，清热降压。适用于高血压。

方4：钩藤菊花水浴足

【配方】钩藤、决明子各30克，菊花、夏枯草、红花各15克，牛膝、白芍药、白僵蚕各20克。

【做法】上药加水适量，煎煮30分钟，去渣取汁。

【用法】药液与1500毫升开水同入脚盆中，待药温适宜时浸泡双脚，每日1次，每次30分钟。20日为1个疗程。

【功效】清泻肝热，镇肝潜阳，平肝熄风，活血通络。适用于高血压。

方5：滋阴潜阳水浴足

【配方】玄参12克，麦冬、牛膝、茯苓、钩藤、菊花各9克，蝉蜕、炙远志各6克，代赭石、龙骨、牡蛎各15克。

【做法】上药加水适量，煎煮30分钟，去渣取汁。

【用法】药液与1500毫升开水同入脚盆中，待药温适宜时浸泡双脚，每日1次，每次30分钟。20日为1个疗程。

【功效】滋水涵木，潜阳熄风。适用于肾阴亏损、水不涵木、肝阳上扰型高血压。

方6：石决明罗布麻浴足

【配方】石决明35克，罗布麻叶、豨莶草各30克，桑寄生、丹参、白芍、汉防己各15克。

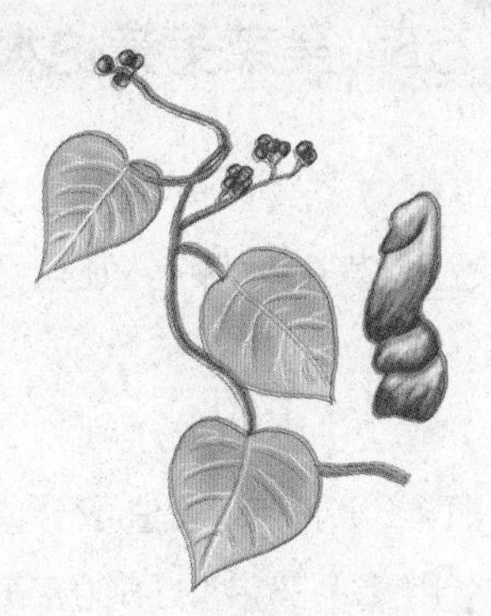
防己

【做法】上药加水适量，煎煮30分钟，去渣取汁。

【用法】药液与1500毫升开水同入脚盆中，待药温适宜时浸泡双脚，每日1次，每次30分钟。20日为1个疗程。

【功效】适用于高血压病，症见头晕头痛、烦躁易怒、腰膝酸痛、舌淡红、脉弦。

方7：臭梧桐侧柏叶浴足

【配方】臭梧桐250克，侧柏叶

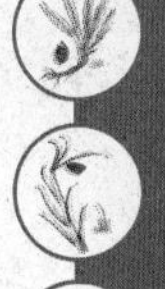
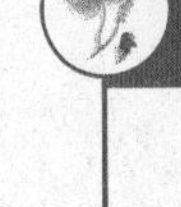

100克，桑叶50克。

【做法】上药放入锅中，加水适量，煎煮30分钟，去渣取汁。

【用法】药液与1500毫升开水同入脚盆中，待药温适宜时浸泡双脚，每日1次，每次30分钟。20日为1个疗程。

【功效】平肝，清火。适用于肝阳上亢型高血压。

方8：吴茱萸黄柏水浴足

【配方】吴茱萸15克，黄柏、知母、生地黄、牛膝各20克，生牡蛎40克。

【做法】上药放入锅中，加水适量，煎煮30分钟，去渣取汁。

【用法】药液与1500毫升开水同入脚盆中，待药温适宜时浸泡双脚，每日1次，每次30分钟。20日为1个疗程。

【功效】滋阴养血，泻火平肝，引血下行。适用于阴虚阳亢型高血压，症见眩晕、颜面红赤、口苦口干等。

方9：鸡毛菜玉米须水浴足

【配方】鲜鸡毛菜200克，玉米须50克，地龙15克。

【做法】上药放入锅中，加水适量，煎煮30分钟，去渣取汁。

【用法】药液与1500毫升开水同入脚盆中，待药温适宜时浸泡双脚，每日1次，每次30分钟。20日为1个疗程。

【功效】清热除烦，利尿消肿。适用于高血压。

方10：七子水浴足

【配方】决明子24克，枸杞子、菟丝子、沙苑子、桑葚子各12克，女贞子15克，金樱子9克。

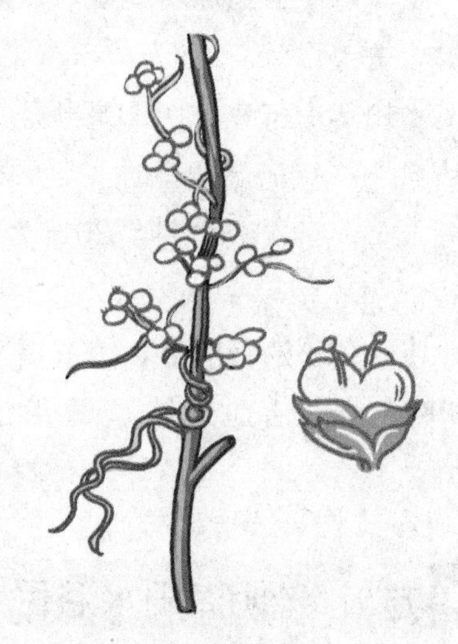

菟丝子

【做法】上药放入锅中，加水适量，煎煮30分钟，去渣取汁。

【用法】药液与1500毫升开水同入脚盆中，待药温适宜时浸泡双脚，每日1次，每次30分钟。20日为1个疗程。

【功效】滋肝补肾。适用于肝肾阴虚型高血压。

方11：鲜姜五味水浴足

【配方】鲜姜150克，蓖麻仁50克，吴茱萸、附子各20克，冰片10克。

【做法】蓖麻仁、吴茱萸、附子先捣碎，研细末。鲜姜捣烂为泥，再加冰片末，共调成糊状。

【用法】药糊放入脚盆中，冲入开水2000毫升，待温度适宜时浸泡双脚，每晚临睡前1次，每次30分钟。连续10日为1个疗程。

【功效】温补脾肾。适用于高血压。

方12：茺蔚蒺藜水浴足

【配方】茺蔚子15克，刺蒺藜30克，夏枯草18克，吴茱萸10克。

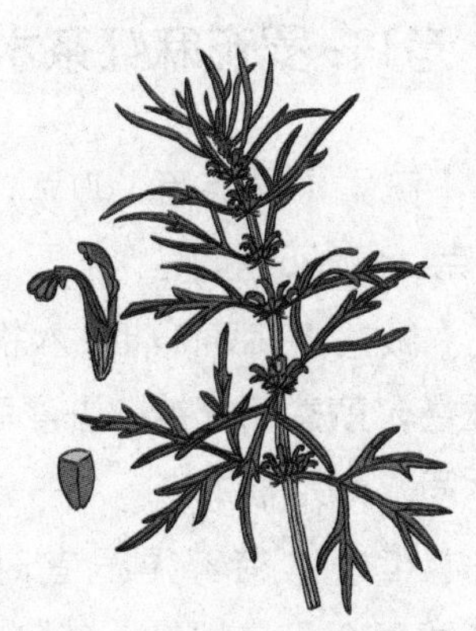

茺蔚子

【做法】茺蔚子、刺蒺藜、夏枯草、吴茱萸加水浸泡30分钟，水煎取汁，倒入脚盆。

【用法】趁热洗浴双脚，每日早、晚各洗1次，每次30分钟。

【功效】滋阴柔肝，平肝降逆。适用于阴虚阳亢型及肝火亢盛型高血压患者。

方13：吴茱萸桃仁水浴足

【配方】吴茱萸、桃仁、丹参、夏枯草、川牛膝各15克。

【做法】上药加清水2000毫升，煎至1500毫升，将药液倒入脚盆内。

【用法】待药温适宜时，先用消毒毛巾蘸药液擦洗双脚（脚掌脚背）数分钟后，再将双脚浸泡在药液中30分钟。每日泡脚1～2次。洗后卧休1～2小时，每剂可用2次。

【功效】活血去瘀，温中止痛，理气化燥，利尿通淋。适用于高血压。

方14：天麻半夏水浴足

【配方】天麻20克，半夏15克，石菖蒲50克。

【做法】天麻、半夏和石菖蒲加水浸泡30分钟，水煎取汁，再加入少许冰片搅匀，倒入脚盆。

【用法】趁热洗浴双脚，每日1～2次，每次30分钟。

【功效】化痰泄浊，平肝，通窍。适用于痰浊内蕴型高血压患者。

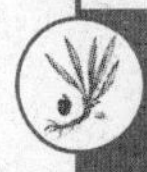

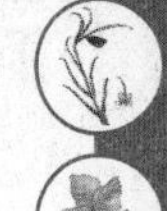

方15：二花白芍水浴足

【配方】红花12克，菊花18克，白芍30克。

【做法】红花、菊花和白芍加水浸泡30分钟，水煎取汁，倒入脚盆。

【用法】趁热洗浴双脚，每晚睡前浸洗1次，每次30分钟。

【功效】平肝清热，活血止痛。适用于瘀血阻络型、肝火亢盛型高血压患者。

方16：白荷菖蒲水浴足

【配方】白芷5克，荷叶50克，石菖蒲40克。

【做法】白芷、荷叶、石菖蒲加水浸泡30分钟，水煎取汁，倒入脚盆。

【用法】趁热洗浴双脚，每日早、晚各洗1次，每次30分钟。

【功效】化痰降浊。适用于痰浊内蕴型高血压患者。

方17：黄芩丹皮水浴足

【配方】黄芩30克，牡丹皮60克，当归9克，枳壳、桑皮、丹参、牡蛎、白芍药、乌药各24克，独活、磁石、牛膝、何首乌各3克，石决明12克。

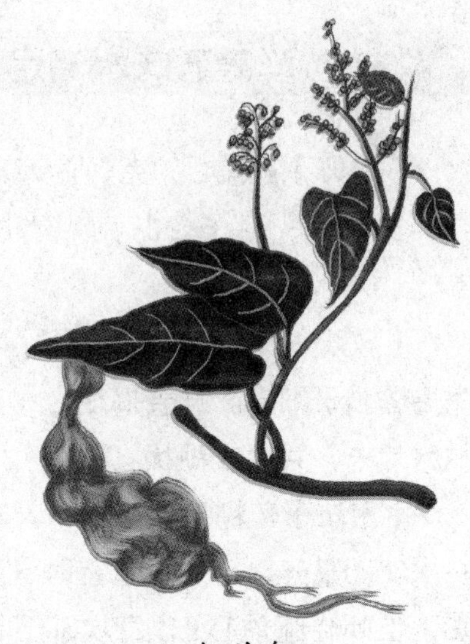

何首乌

【做法】上药加水500毫升煎熬，沸后20分钟取出倒入盆中。

【用法】待药温后，浸泡双足30分钟即可，每晚1次。

【功效】活血，清热，凉肝。适用于高血压患者。

方18：罗布麻红茶水浴足

【配方】罗布麻100克，决明子150克，红茶5克。

【做法】上3味药放入锅中，加水适量，煎煮30分钟，去渣取汁，与开水同入泡足桶中。

【用法】待药温适宜时浸泡双脚，并配合足底按摩，每日1次，每次30分钟。20日为1个疗程。

【功效】平肝潜阳，清肝泻火。适用于肝阳上亢型高血压患者。

方19：绞股蓝杞叶水浴足

【配方】绞股蓝30克，枸杞叶100克，绿茶5克。

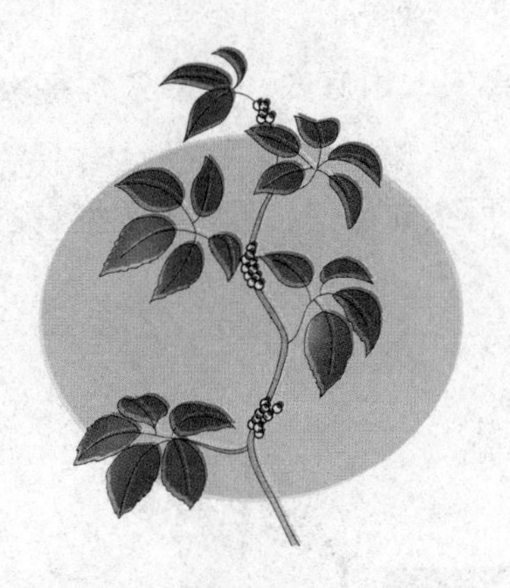

绞股蓝

【做法】上3味药放入锅中，加水适量，煎煮30分钟，去渣取汁，与开水同入泡足桶中。

【用法】待药温适宜时浸泡双脚，并配合足底按摩，每次30分钟，每日1次。20日为1个疗程。

【功效】滋补肝肾，清热明目。适用于肝肾不足型原发性高血压患者。

方20：枯草杞叶水浴足

【配方】夏枯草100克，枸杞叶150克。

【做法】上2味药放入锅中，加水适量，煎煮30分钟，去渣取汁，与开水同入泡足桶中。

【用法】待药温适宜时浸泡双脚，并配合足底按摩，每日1次，每次30分钟。20日为1个疗程。

【功效】平肝潜阳，清肝泻火。适用于肝阳上亢型高血压患者，症见血压升高、眩晕头痛、头胀耳鸣、头重足轻、心烦易怒、失眠多梦、面红耳赤、目涩口干、颈项发僵、腰膝酸软、手足心热、舌红少苔或无苔等。

方21：镇肝潜阳水浴足

【配方】牡蛎、罗布麻叶各25克，吴茱萸、夜交藤、豨莶草各10克。

【做法】上药加水浸泡30分钟，水煎取汁，倒入脚盆。

【用法】趁热洗浴双足，并按揉涌泉穴，每晚睡前洗浴1次，每次30分钟。

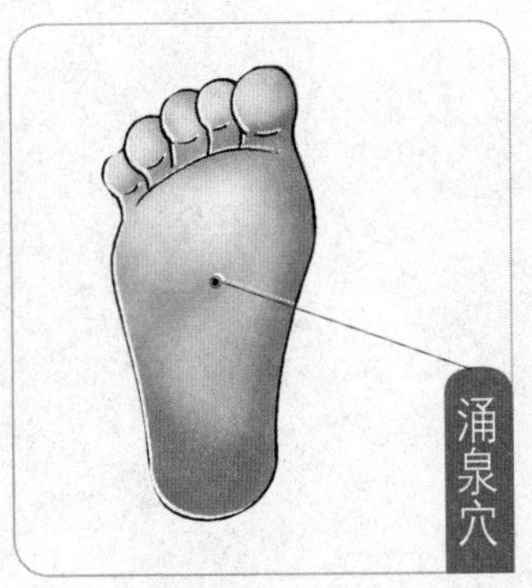

【功效】滋阴潜阳，平肝熄风。适用于肝火亢盛型高血压患者。

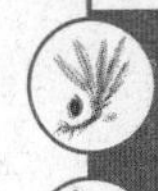

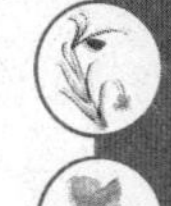

方22：磁石菊花水浴足

【配方】磁石60克，菊花30克，吴茱萸15克，川牛膝24克。

【做法】磁石、菊花、吴茱萸、川牛膝加水浸泡30分钟，水煎取汁，倒入脚盆。

【用法】趁热洗浴双脚，并按揉涌泉穴、内庭穴、太冲穴，每次30分钟，每日1～2次。

【功效】平肝，明目，清热。适用于肝火亢盛型、阴虚阳亢型高血压患者。

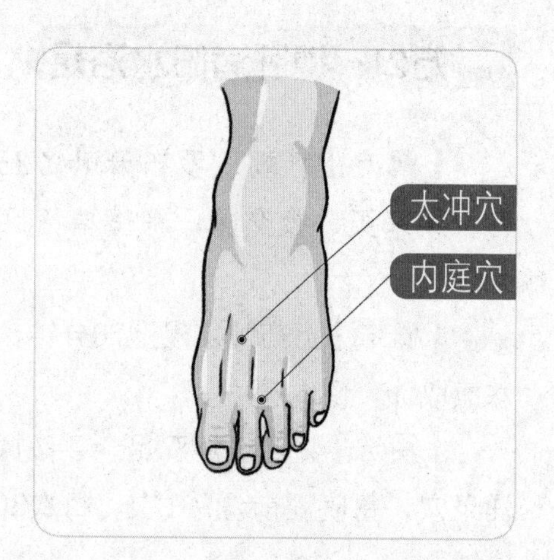

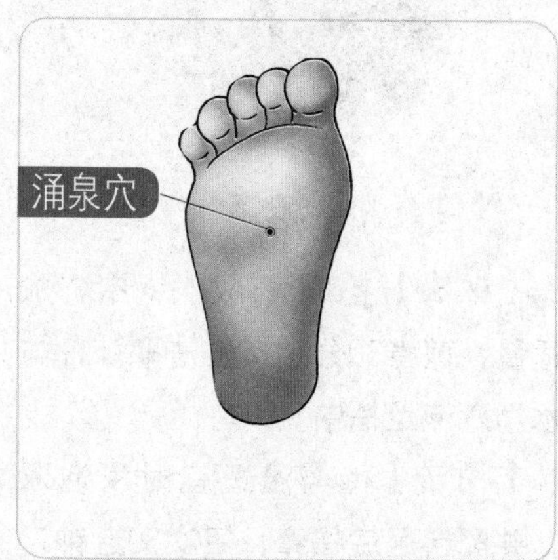

药枕降压方

药枕疗法是指将具有芳香开窍、活血通脉、镇静安神、益智醒脑、调养脏腑、调整阴阳等作用的天然药物，经过加工处理或炮制，装入枕芯之中，或者直接做成薄型药袋置于普通枕头之上，在睡眠时枕用，以达到防治疾病目的的一种独特治疗方法。那么，药枕降压方都有哪些呢？

方1：桑菊枕

【配方】桑叶、菊花各500克，薄荷30克，冰片20克。

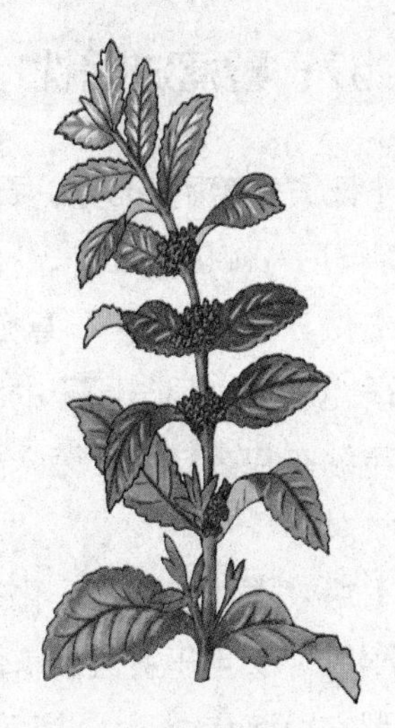

薄荷

【做法】上药晒干，共研粗末，加入研成细粉的冰片，拌匀，制成药枕。

【功效】平肝潜阳。适用于肝阳上亢型高血压。

方2：白菊红花枕

【配方】白菊花300克，冬桑叶250克，红花50克。

【做法】冬桑叶、白菊花分别晒干，研粗末，与晒干的红花混匀后，用纱布包裹缝好，做成薄型枕芯，置于普通枕上面。

【功效】疏风清热，化瘀活血。适用于阴虚阳亢型及瘀血阻络型高血压。

方3：清热平肝枕

【配方】草决明、丹皮、生石膏、冬桑叶、紫草、白菊花、夏枯草、苦丁茶、荷叶、川芎、晚蚕沙、青木香、石菖蒲各100克。

【做法】上药分别晒干，研粗末，混匀后用纱布包裹缝好，装入枕芯，制成药枕。

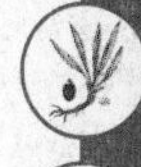

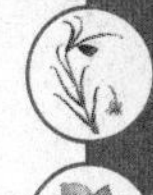

【功效】清热平肝。适用于肝火亢盛型、阴虚阳亢型高血压病。

方4：菊花决明枕

【配方】白菊花、草决明子各20克。

【做法】白菊花、草决明子晒干，混匀后用纱布包裹缝好，装入枕芯，制成药枕。

【功效】平肝，泻火，明目。适用于肝火亢盛型高血压病。

方5：荆子木香枕

【配方】蔓荆子、青木香各50克，白芍、川芎、磁石各60克，白菊花、淡竹叶、冬桑叶各150克，生石膏、晚蚕沙各100克。

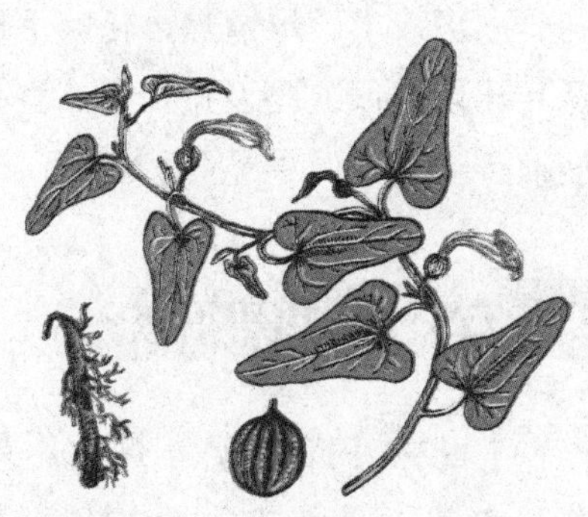

青木香

【做法】蔓荆子、青木香、白芍、川芎、白菊花、淡竹叶分别晒干，研粗末，磁石、生石膏也研粗末。把晚蚕沙晒干与上药混匀，用纱布包裹缝好，装入枕芯，制成药枕。

【功效】疏风清热，平肝降压。适用于肝火亢盛型高血压病。

方6：蚕沙菊草蒲枕

【配方】晚蚕沙、白菊花、夏枯草、灯芯草、石菖蒲各等份。

【做法】将夏枯草、灯芯草、石菖蒲分别晒干，研粗末，与晒干的白菊花、晚蚕沙一同混匀，用纱布包裹缝好，装入枕芯，制成药枕。

【功效】清热，平肝。适用于肝火亢盛型高血压病。

方7：藿蒲决明枕

【配方】藿香800克，石菖蒲500克，决明子1000克。

【做法】藿香、石菖蒲分别晒干，研粗末，之后与晒干的决明子混匀，用纱布包裹缝好，装入枕芯，制成药枕。

【功效】健脾利湿，化痰降浊，清热平肝。适用于肝火亢盛型、痰浊内蕴型高血压病。

方8：荷叶菖蒲枕

【配方】荷叶1000克，石菖蒲600克。

【做法】荷叶、菖蒲切碎，研粗

末，晒干或烘干，制成药枕。

【功效】化痰降浊。适用于痰浊内蕴型高血压病。

方9：桃叶荷叶枕

【配方】桃树叶、荷叶各等份。

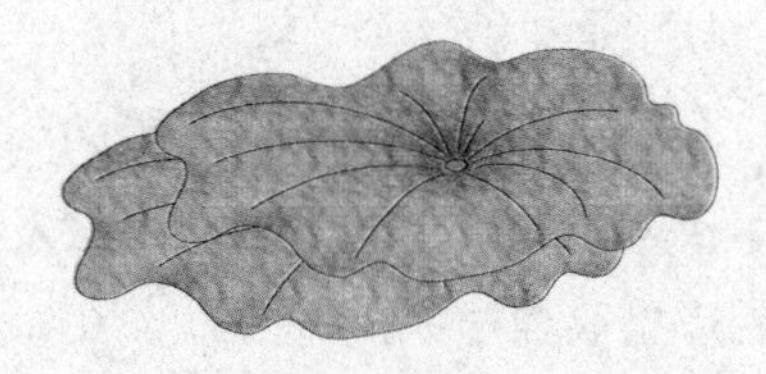

荷叶

【做法】桃树叶、荷叶分别晒干，研粗末，混匀后用纱布包裹缝好，做成薄型枕芯，置于普通枕之上。

【功效】化痰降浊，活血化瘀。适用于瘀血阻络型、痰浊内蕴型高血压病。

方10：罗布麻叶枕

【配方】罗布麻叶800克，冰片10克。

【做法】罗布麻叶晒干，研粗末，与冰片混匀后，用纱布包裹缝好，做成薄型枕芯，置于普通枕上面。

【功效】平肝降压。适用于高血压病，对肝火亢盛型患者尤为适宜。

方11：麦皮麻叶枕

【配方】荞麦皮1500克，罗布麻叶1000克。

【做法】荞麦皮、罗布麻叶分别晒干，研粗末，混匀后用纱布包裹缝好，装入枕芯，制成药枕。

【功效】平肝降压。适用于高血压病，对肝火亢盛型、阴虚阳亢型患者尤为适宜。

方12：绿豆芝麻枕

【配方】绿豆1200克，芝麻1800克。

【做法】绿豆、芝麻分别晒干，混匀后用纱布包裹缝好，装入枕芯，制成药枕。

【功效】滋阴养血。适用于高血压病。

方13：绿豆茶叶枕

【配方】绿豆2000克，绿茶叶1000克。

【做法】绿豆、绿茶叶分别晒干或烘干，混匀后用纱布包裹缝好，装入枕芯，制成药枕。

【功效】清凉泻火。适用于肝火亢盛型高血压病。

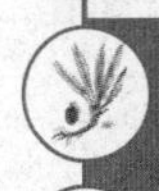

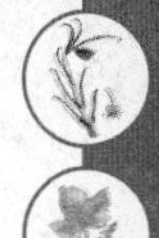

方14：黄精白芍杞子枕

【配方】黄精600克，黄芪800克，白芍300克，枸杞子500克，冰片20克。

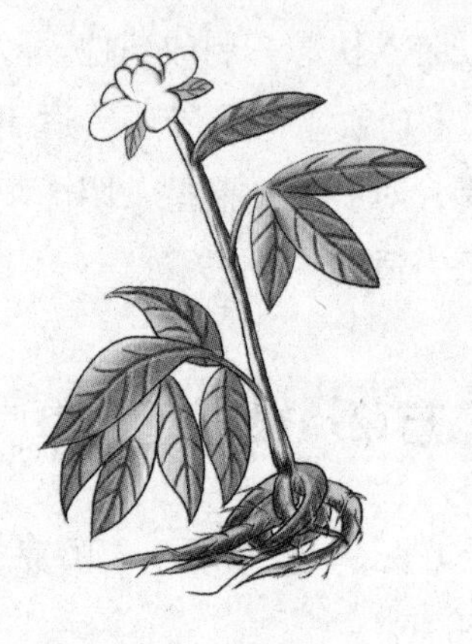

白芍

【做法】黄精、黄芪、白芍分别晒干，研粗末，与冰片及晒干的枸杞子混匀，用纱布包裹缝好，装入枕芯，制成药枕。

【功效】益气养血，补肾填精。适用于气血不足型、阴阳两虚型高血压病。

方15：桑叶地黄枕

【配方】桑叶、巴戟天、干地黄各500克，牡丹皮200克。

【做法】上药晒干或烘干，研粗末，制成药枕。

【功效】双补阴阳。适用于阴阳两虚型高血压病。

方16：灵脾黄精丹皮枕

【配方】仙灵脾100克，黄精200克，丹皮120克，白菊花250克。

【做法】仙灵脾、黄精、丹皮、白菊花分别晒干，研粗末，混匀后用纱布包裹缝好，做成薄型枕芯，置于普通枕上面。

【功效】补肾填精，滋阴助阳。适用于阴阳两虚型、气血不足型及肝肾阴虚型高血压病。

方17：天麻钩藤枕

【配方】天麻200克，钩藤1 500克，罗布麻叶300克。

【做法】天麻、钩藤、罗布麻叶晒干或烘干，研粗末，装入枕芯，制成药枕。

【功效】平肝熄风。适用于肝风内动型高血压病。

方18：磁石枕

【配方】生磁石500克。

【做法】磁石打碎如高粱米粒大小，用纱布包裹缝好，做成薄型枕芯，置于普通枕上面。

【功效】平肝潜阳，安神明目。适用于阴虚阳亢型高血压病，能改善头晕头痛、耳鸣目昏、心烦失眠等症状。

方19：芝麻菟丝黑豆枕

【配方】黑芝麻250克，菟丝子120克，黑豆180克，磁石150克。

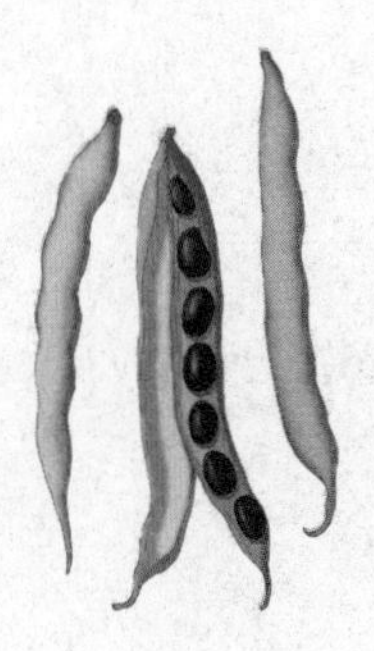

黑豆

【做法】黑豆晒干，研粗末，磁石打碎，与晒干的黑芝麻、菟丝子混匀后，用纱布包裹缝好，做成薄型枕芯，置于普通枕上面。

【功效】滋阴助阳，补肾填精。适用于阴阳两虚型高血压病。

方20：夏菊灯芯枕

【配方】野菊花、灯芯草、夏枯草、石菖蒲、晚蚕沙各15克。

【做法】上药研粗末，拌匀制成枕芯，制成药枕。

【功效】清热，平肝。适用于肝阳上亢型高血压病。

方21：明矾竹茹枕

【配方】明矾、竹茹各1000克。

【做法】竹茹捣烂成绒，与打碎的明矾拌和均匀，装入枕芯，制成药枕。

【功效】祛痰化浊，和胃降压。适用于痰浊内蕴型高血压病。

方22：珍珠母枕

【配方】生珍珠母2500克。

【做法】生珍珠母洗净晒干，研粗末，装入枕芯，制成药枕。

【功效】平肝潜阳。适用于肝阳上亢型高血压病。

方23：牡丹海螺枕

【配方】牡丹皮、枸杞子、白芷各30克，小海螺、樟脑各20克，菊花、艾绒、夜交藤、虎杖各100克。

【做法】上药晒干，研细末，装入枕芯，制成药枕。

【功效】平肝清热。适用于肝火亢盛型、阴虚阳亢型高血压病。

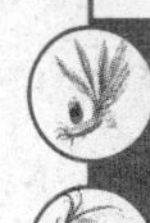

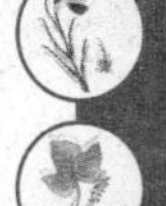

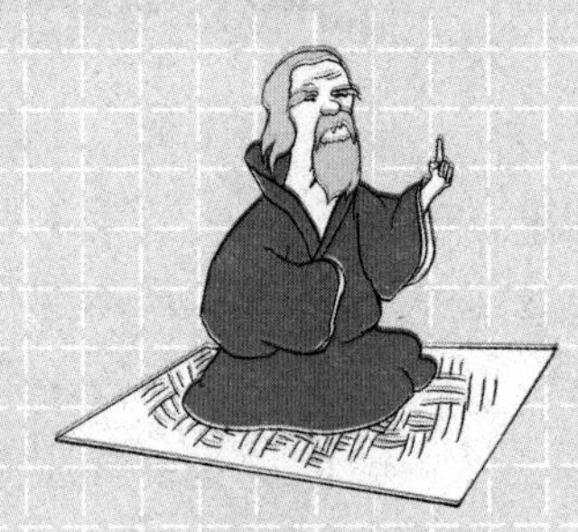

JIANGXUEYA

999 GE MINJIAN PIANFANG

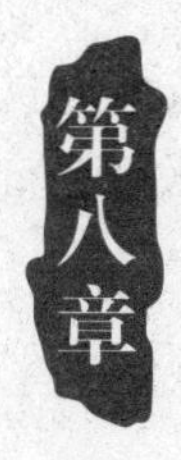

食醋方、熏洗方，降压随你选

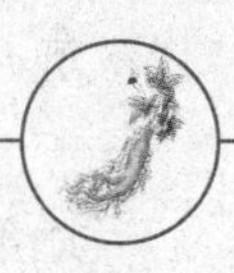

本章包括了防治高血压行之有效的食醋方和熏洗方，这些方法简便易行，其中食醋方可清爽开胃，预防高血压；熏洗方可发挥经络调节血压的作用。这些方法在民间广为流传，深受人们的欢迎。

食醋降压方

食醋疗法是一种自然疗法，简单地说，就是利用食醋来防治疾病的一种饮食疗法。在日常生活中，人们所食用的醋，不仅能够增强食欲，帮助消化，而且能够防治疾病。

方1：醋泡花生米

【配方】花生米500克，醋适量。

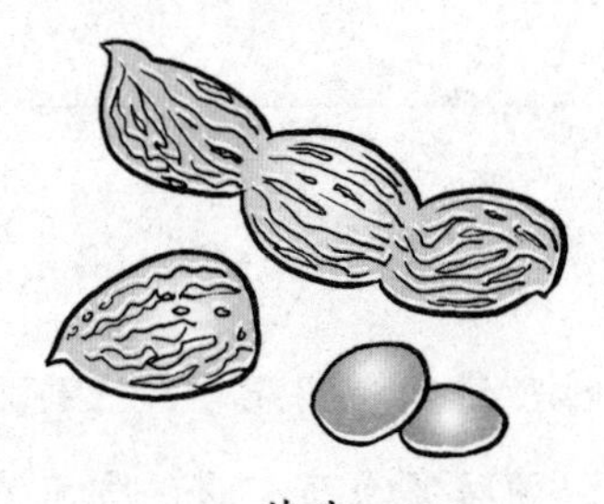

花生

【做法】用连花生衣的花生米用醋浸泡7日以上，每日搅动1次。

【用法】每日2次，早晚各食10粒。

【功效】益肝滋阴。适用于高血压病。

方2：黄豆醋方

【配方】黄豆250克，醋500毫升。

【做法】黄豆洗净后，放入锅内用小火炒至熟香，待冷却后放入瓶内，倒入醋浸泡10日，即可服用。

【用法】每日2次，每日随量食用。连服3个月。

【功效】清热解毒，健脾宽中。适用于高血压病。

方3：降压醋蛋

【配方】鸡蛋1个，醋150毫升。

【做法】鸡蛋用凉开水洗净后，放入大口玻璃瓶里，倒入醋，静置24小时后，蛋壳溶解，用筷子将蛋膜调破，搅匀，再静置24小时即制成醋蛋液。

【用法】每日服用20毫升（服用时可加入凉开水稀释，也可加入蜂蜜混合搅匀后加入凉开水稀释）。

【功效】益气养血。适用于治疗高血压。

方4：银耳糖醋方

【配方】银耳200克，白糖10克，醋100毫升。

【做法】银耳泡发，除去杂质、蒂头、泥沙，用开水冲洗，掰成小块放在盘内，加白糖和醋拌匀即成。

【用法】佐餐食用。

【功效】润肺化痰。适用于治疗高血压。

方5：糖醋大蒜

【配方】大蒜500克，醋250毫升，糖色50克，精盐30克，酱油100毫升。

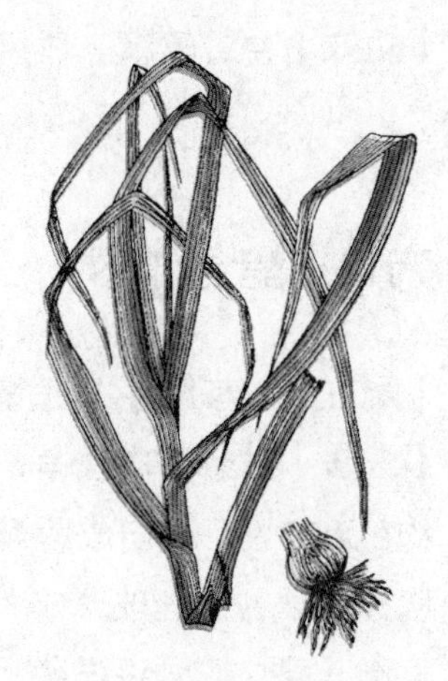
大蒜

【做法】大蒜洗净，入瓷罐内，倒入作料，15日即成。

【用法】佐餐，每日30克。

【功效】温中健脾，消食理气，解毒杀虫。适用于治疗高血压。

方6：冰糖醋方

【配方】醋100毫升，冰糖500克。

【做法】冰糖放入醋中溶化。

【用法】每次服10克，每日3次，饭后服用。

【功效】消食健胃，补中益气。适用于高血压偏于阴虚者。

方7：芝麻蜂蜜醋蛋

【配方】红壳鸡蛋1个，芝麻30克，蜂蜜30克，醋40毫升。

【做法】将芝麻研细末，再加醋、蜂蜜、鸡蛋清搅拌均匀。

【用法】每剂分6次服，每日服3次。

【功效】益气养血。适用于高血压。

方8：橘皮醋花生

【配方】橘皮50克，连壳花生1000克，醋1500毫升，精盐、茴香各少许。

【做法】橘皮、花生倒入大炒锅内，加水适量。用中火烧沸15分钟后，再加入醋、精盐、茴香，再改用小火煮1个小时，至水快烧干；花生已经酥烂时撤火，去橘皮渣。连壳花生晒干储存。

【用法】每日服2～3次，每次吃

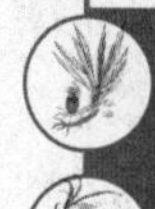
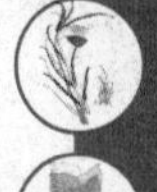

花生20~30粒。

【功效】平喘，化痰，通络。适用于治疗高血压。

方9：姜醋菠菜

【配方】菠菜250克，生姜25克，精盐、酱油、香油、花椒油、味精、醋各适量。

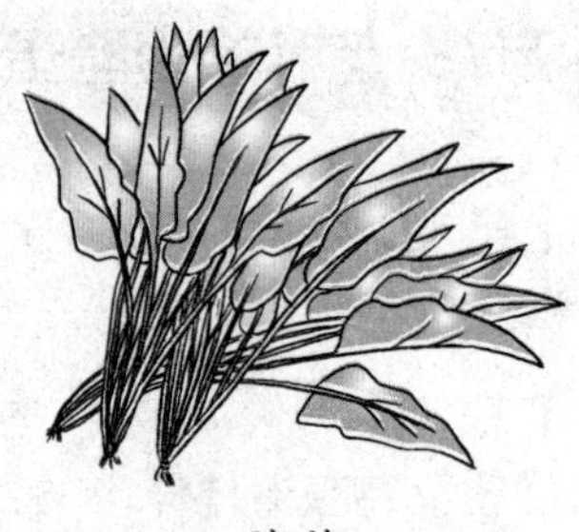

菠菜

【做法】菠菜择去黄叶，洗净切成段，鲜姜洗净切成丝；锅内加清水，置火烧沸，加入菠菜焯一下，捞出沥净水，轻轻挤一下，装在盘内，抖散晾凉，再将姜丝、醋等调料一起加入，拌匀入味即成。

【用法】佐餐食用。

【功效】通腑，通便。适用于治疗高血压合并便秘。

方10：醋泡海蜇头

【配方】海蜇头200克，白酱油、醋、美极鲜、鸡精、香油各适量。

【做法】海蜇头改刀漂洗，加调匀的调料浸泡入味即可。

【用法】佐餐食用。

【功效】清热化痰，通脉。适用于治疗高血压。

方11：醋泡黑豆

【配方】黑豆100克，醋300毫升。

【做法】黑豆放在水中浸泡5个小时以上，控干水分，放在平底锅内，以中火将黑豆煮至表皮爆开，放凉；把黑豆放入密实瓶内，加入米醋，醋稍没过黑豆；将瓶盖封好，待黑豆吸收了醋，可以再加醋，让醋可以没过黑豆，膨胀之后便可食用。

【用法】每日食用20粒黑豆。

【功效】益肾填精。适用于高血压病。

方12：醋泡洋葱

【配方】洋葱1个，醋适量。

【做法】洋葱剥皮洗净，个头小的（约100克／个）切成两瓣，个头大的切成四瓣，装进玻璃或陶瓷容器里，再倒入醋，以浸没洋葱为限，浸泡5日后即可佐餐食用。

【用法】中、晚餐每次吃1瓣，要坚持长期食用。泡过2次的醋，酸度就小了，应滤出更换新醋再泡。

【功效】理气和胃，发散风寒。适用于高血压患者。

方13：香芹醋花生

【配方】香芹100克，红衣花生仁500克，醋100毫升，香油、精盐各适量。

【做法】花生仁置于食醋中浸泡7日以上（浸泡时间越长越好），食用时取适量；香芹洗净切约3厘米长段，晾干水分；香芹与食醋、花生仁混匀后，放入香油、精盐调匀即可。

【用法】佐餐食用。

【功效】平肝清热。适用于高血压患者。

方14：醋拌芹菜

【配方】鲜芹菜500克，精盐、酱油、味精、香油、醋各适量。

【做法】芹菜洗净，下入沸水锅中煮3分钟，芹菜不断翻动，再煮5分钟，至芹菜已熟时捞出，备用；稍冷却后，将芹菜切成小段，盛入碗中，加入精盐、酱油、味精、醋、香油等调料，拌匀即可。

【用法】佐餐食用，每日1次。

【功效】祛风明目，醒脑利水。适用于高血压等老年病患者。

方15：醋泡海带

【配方】海带100克，醋100毫升。

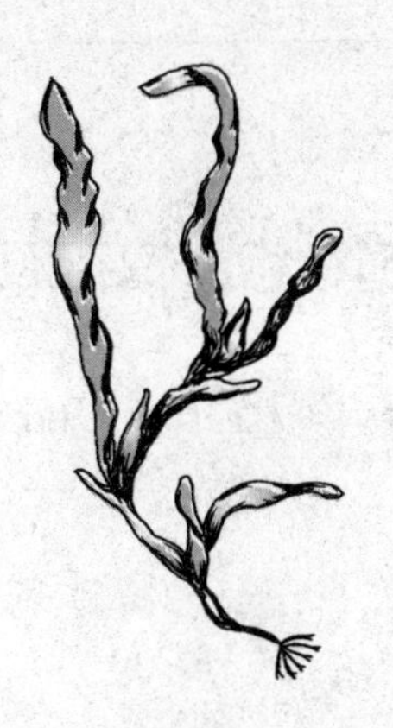

海带

【做法】海带洗净，切成细丝，按1：3的比例加醋浸泡，冷藏10日，即可食用。

【用法】佐餐食用。

【功效】清热行水。适用于高血压病。

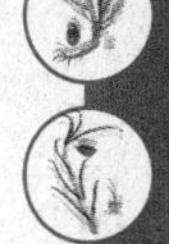

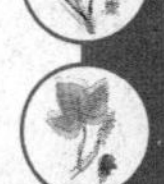

熏洗降压方

中药熏洗是将药物作用及药液的热力作用于局部组织，使局部组织内的药液浓度及局部体温高于其他部位，促使局部毛孔、窍穴张开，局部血管扩张，促进血液循环，从而起到消炎、化瘀、祛风、除湿的目的。另外，通过熏洗可发挥调节经络、疏布脏腑的作用。

方1：钩藤槐花液

【配方】钩藤（切碎）30克，槐花20克，冰片5克。

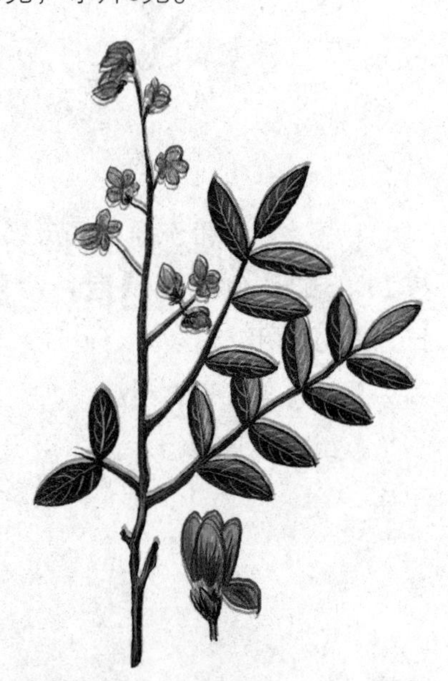

槐花

【做法】上药加水3000毫升，煮沸15分钟，取汁浸洗双脚。

【用法】每次30分钟，每日1剂，浸洗2次。10日为1个疗程。

【功效】清热平肝，熄风通络。适用于高血压伴有头痛眩晕、口苦心烦、失眠多梦者。

方2：生地寄生液

【配方】生地黄、桑寄生各200克。

【做法】上药装入纱布袋内，然后放入热水浴池内20分钟，进入浴池内浸泡30分钟。

【用法】每日1次，3~4日换药1次。

【功效】滋补肝肾。适用于肾虚型高血压。

方3：二桑茺蔚子液

【配方】桑叶、桑枝各20克，茺蔚子15克。

【做法】上3味药加水2000毫升煎煮，去渣取液。

【用法】上述药液先熏后温洗双足，每日1次，每剂可用2~3次，10日为1个疗程。

【功效】利尿平肝。适用于高血压引起的头痛、目赤等症。

方4：钩藤浸液

【配方】钩藤20克，冰片适量。

【做法】钩藤剪碎，与冰片一起用布包起来。

【用法】于每日晨起及晚睡前放入盆内，并加温水先熏后洗脚，每次30分钟（可不断加热水保持水温），10日为1个疗程。

【功效】平肝潜阳降压。适用于高血压病，属肝火亢盛型，症见头痛眩晕、面红目赤、急躁易怒、口苦咽干、便秘尿黄、舌红、苔黄、脉弦数等。

方5：二桑芹菜液

【配方】桑叶、桑枝各30克，芹菜50克。

【做法】上三者加水3000毫升煎煮取液。

【用法】上药液先熏后温洗双足，每日1次，每剂可用2~3次，10日为1个疗程。

【功效】平肝清热。适用于各类高血压患者。

方6：钩肉川芎草液

【配方】钩藤、夏枯草各400克，肉桂50克，川芎150克。

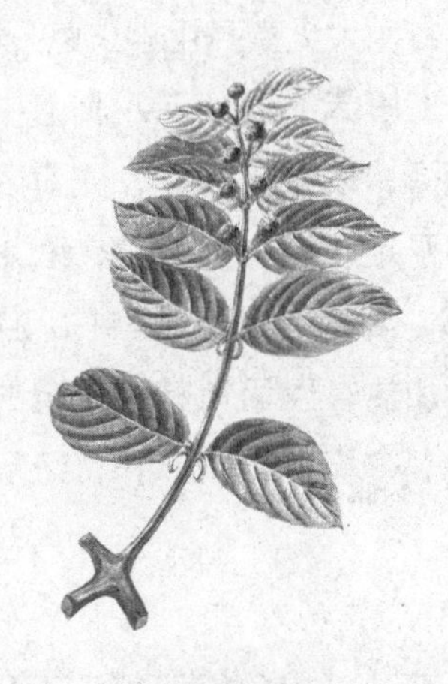

钩藤

【做法】上药经筛选炮制成饮片，加冷水浸泡30分钟，煎煮2次，每次30分钟，过滤，煎液浓缩至1000毫升（每毫升含生药1克），加入防腐剂静置24小时，滤过、定量、分装、低温灭菌得成品。以此类推，制成临床观察所需量。

【用法】每次取100毫升药液，加温开水至2000毫升，每次浴足30分钟，每日早晚各1次，14日为1个疗程，共使用2个疗程。

【功效】平肝泻火。适用于高血压患者。

方7：黄芩丹参液

【配方】黄芩、丹参各30克，牛

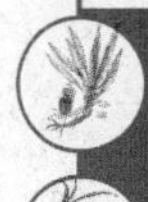

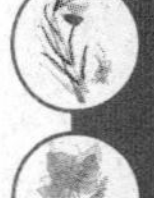

膝5克，牡丹皮、夜交藤各6克，牡蛎12克，当归、独活、磁石各10克，桑白皮20克。

【做法】上药用砂锅加水4000毫升左右，大火煮开用小火煎1小时。

【用法】药液倒入脚盆中，待药温稍降，以不烫为宜，先熏双足，然后将双足浸泡于药液中，双足浸没至踝部，每次浸泡45分钟，泡洗时可随时加热，以保持药液一定的温度。

【功效】清热平肝。适用于高血压。

方8：夏枯草菊花液

【配方】夏枯草30克，菊花、钩藤各20克，桑叶15克。

【做法】上药加水3000毫升煎煮取液。

【用法】上药液先熏后温洗双足，每日1次，每剂可用2～3次，10日为1个疗程。

【功效】平肝潜阳，清热安神。适用于肝阳上亢、肝火旺盛型高血压患者。

方9：桑菊熏足方

【配方】桑寄生、怀牛膝、桑叶、菊花各10克，钩藤、明矾各30克，桑枝20克。

【做法】上药水煮2次，滤渣取汁。

【用法】每次将药汁加温至适宜温度时，先熏后洗，凉则加温，每次45～60分钟，浸后用大拇指腹按摩涌泉穴10分钟，7日为1个疗程，可连续用3～4个疗程。

【功效】滋阴潜阳，补益肝肾。适用于高血压病阴虚阳亢型，症见头疼头晕、头重脚轻、耳鸣目眩、心烦失眠、急躁易怒、腰膝酸软、肢体麻木或手足颤抖等。

方10：夏枯草柳树梢液

【配方】夏枯草、柳树梢嫩叶各30克。

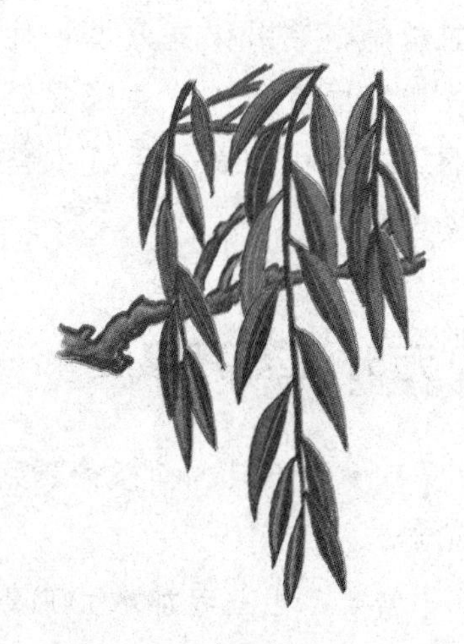

柳叶

【做法】夏枯草、柳树梢嫩叶晒干粉碎，倒入沸水中浸泡片刻。

【用法】待药液温度适宜时，先熏后洗浴双脚。每次30分钟，每日早晚各熏洗1次。可不断加热，以保持水温。

【功效】清热凉血，平肝熄风。适用于治疗肝火亢盛型高血压。

方11：瓜藤液

【配方】香瓜藤、冬瓜藤、黄瓜藤、西瓜藤各50克。

【做法】上述4种瓜藤洗净切碎，水煎取汁。

【用法】趁热熏蒸再洗浴双足，每次30分钟，每日2次。

【功效】清热平肝，利湿通络。适用于治疗肝火亢盛型、瘀血阻络型高血压。

方12：豨莶鬼针草液

【配方】豨莶草200克，鬼针草100克。

【做法】上药洗净切碎，放入锅中，加水适量熬煮30分钟，过滤取汁。

【用法】趁热熏蒸再浸泡双足，每日1次，连用15次为1个疗程。

【功效】祛风湿，利筋骨。适用于高血压。

方13：牛膝钩藤液

【配方】牛膝、钩藤各30克。

【做法】上药水煎药液半盆，可以不断地加热水温，加至盆满为止。

【用法】每日晚睡前熏洗双足，每次30分钟，以不适症状减轻为1个疗程。连续使用1～2个疗程。

【功效】平肝潜阳，引热下行。适用于治疗肝火上炎型高血压。

方14：陈麻通络液

【配方】陈皮50克，半夏、杜仲各40克，牛膝30克，天麻20克。

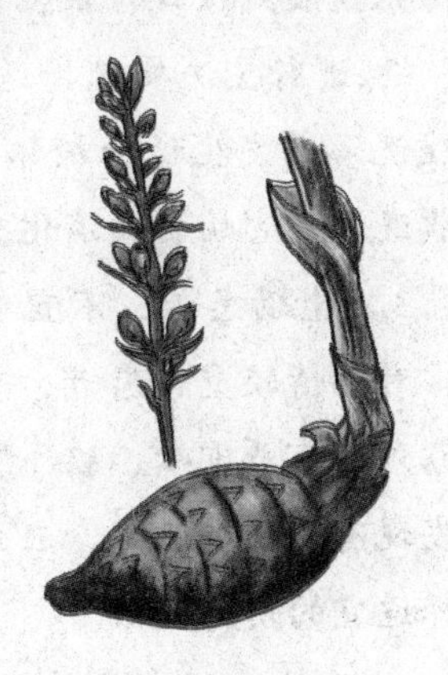

天麻

【做法】上药水煎滤液，加热水，至盆满为止。

【用法】趁热熏蒸再浸泡双足，每日1次，连用15次为1个疗程。

【功效】通络祛痰。适用于痰浊阻滞型高血压患者。

方15：柴菊降压液

【配方】柴胡、丹参各40克，菊花、丹皮各30克。

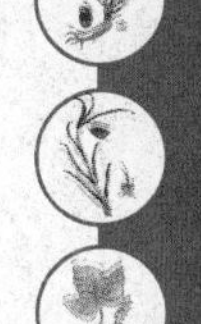

【做法】上药水煎滤液，加热水。

【用法】先熏双足，待温度适宜时浸洗双足。

【功效】疏肝解郁，清热除烦。适用于肝火上炎型高血压。

温馨提醒

熏洗降压注意事项

1.局部熏洗前最好先对局部进行清洗、消毒。同时对熏洗所使用的器皿、纱布、毛巾等要先消毒后再使用，家庭中可采用煮沸消毒法。熏洗时要防止药液溅入口、眼、鼻中。

2.进行熏洗要选择适宜的时间，通常饭前饭后30分钟内不宜熏洗，空腹洗浴易发生低血糖休克，且由于药物的性味刺激更易使人发晕;饭后饱腹洗浴则影响食物消化吸收。其余时间若无其他情况均可进行熏洗。

3.对老幼患者，不宜单独洗浴，须有人助浴为宜，且洗浴时间不宜过长。对病情较重急患者，熏洗时更要有专人陪护，以避免烫伤、着凉或发生意外。有严重心、脑、肾疾病者不适宜全身熏洗。洗浴过程中或洗浴后若发现有皮肤过敏者，应立即停止熏洗或更方。有皮肤破损者可根据病情选择适宜的用药方法。

4.熏洗过程中要掌握好药液温度，若温度过高就进行洗浴，往往会由于刺激性太强而对皮肤造成伤害;若温度低了，又会影响疗效。通常先用药液蒸汽熏，待药液不烫手时即可进行洗浴。洗浴时要注意保暖，避免受寒、吹风，洗浴完毕应立即拭干皮肤。尤其在冬秋之季，应注意浴室、房间的保温。

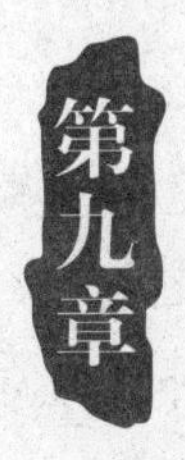

高血压患者年龄不同，偏方治疗对号入座

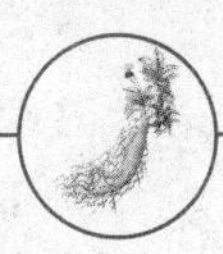

一般来说，高血压舒张压、收缩压和人的年龄、血管弹性、收缩舒张功能等有关，随着年龄增长，动脉老化，动脉僵硬度逐渐增加，动脉弹性逐渐减退，所以收缩压会随着年龄的增长而增加。下面我们根据高血压患者年龄的不同，为高血压病患者提供了不同的偏方。

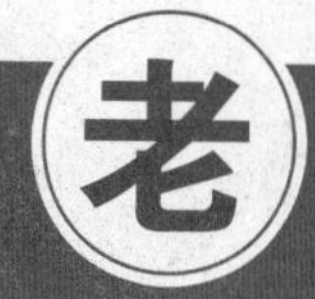

老年高血压患者治疗方

高血压是导致老年人充血性心衰、脑卒中、冠心病、肾衰竭、主动脉瘤的发病率和病死率升高的主要危险因素之一，严重影响老年人的健康和生活质量，是老年人常见的疾病之一。而老年人的身体机能衰退，这就不仅需要在用药上做一些选择，另外民间有很多偏方对治疗老年高血压有一定效果。

方1：老年降压丹

【配方】当归、杜仲、天麻、地龙、川芎各15克，制首乌、白芍、钩藤、草决明、丹参、茯苓、山楂各30克，泽泻、大黄、黄柏、甘草各10克。

【做法】上药中，杜仲、地龙煎汁，其他药磨成粉，制成丸。

【用法】每日2次，口服，每次1～2丸。

【功效】补肝肾，填髓海，补气活血，利湿通腑适用于老年高血压患者。

方2：滋肾平肝活血汤

【配方】天麻、钩藤、牛膝各15克，生龙骨、生牡蛎（先煎）各30克，女贞子、墨旱莲各12克，丹参、红花、赤芍、葛根各10克，川楝子、甘草各6克。

【做法】上药用水煎，去渣取汁。

【用法】每日1剂，分2次服。14日为1个疗程。

【功效】平肝熄风，滋阴活血。适用于老年高血压患者。

方3：桂附地黄汤加味

【配方】黄芪45克，生地黄、熟地黄、茯苓、泽泻、山药、牛膝、桑寄生、菟丝子各15克，山茱萸、炒杜仲各12克，制附子、牡丹皮、肉桂各9克。

【做法】上药用水煎煮，去渣取汁。

【用法】每日1剂，早晚分服。

【功效】阴阳双补，调整阴阳。适用于老年高血压患者。

方4：行气活血汤

【配方】葛根、草河车、白芷、郁金、枳壳、生甘草各9克，红花、泽兰各15克，赤芍、白芍、五味子各12克。

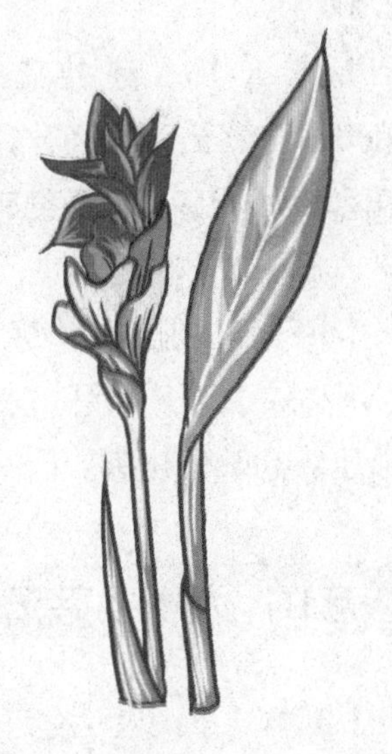

郁金

【做法】上药用水煎，去渣取汁。

【用法】每日1剂，分早晚服，3周为1个疗程。

【功效】活血行气。适用于老年原发性高血压患者。

方5：补肾降压汤

【配方】生地黄、熟地黄、茯苓各15克，山药25克，山茱萸、泽泻、牡丹皮、牛膝、地龙各10克，车前子、丹参各30克。

【做法】上药用水煎，去渣取汁。

【用法】每日1剂，分2次服。

【功效】补肾，活血。适用于老年高血压患者。

方6：杞菊地黄汤

【配方】熟地黄、钩藤各20克，山药、密蒙花各18克，山萸肉、云苓、丹皮、天麻、泽泻各10克，枸杞子12克，甘菊15克，羚羊角粉（冲服）2克，枣仁（炒）25克。

【做法】上药用水煎，去渣取汁。

【用法】每日1剂，日服2次。

【功效】滋阴补肾，平肝潜阳，清热明目。适用于肾阴不足、肝阳上亢型老年高血压患者。

方7：酒浸灵芝液

【配方】灵芝原药500克，黄酒或白酒5000毫升。

【做法】酒加热至80℃，灵芝切碎一同装入瓷罐内，封口置于灶台等过火处。夏天可置于户外任阳光曝晒10～15日即可。

【用法】每日饭前服10～15毫升，早晚各服1次。

【功效】补气安神。适用于老年高血压患者。

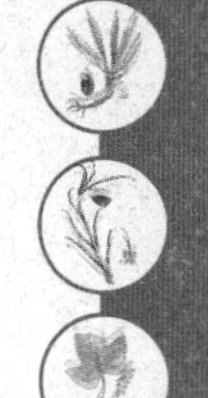

方8：黑木耳柿饼

【配方】黑木耳6克，柿饼50克，冰糖适量。

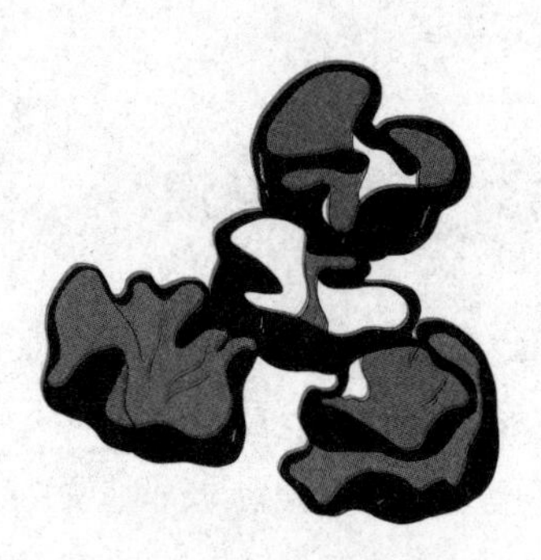

黑木耳

【做法】上药加水共煮至烂熟。

【用法】此方为1日服用量，常服有效。

【功效】清热，润燥。适用于老年高血压患者。

方9：护心降压煎

【配方】天麻、半夏、地龙各10克，苦丁茶15克，泽泻、车前子（包煎）各20克，水蛭5克，珍珠母（先煎）30克。

【做法】上药用水煎，去渣取汁。

【用法】每日1剂，日服2次。

【功效】清肝熄风，涤痰利湿，活血通络。适用于老年高血压病属痰湿瘀血内阻、肝经郁热者，症见形体肥胖头晕且痛，头重如蒙，心烦口苦，胸闷恶心或肢体麻木，舌质暗红，舌有瘀点或瘀斑，苔薄黄或黄腻，脉弦滑或滑数。

方10：菊生枸杞根酒

【配方】菊花、生地黄、枸杞根各1000克。

【做法】上药共捣碎，取水10000毫升煮至5000毫升，用此汁再煮糯米饭2500克；酒曲细碎，同拌令匀，入缸密封，候澄清。

【用法】日服3次，每服1盏。

【功效】清热平肝。适用于老年高血压、动脉硬化等。

方11：大枣冬菇汤

【配方】大枣15枚，干冬菇15个，姜片、熟花生油、料酒、精盐、味精各适量。

【做法】先将干冬菇洗净泥沙；大枣洗净，去核；然后将清水、干冬菇、大枣、精盐、味精、料酒、姜片、熟花生油一起放入蒸碗内，盖严，上笼蒸60分钟，出笼即成。

【用法】佐餐食用。

【功效】益气，开胃。适用于高血压患者。

方12：夏枯草煲猪肉

【配方】夏枯草、桑葚、牡蛎各

20克，猪瘦肉250克，酱油、白糖、精盐各适量。

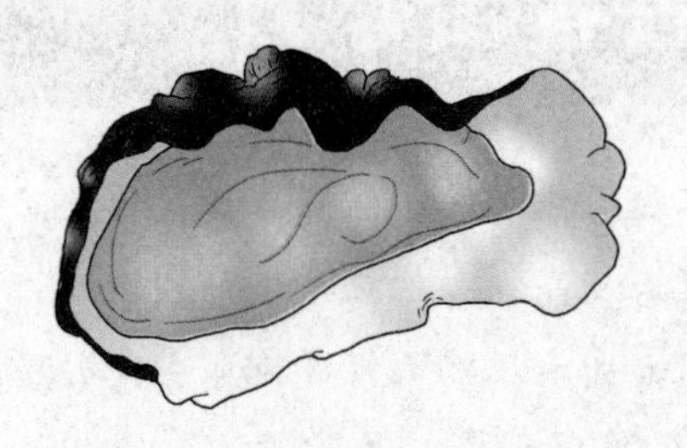

牡蛎

【做法】夏枯草及牡蛎煎汁，猪瘦肉切块，将煎汁与猪瘦肉同入锅中，用小火煲汤，至七成熟时，加入桑葚、酱油、精盐、白糖，继续煮至肉烂熟，汁液收浓即成。

【用法】吃肉及桑葚。

【功效】方中夏枯草味苦、辛，性寒，有清肝热、散郁结的作用；牡蛎有益阴潜阳之功效；桑葚味甘、性寒，有滋阴补血的作用，而猪瘦肉味甘、咸，性平，有平肝养血、滋阴补虚之功。诸味合用，具有育阴潜阳、养血益精的效用。适用于老年高血压肝肾虚损、眩晕耳鸣者。

方13：龟板粉焖海参

【配方】猪骨汤500毫升，海参200克，胡桃肉60克，植物油60毫升，炙龟板30毫升，精盐、黄酒、醋、酱油、胡椒粉、蒜泥、葱白、味精各适量。

【做法】炙龟板研末后用醋浸，以备后用；海参水发后切成片，抹上精盐、酱油；胡桃肉用沸水烫过后，去皮；海参下入油锅，爆炒几遍，加猪骨汤、胡桃肉、龟板末、蒜泥，用小火慢焖至汁浓时，加胡椒粉、精盐、味精、黄酒、葱白调味即可。

【用法】佐餐食用。

【功效】滋养肝肾，润肠通结。适用于老年高血压患者。

方14：西米猕猴桃粥

【配方】西米、白糖各100克，猕猴桃200克。

【做法】洗净西米浸泡30分钟，沥干；猕猴桃去皮用刀切成豆粒大小的丁块；大火烧开倒入西米，水开后改成中火将其他原料放入锅中，稍煮即成。

【用法】佐餐食用。

【功效】清热健脾。适用于老年高血压者。

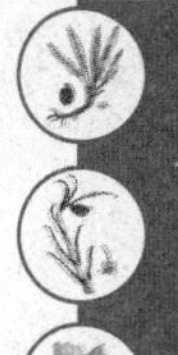

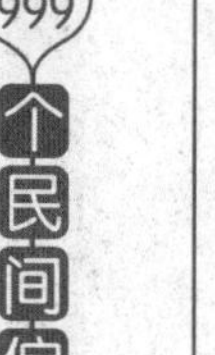

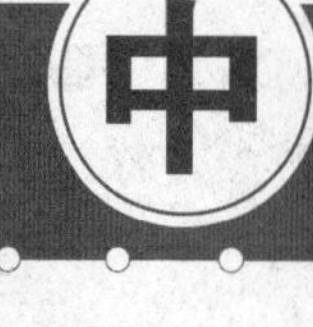

中青年高血压患者治疗方

很多中青年人自诩“身强办壮”，不仅对感冒等小问题不放在心上，就是对头晕、胸闷也不当回事儿，更别说血压高点，但正是这种“轻敌”让高血压逐渐攀升和根植在体内，事实上，高血压病已经成为危害我国乃至全人类的最大疾病，具有“高发病率、高死亡率、高致残率”的“三高”特点。别拿血压高点不当病，本节偏方为中青年提供一些实用偏方。

方1：仙茅煮猪腰

【配方】仙茅12克，猪腰2只，上汤300毫升，绍酒、姜、葱、精盐各适量。

【做法】仙茅洗净，装在纱布袋内；猪腰洗净，一切两半，去臊腺，切成块；姜切片，葱切段；上汤放入炖锅内，放入猪腰、绍酒、姜、葱、精盐和仙茅药袋；把炖锅置大火上烧沸，再用小火炖煮35分钟即成。

【用法】每2日1次，每次食半只猪腰，喝汤。

【功效】补气血，益肾阳。适用于中青年高血压、腰痛患者。

方2：肾气丸加味

【配方】桂枝、附子、山茱萸、茯苓、泽泻各10克，熟地黄20克，山药30克，桑寄生、白芍各15克，牡丹皮12克。

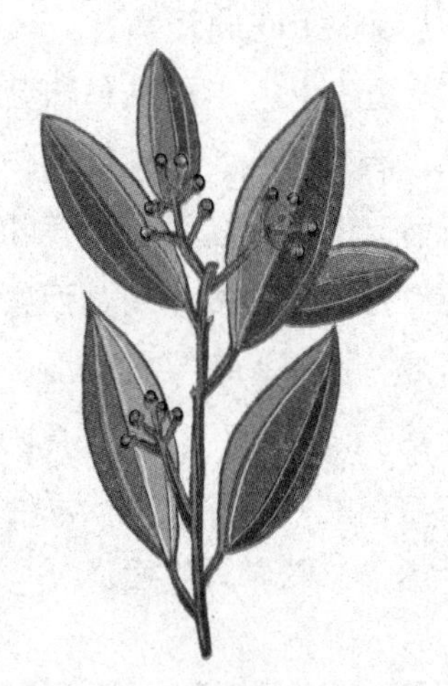

桂枝

【做法】上药加水适量煎煮，连煎2次，去渣取汁，将2次药汁合并。

【用法】上药均日服1剂，水煎2次，取汁400毫升混合后分2次服用。30日为1个疗程。

【功效】温补肾阳。适用于阴阳两虚型青年高血压患者。

方3：天麻地龙饮

【配方】天麻、黄芩、山栀、制半夏、地龙各9克，钩藤12克，石决明18克，茯苓15克。

【做法】上药加水适量煎煮，连煎2次，去渣取汁，将2次药汁合并。

【用法】每日2剂，分早晚服。连服10剂为1个疗程，1个疗程后停药1～2天，再行第2个疗程。

【功效】方中天麻、钩藤、石决明平肝潜阳；黄芩、山栀清泄肝火；茯苓、半夏健脾化痰；地龙通阳气。诸药配伍，对中青年肝阳上亢型高血压有显著疗效。

方4：半夏天麻白术汤

【配方】半夏、杜仲各12克，白术、天麻、茯苓、菊花各15克，陈皮5克，甘草6克，生姜2片，大枣5枚。

【做法】上药加水适量煎煮，连煎2次，去渣取汁，将2次药汁合并。

【用法】每日1剂，每次服用15毫升。

【功效】燥湿化痰，平肝熄风。适用于中青年痰浊中阻型高血压。

方5：沙苑茶

【配方】沙苑子10克，白糖适量。

【做法】把沙苑子捣碎，放入炖盅内，加水200毫升；把炖盅置大火烧沸，用小火煮10分钟加入白糖即成。

【用法】代茶饮用。

【功效】补肾固精，养肝明目。适用于中青年高血压患者，症见头痛、头晕、尿频等。

方6：荸荠烧茄子

【配方】荸荠100克，茄子200克，葱、姜、大蒜、精盐、植物油各适量。

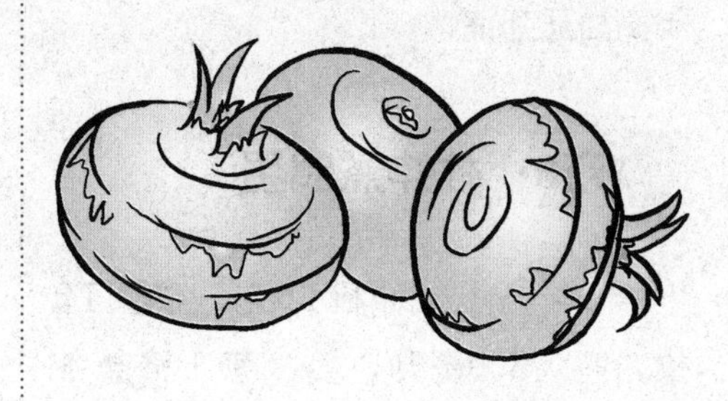

荸荠

【做法】荸荠洗净，去皮，切两半；茄子洗净，切成3厘米见方的块；葱切段，姜切片，大蒜去皮，切片；把植物油放入热锅内，烧至六成热时，放入姜、葱、蒜爆香，随即加入茄子、荸荠炒匀，放入精盐和少许清水煮熟即成。

【用法】每日1次，佐餐食用。

【功效】清热解毒，消食利水。适用于中青年高血压患者。

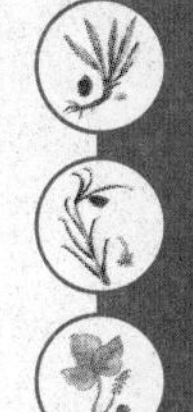

方7：蒜香干贝汤

【配方】山楂30克，桃仁20克，干贝80克，冬瓜500克，味精、精盐、葡萄酒、大蒜各适量。

【做法】桃仁去皮，桃仁和山楂放清水里浸泡半天，冬瓜去皮、瓤，切块；干贝洗净放碗里，倒入大蒜、葡萄酒，上蒸笼，蒸1个小时备用；取瓦罐，放入山楂、桃仁、冬瓜、干贝，倒入适量的水，加精盐、味精，用小火煲2小时，拣掉生姜即可。

【用法】佐餐辅食。

【功效】活血利水。适用于中青年高血压患者。

方8：杜仲煮鸽蛋

【配方】杜仲粉15克，鸽蛋10枚，鸡汤300毫升，姜、葱、精盐各适量。

【做法】把鸽蛋放入锅内，加清水500毫升，置中火煮熟，捞起晾凉，剥皮待用；把锅置大火上，加入鸡汤，放入姜、葱、精盐、鸽蛋和杜仲粉，用小火煮20分钟即成。

【用法】每日1次，每次吃鸽蛋4枚，喝汤。

【功效】补益肝肾。适用于中青年高血压患者。

方9：香蕉西瓜皮

【配方】香蕉3根，西瓜皮60克（鲜品加倍），玉米须60克，冰糖适量。

【做法】香蕉去皮与西瓜皮、玉米须共煮，加冰糖调服。

【用法】每日1剂，分早晚2次食用。

【功效】平肝，泄热，利尿，润肠。适用于中青年高血压。

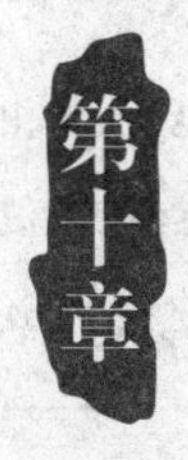

食疗降压偏方，来自餐桌的降压妙药

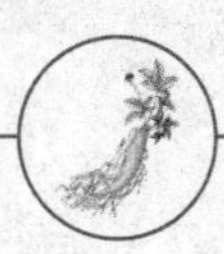

目前我国高血压患者呈现广泛化、低龄化的趋势。高血压危害人类的健康，除了如上各类偏方防治外，高血压患者日常也要注重饮食，努力将血压控制在稳定的水平。下面介绍的食疗偏方：菜肴方、靓粥方、靓汤方等，均能辅助治疗高血压。

降压菜肴方

都说高血压是富贵病，是生活娇惯出来的，与饮食关系密切。那么，在治疗高血压的同时就要注意饮食的保健方向，以下降压菜肴偏方简单易行，可助您循序渐进调理身体，吃得更放心。

方1：芹菜炒淡菜

【配方】芹菜150克，淡菜30克，植物油、姜丝、蒜蓉、精盐各适量。

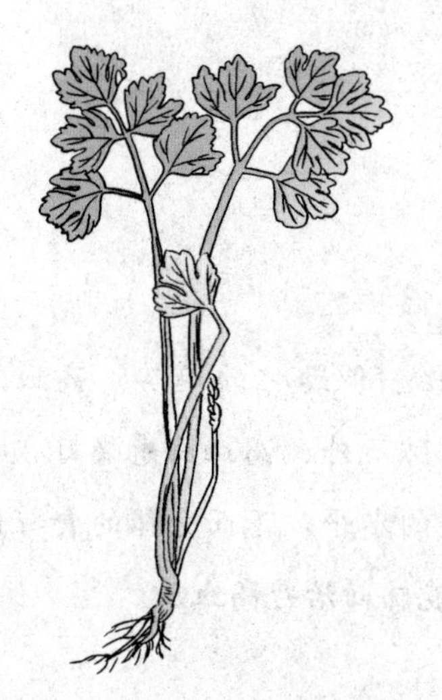

芹菜

【做法】淡菜浸发洗净，放入沸水中氽一下捞出；芹菜去根留叶，洗净切段，入油锅炒至八成熟，滤去水分；起油锅，下姜丝、蒜蓉爆炒出香味，下淡菜微炒后，加水少许炒熟，加芹菜拌炒，加精盐调味即可。

【功效】平肝清热。适用于高血压病，症见腰膝酸软、头晕耳鸣、心悸失眠、盗汗口渴等。

方2：天麻炖甲鱼

【配方】甲鱼1只（约450克），天麻片15克，葱段、姜片、黄酒各适量。

【做法】甲鱼用沸水稍烫一下后，刮去表面泥膜，挖净体内黄油；用甲鱼胆在甲鱼壳背上涂1周，腹盖向上置于容器中，再将天麻片、葱段、姜片覆盖其上，加黄酒适量后，容器加盖，隔水炖1.5～2小时。

【功效】滋养肝肾，平肝潜阳。适用于高血压、肝炎等。

方3：天麻焖鸡块

【配方】嫩母鸡1只（约重1500克），天麻15克，水发香菇50克，鸡汤500毫升，料酒、精盐、淀粉、葱、姜、鸡油、植物油、味精、白糖各适量。

【做法】天麻用水洗净，切成薄片，放小碗内上屉蒸熟（约10分钟）；将鸡去骨，切成小块，用油汆一下，捞出；再将葱、姜用油煸出香味，加入鸡汤、精盐、料酒、味精、白糖，再倒入鸡块；用小火焖40分钟，加天麻片再焖5分钟左右，用淀粉勾芡，淋上鸡油即成。

【功效】补虚益精，平肝祛风。适宜于高血压引起的眩晕、头痛、神经性偏正头痛、肢体麻木、神经衰弱的头昏、头痛、失眠等症。

方4：天麻蒸全鱼

【配方】明天麻、茯苓各20克，川芎10克，鲜鲤鱼1尾，花生油、精盐、酱油、味精、鲜红椒丝、姜、葱各适量。

【做法】天麻、川芎、茯苓一同放入第2次米泔水中浸泡5小时，捞出天麻，置米饭上蒸透，切成薄片；鲜鲤鱼去鳞、抽筋、剖开，去鳃，将天麻置鱼腹中，再置盒内，加入少量姜、葱、清水，上笼蒸30分钟，取出；锅置火上，倒入花生油，将油烧热，放入鲜红椒丝、精盐、酱油、姜、葱做成浓汁，趁热浇鱼上即成。

【功效】祛风宁神，活血止痛。适用于肝阳上亢型高血压。

方5：玉兰鱼球

【配方】玉兰花15朵，青鱼肉200克，鸡蛋5枚，精盐、味精、黄酒、葱花、生姜末、香油各适量。

【做法】青鱼肉洗净切碎，玉兰花洗净切成丝，与黄酒、葱花、生姜末拌匀成馅；取鸡蛋清调匀，并加少许香油、味精、精盐；将鱼肉泥制成小球状，放入鸡蛋清中蘸匀，上笼蒸熟即成。

【功效】滋阴健脾，祛风宣肺。适用于高血压病之头痛者。

方6：菊花煲鸡丝

【配方】菊花30克，鸡脯肉300克，火腿丝25克，植物油、蛋清、水淀粉、黄酒、精盐、味精、香油各适量。

【做法】菊花洗干净，选出10克用沸水稍泡片刻，捞出来备用；余下的菊花入砂锅，加水浓煎20分钟，过滤取药汁浓缩至50毫升；把鸡脯肉除掉白筋，洗干净，剖片后切成细丝，用蛋清、水淀粉调成糊抓匀上浆；锅置火上，加植物油烧至六成热时，放进鸡脯丝、火腿丝，急熘划开，加黄酒之后再翻炒片刻，加适量的水，倒进药汁，改用小火同煲30分钟，待鸡丝、火腿丝熟烂时，加菊花瓣、精盐、味精、香油，拌匀即成。

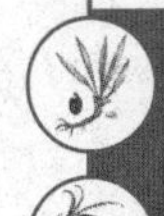

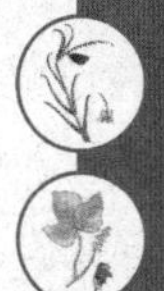

【功效】滋养肝肾，泻火降压。适用于肝火上炎、肝肾阴虚型高血压患者。

方7：绞股蓝炖乌龟

【配方】绞股蓝20克，乌龟1只（约250克），黄酒、葱花、姜末、精盐、味精各适量。

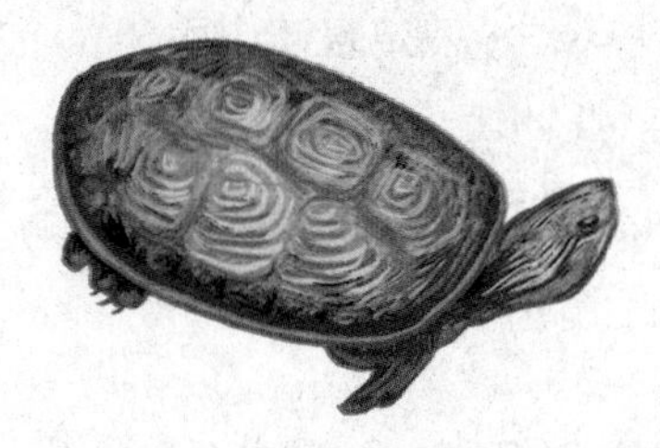

乌龟

【做法】乌龟宰杀，去头、爪和内脏，洗净后备用；将绞股蓝拣去杂质，洗净，切段后放入纱布袋中，扎口，与乌龟一同放入砂锅中，加适量水，选用大火煮沸，加黄酒、葱花、生姜末，改用小火炖煨1小时，待乌龟肉熟烂，加精盐、味精，调匀即成。

【功效】滋阴补肾。适用于肝肾阴虚型高血压。

方8：首乌巴戟天炖老母鸡

【配方】老母鸡250克，巴戟天20克，何首乌15克，生姜4片，精盐、味精各适量。

【做法】老母鸡活杀，去毛、肠杂，洗净，切块，用开水氽去血水，捞出滤干水分；巴戟天、何首乌、生姜洗净；把全部用料一起放入炖盅内，加开水适量，炖盅加盖，小火隔开水炖2小时，精盐、味精调味即可。

【功效】补益肝肾，强壮筋骨，祛风止痛。适用于高血压病肾精不足型，症见眩晕耳鸣、精神不振、腰膝酸软者。

方9：半夏天麻鸡

【配方】半夏、白术各20克，陈皮5克，明天麻30克，鸡肉500克，黑木耳100克，植物油、黄酒、清汤、精盐、酱油、生姜、味精各适量。

【做法】半夏、白术、陈皮洗净，分2次煎取药汁100毫升；天麻干蒸切片，黑木耳洗净，切成小片；鸡肉去皮切成块状，放入少许精盐和黄酒搅匀稍腌；油置锅内大火烧至七成热时，鸡肉块炒半熟时，下黑木耳翻炒几遍，放入天麻、生姜、酱油、药汁及清汤，小火慢煮至天麻熟脆，调味即可。

【功效】清化痰湿。适用于痰浊壅盛型高血压。

方10：二天焖鲤鱼

【配方】明天麻20克，制天南星

10克，鲤鱼500克，植物油60毫升，红辣椒丝、食醋、精盐、酱油、姜片、葱花、味精各适量。

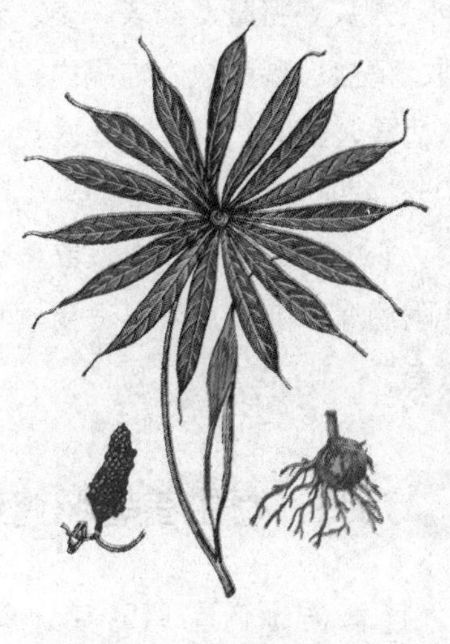

天南星

【做法】制天南星洗净，用一小纱袋扎包好；将鲤鱼先抽出背面上的银丝筋，再去鳞、内杂，洗净，切成长条形块状，用少许精盐、酱油、食醋抹上一层；天麻与天南星煮沸30分钟，将天南星拣出不用；鲤鱼在油锅内走油后，放入天麻汤、姜片、红辣椒丝，小火慢焖至熟香，再入精盐、酱油、葱花、味精调味即可。

【功效】清涤痰浊，止熄头风。适用于痰浊中阻型高血压。

方11：天麻炖乳鸽

【配方】天麻20克，乳鸽2只（约500克），精盐、鸡精、胡椒粉、姜块、葱结各适量。

【做法】乳鸽宰杀洗净后用开水焯一下，去血水，装入汤碗中；天麻放入，锅内加适量清水，调入精盐，烧开起锅，倒入汤碗中（以淹没乳鸽为宜）；放入姜块、葱结，上笼蒸后出锅，调入鸡精、胡椒粉，去掉姜块、葱结即可。

【功效】平肝熄风，化痰定惊。适用于痰湿中阻型高血压病所致的眩晕头痛。

方12：沙苑煮墨鱼

【配方】沙苑子30克，鲜墨鱼、菜胆各100克，姜、葱、精盐各适量。

【做法】沙苑子洗净，放入纱布袋内；墨鱼洗净，去紫色皮膜，切成小块；菜胆洗净，切段；姜切片，葱切段；把沙苑子药袋放在炖锅内，加入清水600毫升，放入菜胆、墨鱼、精盐、姜、葱，先用大火烧沸，再用小火煮35分钟即成。

【功效】补肾固精，养肝明目。适用于高血压患者，症见眼花、头痛、腰膝酸软、尿频余沥等。

方13：党参枸杞焖田鸡

【配方】党参20克，枸杞子、桑葚各30克，田鸡500克，大枣10枚，猪骨汤300毫升，花生油、精盐、酱

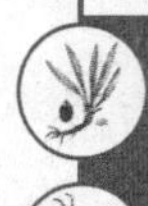

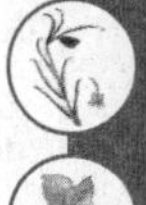

油、红辣椒丝、姜末、黄酒、味精、葱花各适量。

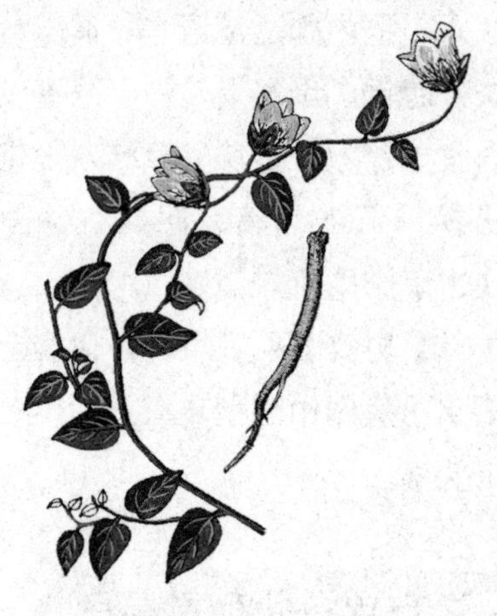

党参

【做法】田鸡肉洗净，切块，放入少许精盐、黄酒；锅置火上，放入花生油，将田鸡肉在油锅内爆炒几遍，盛出备用；枸杞子、大枣（去核）、桑葚各洗净，用纱布袋包扎；砂锅内放入猪骨汤、纱布袋、党参，大火煮沸15分钟，捞出纱布袋，再入田鸡肉，待鸡肉半熟时，再入精盐、酱油、红辣椒丝、姜末、味精、葱花，小火焖至香浓即可。

【功效】滋阴养血，平肝益气。适用于肝肾阴虚型高血压患者。

方14：藿香玉米须炖鳖

【配方】藿香15克，玉米须50克，鳖1只，姜、葱、精盐、料酒、鸡精各适量。

【做法】藿香、玉米须洗净，同藿香一同装入纱布袋内，扎紧口；鳖宰杀后，去头、爪和内脏，放入沸水锅中汆去血水；姜去皮，切片；葱洗净，去头；将鳖、药袋、姜、葱、料酒、精盐、鸡精放入炖锅内，加入清水适量，置大火上煮沸，转用小火炖80分钟即可。

【功效】理气和中，辟秽祛湿，养阴润燥，除烦止渴。适用于高血压患者。

方15：寄生首乌焖鸡丝

【配方】何首乌50克，桑寄生25克，鸡脯肉300克，花生油、精盐、姜末、酱油、味精、红辣椒丝各适量。

【做法】何首乌、桑寄生洗净，分两次煎煮，取药汁100毫升；取鸡脯肉切成条丝状，拌上少许精盐、酱油；锅置火上，放花生油，油热放鸡肉丝爆炒，加入红辣椒丝、姜末，炒至鸡肉丝七成熟时，将药汁倒入慢焖30分钟，再入精盐、酱油、味精调味即可。

【功效】养肝滋肾。适宜于高血压患者。

方16：当归黄芪蒸鸡

【配方】当归24克，黄芪30克，公鸡1只（1000克），料酒、精盐、葱、味精、生姜各适量。

【做法】当归、黄芪洗净备用；公鸡宰杀去毛、内脏，洗净；将当归、黄芪置于鸡腹中，然后将鸡用精盐、味精、料酒、葱、生姜煨好装入大碗中，上锅大火蒸熟烂即可。

【功效】温中益气，补精养血，滋养五脏。适用于高血压患者，症见心悸气短、头晕目眩、面色无华、神疲乏力、舌质淡、脉细弱。

方17：百合桑葚炒鳝丝

【配方】百合15克，桑葚10克，芹菜、鳝鱼各100克，姜、葱、精盐、植物油各适量。

【做法】百合洗净，润透，蒸熟待用；桑葚洗净，去杂质；鳝鱼去骨、内脏、头、尾，切细丝；姜切丝，葱切段；芹菜切段；把炒锅置大火上烧热，加入植物油烧至六成热时，下入姜、葱爆香，加入鳝丝炒匀，放入精盐、百合、桑葚，炒熟即成。

【功效】滋阴补肾。适用于高血压阴阳两虚型患者。

方18：天麻蒜蓉拌茄子

【配方】天麻15克，大蒜10克，茄子200克，葱花、精盐、香油、酱油各适量。

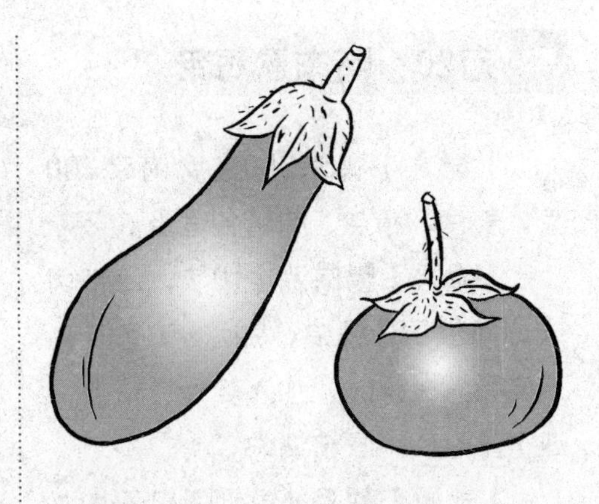

茄子

【做法】天麻洗净，水煮25分钟后，去渣取药汁；大蒜去皮，捣成蒜蓉；茄子洗净，切两半，上笼用大火蒸25分钟，出笼后，把茄子放入盆内，加入天麻药汁、蒜蓉、香油、葱花、精盐、酱油拌匀即成。

【功效】熄风，定惊，行滞气，暖脾胃，解毒。适用于高血压患者。

方19：素炒凤尾菇

【配方】凤尾菇500克，姜丝、葱白、精盐、淀粉、香油各适量。

【做法】凤尾菇剪去菇脚洗净，把大朵凤尾菇切成小块，入水汆一下，滤干水分备用；起油锅，下姜丝、葱白爆炒出香味，放入凤尾菇，放精盐，下淀粉炒熟，淋香油即可。

【功效】清热解毒，润燥化痰。适用于高血压病，症属痰湿壅盛兼有热者，症见心烦口渴、头目胀痛、小便短小等。

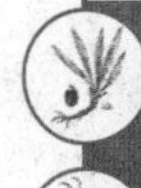

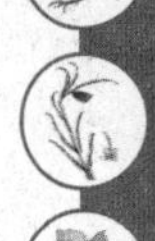

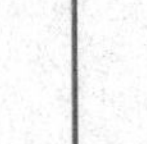

方20：鸭肉煮海带

【配方】鸭肉250克，海带200克，姜片、精盐、味精各适量。

【做法】鸭肉洗净切块，海带切碎，同放于砂锅中，加水500毫升，烧沸后撇去浮沫，加入姜片、精盐，炖至酥烂，下味精调匀。

【功效】滋阴补虚。适用于高血压患者。

方21：砂锅鲜蘑豆腐

【配方】豆腐150克，鲜蘑100克，虾仁10克，香油、精盐、味精、白胡椒粉各适量。

【做法】鲜蘑洗净，挤去水分，切成薄片；豆腐洗净，切成小块，虾仁洗净沥干；锅内放入香油，油热后，下虾仁爆炒一下，即倒入沸水碗中，再将其倒入砂锅中；砂锅大火煮沸下豆腐块、鲜蘑片烧沸，再下味精、精盐、白胡椒粉即成。

【功效】利水化湿。适用于高血压患者。

方22：三色松

【配方】千张皮、胡萝卜各200克，蒜苗50克，精盐、味精、白糖、香油、辣椒油各适量。

【做法】千张皮切成细丝，在沸水中焯一下；胡萝卜去根洗净，切成细丝；蒜苗洗净，切成段；将胡萝卜丝、千张皮丝放入沸水锅中焯熟；蒜苗焯一下，立即用漏勺捞出沥水；将胡萝卜丝、千张皮丝、蒜苗段同装入盘中，放入精盐、味精、辣椒油、白糖拌匀，淋上香油即成。

【功效】平肝潜阳，活血舒筋。适用于高血压患者。

方23：乳香番茄

【配方】牛奶200毫升，鸡蛋3个，番茄2个，淀粉、精盐、胡椒粉、绿色菜叶、花生油、白糖、味精各适量。

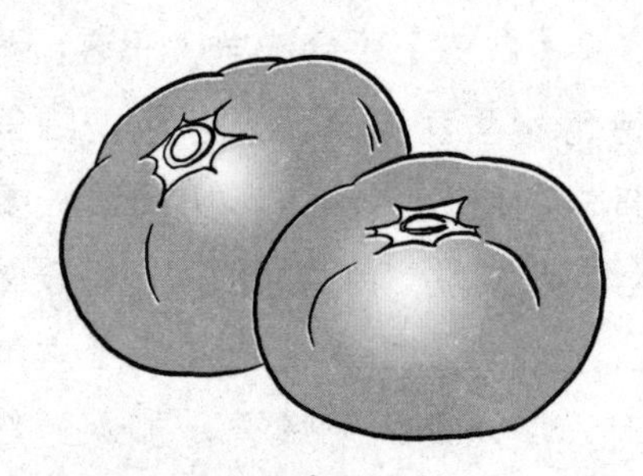

番茄

【做法】番茄洗干净，切成月牙块；用淀粉将牛奶调成汁；再煎几个荷包蛋；将炒锅置火上，放入少许花生油，烧热后放入番茄块，翻炒几下，加适量精盐，然后把调好的奶汁倒入锅内，搅匀；将荷包蛋摊在锅内，放入少许白糖、胡椒粉，用小火炖3分钟，再加少许味精，调匀，出锅装盘；最后用择洗干净的新鲜绿菜叶切碎或撕碎放在盘上点缀一下，即成。

【功效】补中益气。适用于高血压患者。

方24：烧鲜蘑

【配方】鲜蘑400克，鸡精、酱油、葱、姜末、白糖、芝麻、精盐、水淀粉、香油、清汤、花生油各适量。

【做法】鲜蘑洗净，除去杂质；炒勺放在火上，加花生油少许，烧热后下葱、姜末煸锅，随即加入酱油、白糖、鸡精、芝麻、精盐调好口味，倒入鲜蘑，加清汤烧沸后，小火稍焖，用水淀粉勾芡，淋入香油，出锅装盘即可。

【功效】滋阴平肝。适用于高血压患者。

方25：糖醋银耳

【配方】银耳、白糖、醋各适量。

【做法】银耳泡发，去蒂头洗净，再用沸水冲洗，掰成小块放入盘内，加入白糖、醋拌匀即成。

【功效】凉血，清热。适用于高血压患者。

方26：清炒西瓜皮

【配方】鲜西瓜皮500克，植物油50毫升，精盐、味精、豆豉汁各适量。

【做法】鲜西瓜皮去掉表皮，再切成薄片；植物油烧至七成热时，下入西瓜皮，用大火翻炒至呈青色时，加入精盐、豆豉汁、味精，再用小火稍焖至熟即可。

【功效】清热利尿，平肝健脾。适用于肝阳上亢型高血压患者。

方27：菊麻鱼

【配方】菊花30克，罗布麻叶20克，草鱼1尾（约700克），植物油60毫升，生姜、精盐、酱油、红辣椒丝、胡椒粉、味精、葱白各适量。

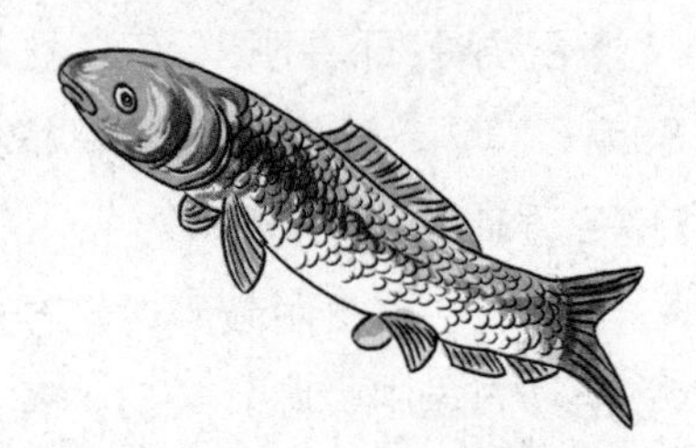

草 鱼

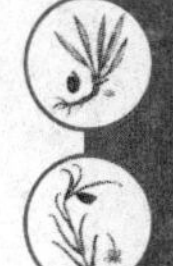

【做法】菊花、罗布麻叶洗净，分2次煎取200毫升浓液；草鱼去鳞剖洗，切块，抹上少许精盐、酱油，放油锅走油；将红辣椒丝炒至断生，放入鱼块和药汁、生姜，小火慢熬至收汁时再入精盐、酱油、胡椒粉、味精、葱白调味即可。

【功效】清肝祛风。适用于高血压、心脏病患者。

方28：芝麻苦瓜

【配方】鲜嫩苦瓜200克，芝麻30克，醋、精盐、香油各适量。

【做法】芝麻放锅内用小火炒香，取出晾凉，放在案板上碾碎，加精盐，调匀后备用；苦瓜洗净，用刀一剖为二，切成薄片后加精盐和适量清水浸泡，捞出，轻轻挤去水分，放入盘内，加入醋拌匀，撒上芝麻、精盐，淋上香油即成。

【功效】滋补肝肾，清热泻火。适用于肝肾阴虚型高血压患者。

方29：决明牡蛎

【配方】石决明30克，牡蛎肉150克，黄酒、葱花、姜末、精盐、味精各适量。

【做法】石决明敲碎，洗净，放入多层纱布袋中，扎紧袋口，备用；牡蛎肉洗净，切成片，与药袋同入砂锅内，加入适量的清水用大火煮沸，下入黄酒、葱花、姜末，改用小火煲1小时，待牡蛎肉熟烂，取出药袋，撒入精盐、味精，调匀即成。

【功效】平肝潜阳。适用于阴虚阳亢型高血压患者。

方30：姜丝红薯

【配方】红薯500克，酱油、精盐、味精各5克，水淀粉10克，姜丝适量。

【做法】红薯去皮，洗净切块；锅中油烧热，将红薯块投入油锅，炸至呈金黄色且外皮脆时捞出沥油；锅留底油，先放姜丝炝锅，再将红薯倒进锅内，加适量清水，调入酱油、精盐、味精，焖至红薯入味，水淀粉勾芡即可。

【功效】补脾益胃。适用于高血压患者。

方31：淡菜煨白鹅

【配方】淡菜100克，白鹅1只，葱结、姜片、黄酒、精盐、味精各适量。

【做法】白鹅宰杀，去毛、肠杂洗净，入沸水中焯透捞出，用凉水冲洗干净，沥净水分；淡菜用黄酒冲洗，塞入鹅腹内；将净鹅置入砂锅中，加入葱结、姜片、黄酒、清汤适量，用大火煮沸后改小火炖2小时，待鹅肉熟烂后，拣出葱、姜，调入精盐、味精即可。

【功效】补虚益气，养阴生津，填精补脑。适用于高血压、动脉硬化、糖尿病患者。

方32：霸王戏珠

【配方】鸽蛋10个，活鳖1只，

鸡汤500毫升，黄酒、植物油、精盐、葱、姜末各适量。

【做法】鳖宰杀洗净，取下鳖裙切条块状，鳖腹切方块；鳖肉入锅，用中火干炒去汁水；油锅烧热，投入葱、姜末煸香，放入鳖块、精盐、黄酒，炒至入味后装盆，加入鸡汤，加盖后上笼蒸2小时；鸽蛋煮熟，去壳后排列于鳖肉四周，再蒸10分钟，出锅撇去浮油，拣去葱、姜末即可。

【功效】滋阴降火，清热解毒。适用于阴虚阳亢型高血压患者。

方33：姜拌莲藕

【配方】莲藕500克，精盐、酱油、醋、姜末、香油各适量。

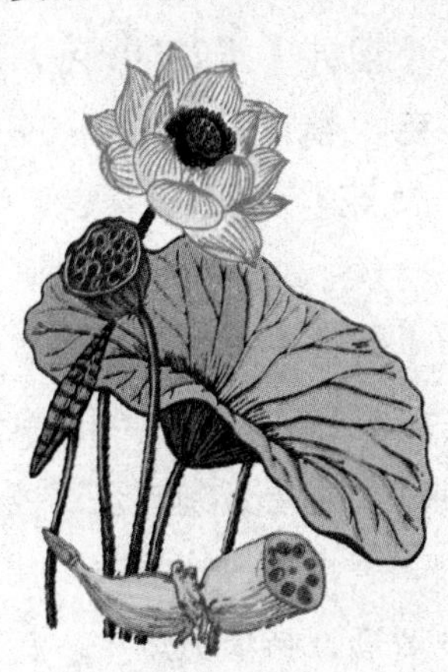

莲藕

【做法】莲藕洗净，削去皮，切成片；酱油、醋、香油放入碗内，调成汁待用；汤勺内放入清水，烧沸后倒入藕片焯过，捞出沥净水，倒入盆内，趁热加入精盐、姜末拌匀，约焖10分钟；将焖好的藕片装入盘内，浇上汁即成。

【功效】利尿解毒。适用于高血压患者。

方34：海藻煮黄豆

【配方】海藻嫩藻体150克，黄豆250克，精盐、味精、葱花、豆油各适量。

【做法】先将海藻嫩藻体洗净切成小段；黄豆去杂洗净；炒锅上火，加豆油烧热，投入葱花煸香，倒入海藻嫩藻体煸炒片刻出锅备用；锅内加水适量，放入黄豆煮烂，倒入海藻煨至入味，加精盐、味精调味即成。

【功效】清热解毒，散结软坚。适用于高血压患者。

方35：香菇油菜

【配方】油菜500克，水发香菇60克，花生油（或猪油）、精盐、黄酒、水淀粉、香油、味精、猪骨汤各适量。

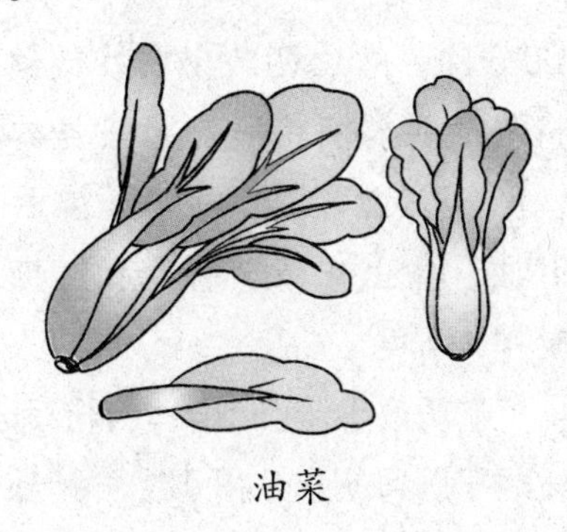

油菜

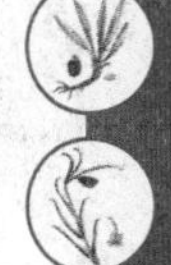

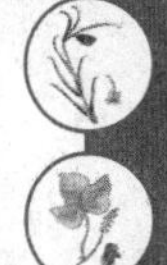

【做法】油菜去老叶、老根，洗净；香菇去根蒂，洗净。锅置火上，放花生油，烧至六成热，加入全棵油菜，煸炒至熟，加少量精盐、味精，起锅，将熟油菜铺于盆中。再起热锅，加油，烧热，将香菇入锅炒3分钟，加猪骨汤、黄酒、精盐，焖烧5分钟，再加味精，用水淀粉勾芡，淋上香油，颠翻几下出锅，浇在油菜上即成。

【功效】油菜性凉，味甘、苦，有清热解毒、散血消肿之功效；香菇性平，味甘，有益气补虚、治风破血、健脾和胃之功效。适用于高血压患者。

方36：马兰头拌海带

【配方】马兰头200克，海带100克，麻油30毫升，红糖（或白糖）15克，蒜泥、精盐、食醋、味精各适量。

【做法】马兰头(全草)拣杂洗净，放入沸水中焯至色泽泛青、柔软时捞出沥干。海带先用温水浸泡2小时，待变软后，洗净泥沙，用沸水焯10分钟，然后切成小块状或丝状。将马兰头与海带一起置于盆内，放入精盐和食醋搅匀，5分钟后淋上麻油，撒上味精、蒜泥和红糖，反复拌匀即可。

【功效】清肝泄热，调心和血。适用于肝肾阴虚、肝阳上亢所致的高血压患者。

方37：姜汁菠菜

【配方】菠菜250克，姜汁、菜油、精盐、白糖、醋各适量。

【做法】菠菜洗净，入沸水锅烫一下，断生捞起，沥干，晾凉。菠菜入盆加姜汁、菜油、精盐、白糖、醋拌匀即成。佐餐，常吃。

【功效】菠菜养血润燥，姜汁开胃进食。本菜具有养阴血而不伤脾胃的特点。适用于高血压之头昏头痛、面红目眩、尿黄、心悸等。

方38：鲜酿番茄

【配方】番茄500克，肥瘦猪肉200克，精盐、胡椒粉、味精、香油、鸡蛋、慈姑、老姜、葱花、火腿、金钩、植物油、黄酒各适量。

【做法】老姜剁细，葱切花，慈姑去皮剁细，火腿剁细，金钩发胀洗净剁细，鸡蛋清制成蛋清豆粉，猪肉剁细。锅烧热放植物油，加入一半猪肉及黄酒，待猪肉烧干水气再放入精盐、胡椒粉、味精、金钩、火腿、姜，一起烧出香味放入盆内晾凉，再放入余下的一半生猪肉和葱花、香油一起拌匀，制成生熟混合馅。番茄去皮，在顶部切一刀做成盖，掏去番茄内部的籽，用干净纱布抹干番茄内部的水分，抹上蛋清豆粉，将馅装入盖上盖；再依次放入蒸碗内摆好，上笼蒸熟后取出放入盘内。锅内放入汤、精盐、胡椒粉、味精，烧沸放水豆粉加清芡起锅淋于盘内番茄上即成。

【功效】番茄清热生津，肥瘦猪肉滋阴润燥。适用于头昏目眩、面红耳赤、口干、便秘、潮热心烦、尿黄脉数等患者。

方39：豆芽炒肉丝

【配方】猪瘦肉400克，绿豆芽100克，青椒丝50克，鸡蛋1个，精盐5克，黄酒10毫升，姜丝1克，高汤50毫升，干淀粉50克，水淀粉50克，味精3克，植物油500毫升（实用50毫升），香油适量。

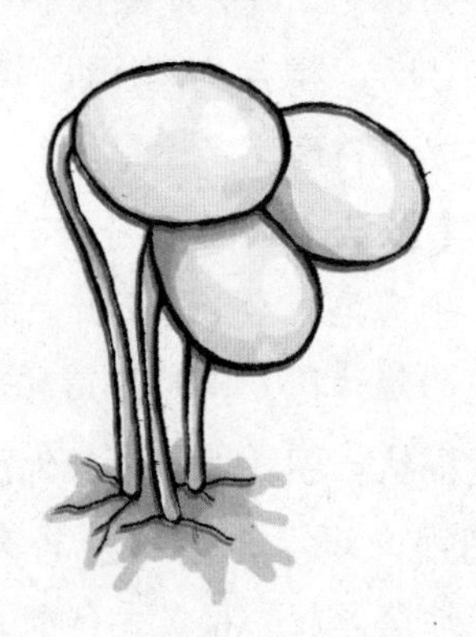

豆芽

【做法】猪肉洗净，切成丝，放入碗内，加精盐、味精、蛋清、黄酒、干淀粉拌匀上浆。绿豆芽掐头去尾，洗净备用。烧热锅，放植物油，烧至六成热时，将肉丝放入，用勺划散至熟后，连油倒入漏勺，滤过余油。热锅加少量植物油，放入青椒丝、绿豆芽和姜丝下锅煸炒几下，烹黄酒，加精盐、味精和汤，下肉丝，用水淀粉勾芡，淋上少许香油，颠翻几下，起锅装盘即成。

【功效】绿豆芽清热解毒，利水消肿；猪肉滋阴润燥；青椒开胃消食，祛湿通络。适用于高血压患者。

方40：肉丝炒茼蒿

【配方】茼蒿(蒿子秆)400克，猪肉60克，植物油、酱油各15毫升，精盐2克，黄酒5毫升，高汤、葱、姜、水淀粉各适量。

【做法】葱去根及干皮切成葱片。姜洗净，切成末。茼蒿洗净，切成段，入沸水焯一下，沥净水分。猪肉洗净，切成丝，用少许酱油、黄酒、水淀粉抓一下。锅内放植物油，油热后，下葱、姜煸出香味。下肉丝炒至变色，下酱油、精盐、黄酒及少许高汤(或清水)翻炒几下，下茼蒿炒匀。入水淀粉勾薄芡即可出锅。

【功效】调和脾胃。适用于高血压患者。

方41：牛肉炒芹菜

【配方】芹菜250克，牛肉100克，植物油、酱油、精盐、豆瓣酱、

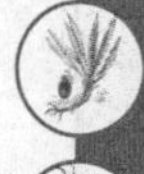
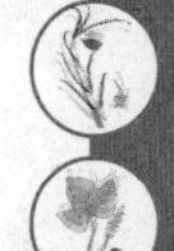

葡萄酒、淀粉各适量。

【做法】牛肉用刀切成薄片，再改刀切成细丝，放入碗中，加入酱油、葡萄酒及淀粉抓匀，使牛肉丝上浆。芹菜去根、茎及叶洗净，切成段。炒锅内放入植物油，油热后，入上浆牛肉丝，大火煸炒，等肉色变白后，将其拨在锅边，锅中心下豆瓣酱煸炒，再下芹菜段、精盐，炒几下即与牛肉丝合炒，即可出锅装盘。喜食辛辣者，可用四川豆瓣酱，还可在菜装盘后撒上花椒粉。

【功效】芹菜性凉平肝，牛肉健脾养胃。适用于高血压患者。

方42：糖醋带鱼

【配方】带鱼600克，花生油100毫升，酱油、黄酒、醋、白糖、料酒、精盐、水淀粉、葱、姜、蒜各适量。

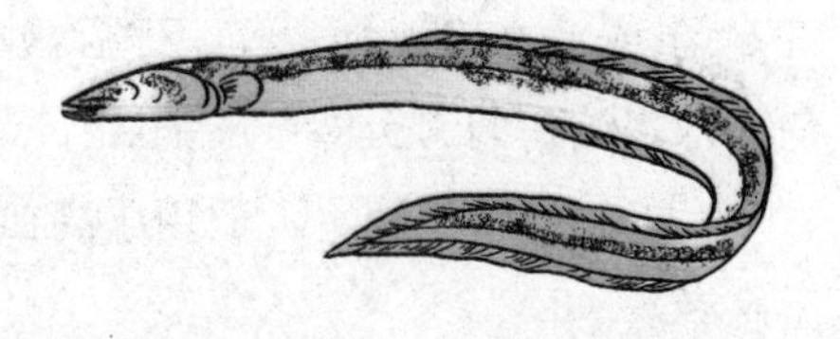

带鱼

【做法】葱去根及干皮，切成丝；姜洗净切成末；蒜去皮切成小块；淀粉用水搅成较稠厚的水淀粉。将带鱼剪去头及鳍，去掉内脏，刮去鱼身上的银色细鳞，洗净沥干，切成段。炒锅内放入花生油，油热后，将带鱼段滚上稠淀粉，入锅中炸成鱼身两面焦黄捞出。炒锅内放入少许油，下葱丝、姜末及蒜块煸出香味，下醋、料酒、酱油、白糖、精盐及少许水；汤汁沸后，下水淀粉勾成较浓的芡，下炸好的带鱼段及少许油，大火翻炒一下即可出锅。

【功效】补脾益气。适用于高血压患者。

方43：山楂肉片

【配方】山楂片100克，荸荠50克，猪腿肉250克，植物油60毫升，鸡蛋2枚，精盐、味精、淀粉、黄酒、姜末、葱花各适量。

【做法】山楂片洗净，分2次煎液，小火浓缩至100毫升。猪腿肉洗净，切薄片状，用鸡蛋清和适量淀粉调成糊状。荸荠洗净，去外皮切片，在油锅内烧至六成熟。将肉片糊下油锅炸至浮起，呈黄白色时，加荸荠片熘炒，再入山楂片焖熟，入黄酒、葱花、姜末翻炒出香味，加精盐、味精，再炒几遍即可。

【功效】滋补肝肾。适用于的高血压患者。

方44：素炒五丝

【配方】土豆100克，芹菜250克，大萝卜60克，黄花菜30克，香干(豆腐干)2块，植物油40毫升，精盐、葱、姜、味精各适量。

【做法】葱去根及干皮，切成丝，姜洗净，切成细末；芹菜去根及大叶洗净，切成段；土豆削去皮，洗净切成细丝；黄花菜用温水泡开，捞出挤去水，先切去底端硬蒂，再从中间切断；香干先切成薄片，再改刀切成丝；大萝卜洗净切成细丝。锅内放清水烧沸后将芹菜段焯一下。炒锅内放植物油；油热后下葱、姜煸出香味，下萝卜丝、土豆丝，炒至断生，下黄花菜、香干丝及芹菜段，稍炒；下精盐及味精，炒匀出锅。

【功效】清热解毒，通气利尿。适用于高血压患者。

方45：海带爆木耳

【配方】水发黑木耳250克，水发海带100克，蒜1瓣，植物油、酱油、白糖、味精、香油、精盐各适量。

【做法】水发海带、水发黑木耳洗净，各切丝备用。植物油烧热，爆香蒜、葱花，倒入海带丝、黑木耳丝，急速翻炒，加入酱油、精盐、白糖、味精，淋上香油即可。

【功效】安神润肺。适用于高血压患者。

方46：洋葱鸡翅肉块

【配方】洋葱、番茄各2个，陈皮末1克，鸡翅肉400克，植物油30毫升，黄酒15毫升，高汤（或用水加味精代替）400毫升，豆瓣酱35克，大蒜1头，精盐、白糖、生姜、酱油各少许。

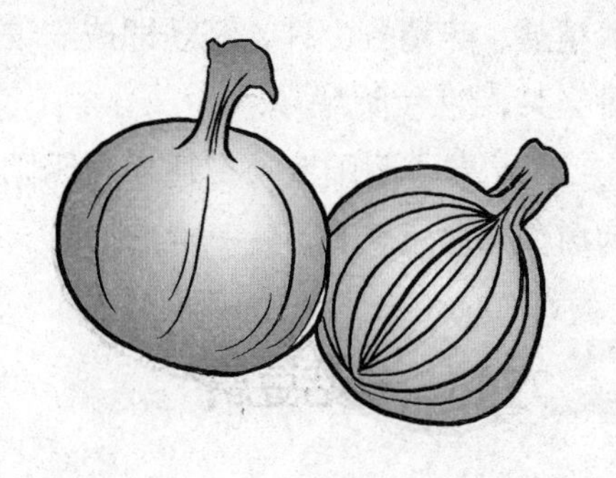

洋葱

【做法】鸡翅肉（尽量选取肉层较厚的部分）清洗干净，切成大块，并加入黄酒、酱油、陈皮末稍微浸渍一会儿；大蒜洗净切丝，番茄洗净切碎入碗，生姜削去外皮洗净切片。锅中加入植物油，油热后入蒜丝、姜片、鸡翅肉炒透；之后，将葱头去皮洗净，切成4块，再把豆瓣酱、番茄、白糖、精盐与高汤混合调匀。待鸡肉炒至颜色变黄后，加入调好的调料和葱头，用中火煮20分钟左右即成。

【功效】养血平肝。适用于高血压患者。

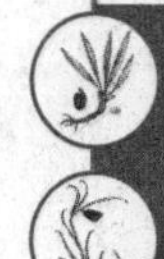

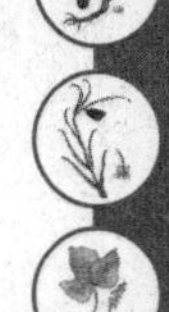

方47：枸杞子炒虾仁

【配方】枸杞子15克，虾仁200克，黄酒、葱花、姜末、精盐、味精各适量。

【做法】将枸杞子洗净，用温水浸泡，备用。虾仁冲洗干净，滤干。炒锅置火上，加植物油烧至七成热，倒入枸杞子与虾仁，加黄酒、葱花、姜末，反复翻炒，待虾仁炒熟后，放入精盐、味精各少许，略炒即成。佐餐当菜，随意食用。

【功效】阴阳双补。适用于阴阳两虚型高血压患者。

方48：草菇豆腐

【配方】鲜草菇200克，水豆腐2块(重约400克)，蚝油、葱段、精盐、水淀粉、麻油各适量。

【做法】鲜草菇、水豆腐放于砂锅中，加入蚝油、葱段和精盐，煮至熟透，用水淀粉勾芡，淋麻油。单食或佐餐。

【功效】益气和胃。适用于高血压、高脂血症患者。

方49：炒金针菜

【配方】金针菜150克，葱丝、姜丝、水发冬菇、笋丝、香油、芝麻碘盐、鸡精、白胡椒粉、清汤、黄酒各适量。

【做法】金针菜用清水泡1小时，捞出切去花蒂，捞出，控净水分。水发冬菇切丝后，下入金针菜、冬菇丝、笋丝、黄酒、芝麻碘盐、鸡精、白胡椒粉、香油、清汤炒匀至熟即成。

【功效】清热利尿。适用于高血压患者。

方50：玉竹茄子煲

【配方】玉竹50克，茄子300克，猪瘦肉100克，香油、清汤、黄酒、精盐、味精、蒜泥、葱白、酱油各适量。

【做法】玉竹沸煮2次，取浓汁100毫升。茄子洗净，切成方块状，放清水中浸10分钟许，在沸水锅内煮至软状，再入油锅爆炒几遍。用砂锅置大火上，放入茄子、猪瘦肉(剁成肉泥）、香油、黄酒、蒜泥及清汤，数沸汁浓时，倒入药汁，加上精盐、酱油、味精、葱白，小火煲至香熟即可。

【功效】滋阴解表，清热润肠。适用于高血压阴虚兼外感或便秘等病患者。

方51：萝卜拌香菜

【配方】萝卜300克（红白均

可），香菜25克，红辣椒、青辣椒各20克，麻油20毫升，精盐、陈醋、胡椒粉各适量。

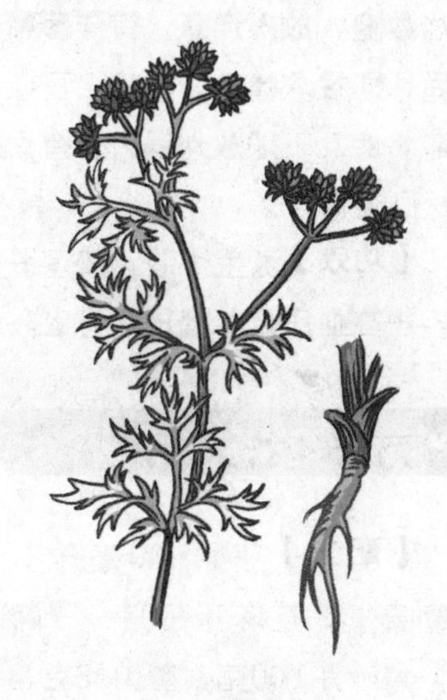

香菜

【做法】香菜去杂质，连根洗净沥干。萝卜洗净(不去皮)，切成细丝，加入精盐腌浸约10分钟，用手挤干水分，放入盆中。辣椒去蒂、籽切丝，加入少量精盐腌3分钟后与萝卜丝混匀，再放入沥干的香菜和精盐、陈醋、胡椒粉、麻油拌搅数遍即可。

【功效】清热利水，醒脾开胃。对高血压伴食滞不消、脘腹胀满者很适宜。

方52：白菜炒香菇

【配方】白菜、香菇各200克，植物油、精盐各适量。

【做法】白菜洗净切段，香菇去柄切片。炒锅置大火上，下植物油烧至八成热，倒入白菜和香菇，翻炒几下，加精盐，炒至熟。单食或佐餐。

【功效】清热利水。适用于脑血管病、高血压、慢性肾炎患者。

方53：香菇茭白卷

【配方】茭白500克，水发海米、胡萝卜、水发香菇、青椒各50克，精盐、味精、葱花、生姜丝、湿淀粉、麻油各适量。

【做法】茭白去皮洗净，切去细端，使其粗细一致，然后放沸水中煮至发软捞出，冷却后用平刀法将每一根切成较薄的大片。胡萝卜、水发香菇、青椒均切成细丝，水发海米剁成末。炒锅上大火，加入麻油，用葱花、生姜丝炝锅，然后加入胡萝卜、水发香菇、青椒、水发海米、精盐、味精略炒，加少许清水，用湿淀粉勾芡，出锅晾凉制成馅。取一片茭白，摊放案板上，放入制好的馅，卷成手指粗细的圆筒，待全部卷完后放笼内蒸3分钟取出，切成菱形块，放盘中。炒锅内加入蒸茭白的原汁，放入精盐、味精调好口味，用湿淀粉勾稀芡，淋上麻油炒匀，浇在盘内茭白卷上即成。佐餐食用。

【功效】生津止渴，养血和血。适用于高血压病、便秘等患者。

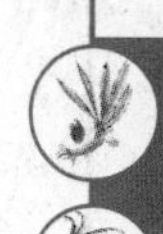

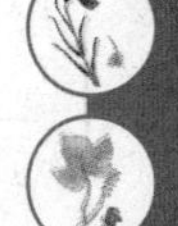

方54：百合炒鲜贝

【配方】西芹150克，鲜贝50克，植物油50毫升，百合30克，酱油、黄酒、姜、葱、精盐各适量。

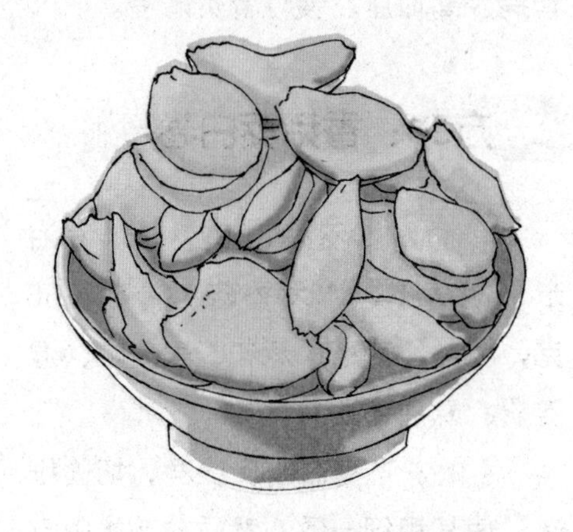

百合

【做法】鲜贝洗净后切成薄片；把百合洗净后煮熟；西芹择好洗净，切成小段；姜切成片，葱切成花。将植物油烧至七成热时，放入姜、葱、鲜贝、百合、西芹、黄酒、精盐、酱油，翻炒至熟即可。

【功效】润肺止咳，清心安神。适用于高血压病以及痰中带血、虚烦、阴虚久咳、惊悸等患者。

方55：荸荠炒肉片

【配方】荸荠、精瘦肉各150克，花生油50毫升，洋葱30克，精盐、味精、豆豉各适量。

【做法】荸荠去皮洗净，切成薄片。猪瘦肉切成小薄片。洋葱洗净，切成丝。将花生油置锅内烧至六成热，精瘦肉与荸荠同时倒入，用大火翻炒数遍，放入洋葱，待洋葱释出香味后，即投入精盐、味精，豆豉用少许清水磨几下即放入锅内，待豆豉水沸透几遍即可。

【功效】滋生津液，清泻肝热。适用于高血压合并糖尿病患者。

方56：炸大叶芹

【配方】豆油500毫升（实耗50毫升），芝麻叶200克，面粉150克，大叶芹100克，蟹肉50克，鸡蛋1枚，酱油、芝麻、食醋、白糖、葱末、精盐、辣椒丝、胡椒粉各适量。

【做法】大叶芹和芝麻叶择好洗净，沥干水分。将蟹肉去软骨，撕碎，搅烂呈泥蓉状，放入瓷盆内，加入面粉、鸡蛋液、清水、精盐、酱油、胡椒粉、辣椒丝并搅拌均匀，成粉状。将大叶芹叶和芝麻叶放入拌匀的粉料中，搅拌均匀并使菜叶、芝麻叶挂匀粉衣。用大火将豆油烧至四成热时，投入挂粉衣的菜叶，炸黄后立即捞出沥油，放入盘中。把酱油、食醋、白糖、葱末、芝麻都放入大瓷碗中，搅拌均匀，分放在各个小碗中，蘸食炸大叶芹和芝麻叶。

【功效】补中益气。适用于高血压病以及脑卒中（中风）、等患者。

方57：茼蒿炒笋丝

【配方】茼蒿150克，冬笋100克，植物油、精盐、味精各适量。

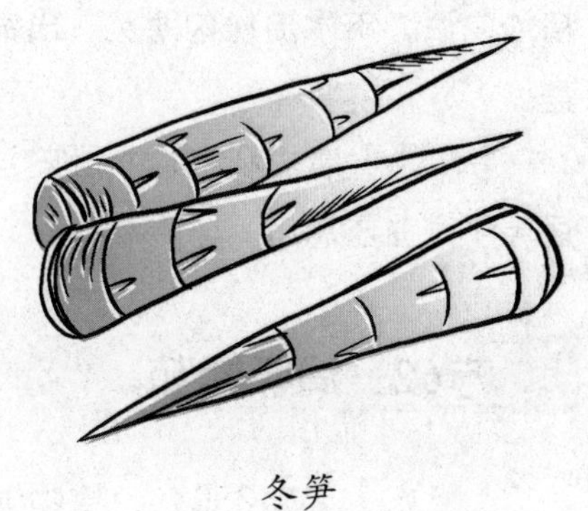

冬笋

【做法】茼蒿去须根，切段，冬笋切丝，将炒锅置大火上，下植物油烧至八成热，倒入笋丝翻炒片刻，加水稍焖至熟，再入茼蒿同炒，下精盐炒匀，起锅时调入味精。

【功效】利水健脾。适用于高血压患者。

方58：脆熘海带

【配方】植物油500毫升（实耗50毫升），水发海带150克，白糖、醋、面粉、蒜泥、酱油、黄酒、湿淀粉、芝麻油各适量。

【做法】水发海带切成方块，撒上面粉拌匀。起锅上火，待植物油烧至六成热时，把海带放入锅中，炸至浅黄色时捞出；待油温升至八成热时，再把海带投入锅中，炸成金黄色时捞起。原锅内留余油15毫升，放入酱油、白糖、精盐、黄酒、醋、蒜泥和水100毫升调成卤汁，烧沸后淋入湿淀粉勾芡，倒入炸好的海带，并连续炒几下，使海带黏匀卤汁，最后淋入芝麻油即可。

【功效】清热行水。适用于动脉硬化、冠心病、高血压等患者。

方59：双草凤尾鱼

【配方】夏枯草、益母草各30克，凤尾鱼750克，菜籽油40毫升，猪骨汤100毫升，精盐、酱油、鲜红椒丝、生姜、葱白、味精各适量。

【做法】夏枯草、益母草洗净，分2次煎取浓缩液100毫升。凤尾鱼剖开，去肚杂剁成块状，抹上少许精盐、酱油稍腌，在油锅内快爆几遍，放入猪骨汤，大火煮沸，再入精盐、酱油、鲜红椒丝、生姜，小火慢焖至香熟，将药汁从锅边倒入，并加入葱白、味精焖片刻即成。

【功效】活血养血，平肝清热。夏枯草为唇形科植物，性寒，味辛、苦，归肝、胆经，其作用主要为清热平肝，疏风散结。益母草性微寒，味苦、辛，具有活血散瘀之功效。适用于高血压患者。

方60：素炒洋葱

【配方】洋葱300克，植物油、

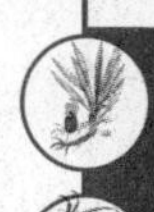

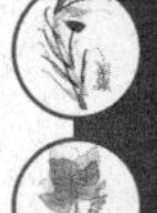

酱油、醋、味精、精盐、白糖、黄酒各适量。

【做法】洋葱切掉根，剥去外皮，洗净切成丝。油锅烧热，放入洋葱丝煸炒片刻，烹入黄酒，加酱油、醋、精盐、白糖、味精，炒匀后淋少许醋即可。

【功效】清热化痰。适用于高血压、冠心病、动脉硬化等患者。

方61：冬笋炒荠菜

【配方】荠菜350克，冬笋150克，植物油、葱、黄酒、精盐、味精、水淀粉各适量。

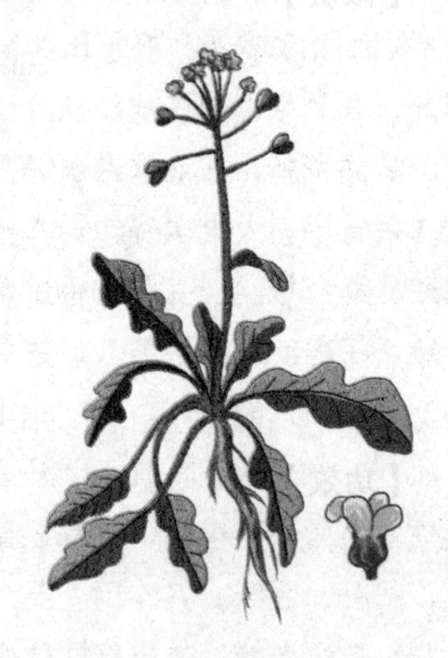

荠菜

【做法】葱去根及干皮切成小段，并从中剖开。锅内放清水，水沸后放入冬笋，煮20分钟，捞出沥去水，晾凉后长的条块。荠菜择净，洗好，入沸水中快速焯一下，不要过火，以免荠菜过于烂软。锅内下植物油，油热后下葱段，反复煸炒，煸出葱味，但注意不可将葱炒煳，即火不可太大，下冬笋及荠菜，加精盐、味精炒匀后，下水淀粉勾薄芡，出锅装盘。

【功效】清热利水，平肝安神。适用于高血压患者。

方62：清蒸紫茄

【配方】紫茄250克，植物油、葱花、生姜末、精盐、白糖、蒜泥、味精、麻油各适量。

【做法】紫茄洗净，去茄蒂后用刀纵裂四份，放入碗内，加植物油、葱花、生姜末，隔水蒸熟后，加少许精盐、白糖、蒜泥、味精，淋入麻油，拌匀即成。佐餐食用。

【功效】清热消肿，利尿解毒。适用于高血压病、冠心病、动脉硬化症等患者。

方63：天麻鱼头

【配方】花鲢鱼头1个（带1段鱼肉，约重600克），天麻5克，猪瘦肉、冬笋、熟火腿、水发口蘑、水发海米、菜心、鸡汤、香菜段、葱丝、芝麻碘盐、黄酒、鸡精、米醋、白胡椒粉、姜各适量。

【做法】天麻用水刷净，切成薄

片，用白酒浸泡，得天麻酒液20毫升，浸泡后的天麻片留用。将鱼头去鳃洗净，放入七成热油中稍炸，捞出控油。猪瘦肉、冬笋、火腿、水发口蘑都切成片。勺内放油少许烧至五成热时，投入拍松的姜稍炸，放入瘦肉片煸炒，烹入黄酒、米醋，再加入鸡汤、芝麻碘盐、鸡精、白胡椒粉，调好口味，烧沸后倒入砂锅内，把鱼头、冬笋片、火腿片、口蘑片都放入锅内。汤烧沸后撇去浮沫，加入天麻酒液、天麻片，加盖，用小火炖15分钟。加入菜心，拣出姜片，再炖5分钟，端下砂锅撒上葱丝和香菜段即成。

【功效】平肝熄风，祛风湿。适用于高血压患者。

方64：苦瓜炒豆芽

【配方】苦瓜、绿豆芽各200克，植物油、精盐、白醋各适量。

【做法】苦瓜洗净，用刷子刷洗，以除去瓜皮凹处的污物；纵向一剖为二，挖去瓜瓤，横向切成2毫米厚的片，再改刀成丝，加少许精盐在瓜丝上略腌一下。绿豆芽用清水泡2遍，洗净，沥干水分。炒锅内放入植物油，油热后倒入苦瓜略加翻炒，再入绿豆芽，炒至豆芽稍变软，即可倒入白醋，炒匀即可出锅装盘。还可酌加些白糖，成糖醋味，对喜食甜的人较适合。

【功效】利水化湿，降火开胃。适用于高血压患者。

方65：银丝黄瓜

【配方】黄瓜2条，粉丝50克，芝麻油、酱油、白糖、食醋、精盐、味精、大蒜各适量。

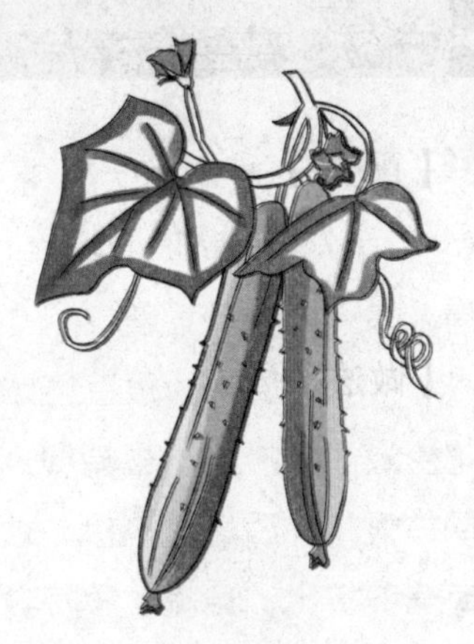

黄瓜

【做法】黄瓜去皮洗净，切成块状，放入碗内；蒜瓣捣碎，拌入黄瓜内，撒入适量精盐腌渍片刻。将粉丝洗净，煮好，捞出放入冷水过凉，沥干水分装入盘内。将腌过的黄瓜去汁，倒在粉丝上，再倒入酱油、食醋、白糖、味精、芝麻油，拌匀即可。

【功效】利水平肝。适用于高血压患者。

方66：拌菠菜

【配方】鲜菠菜250克，麻油、

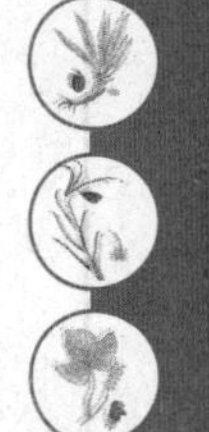

精盐各适量。

【做法】菠菜用水洗净切段，入沸水中烫2分钟捞起沥干水分，拌入麻油、精盐即可。本品可供佐餐，宜常食。

【功效】滋阴，清热，润肠。适用于头痛、便秘、面红、目眩、耳鸣、尿黄、心烦口渴等患者。

方67：花生仁拌芹菜

【配方】花生仁120克，芹菜150克，豆油、酱油、精盐、味精、白糖、醋、麻油各适量。

【做法】炒勺内放豆油烧热，放入花生米炸酥捞出，去掉膜皮。把芹菜择去根和叶后切成小段，放沸水锅里焯一下捞出，用冷水投凉，控净水分。把芹菜成圈状均匀地码在盘子边上，再把花生仁堆放在芹菜圈中。把酱油、精盐、白糖、味精、醋、麻油放在小碗内调好，浇在芹菜上，拌匀即可。

【功效】润肺祛痰，养血止血。适用于高血压、高脂血症患者。

方68：二决牡蛎炖丝瓜

【配方】石决明、草决明各30克，牡蛎肉200克，丝瓜300克，植物油、精盐、黄酒、酱油、胡椒粉、蒜瓣、葱花、味精各适量。

【做法】石决明敲碎，草决明洗净，用多层纱布袋包扎。牡蛎肉洗净浊汁，切片，加入少许精盐、黄酒，在油锅内稍爆几遍，铲出。砂锅内放入适量清汤，将石决明、草决明、牡蛎肉放入，大火煮沸，放入姜末小火煨煲1小时许，放入丝瓜，待熟时，取出决明药袋，再入精盐、胡椒粉、葱花、味精，煲至汤汁浓时即可。

【功效】平肝潜阳。适用于肝阳上亢型高血压患者。

方69：清拌莴苣

【配方】莴苣250克，精盐、味精、香油各适量。

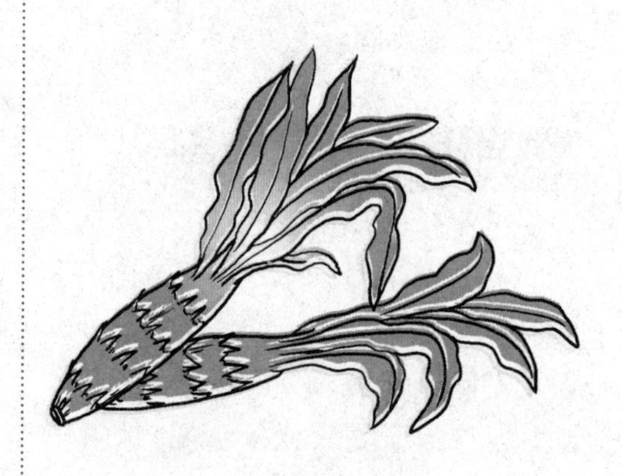

莴苣

【做法】莴苣洗净去皮切丝，加精盐腌制片刻，倒去汁液，加入味精，淋入香油拌匀即可。

【功效】健脾，化痰，利水。适用于脾虚痰阻兼见小便不利的高血压患者。

方70：醋熘土豆丝

【配方】土豆400克，植物油、精盐、醋、葱、花椒各适量。

【做法】土豆削去皮，先切成薄片，再改刀切成细丝（越细越好，如能用擦子擦成丝更好）。用冷水泡约20分钟后，将水控净。葱去根及干皮，切成细丝。锅内放植物油，下花椒粒，炸至花椒粒出香味，将其盛出，再下葱丝稍煸，即下土豆丝快速翻炒几下，待土豆丝稍变软，下精盐及醋，炒匀即迅速出锅装盘。注意土豆丝要炒熟，但应保持脆嫩，不要炒得过于绵软。

【功效】益气健脾。适用于高血压患者。

方71：番茄冬瓜

【配方】番茄100克，冬瓜50克，精盐少许。

【做法】番茄去蒂洗净，连皮切成薄片，备用。冬瓜洗净后切去皮，切成冬瓜块，与番茄片同入砂锅，加适量水、精盐、中火煮汤饮用。

【功效】清火，解毒，利尿。适用高血压患者。

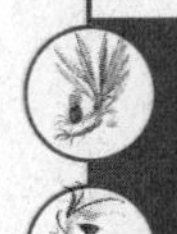

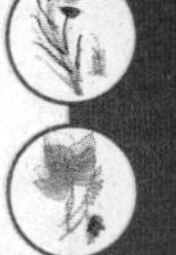

降压靓粥方

千万别小看这简简单单的粥，只要食材搭配得当，不仅营养丰富，还有一定的辅助降压功效。这里为大家介绍一些养生粥方，有助高血压患者缓解病痛。

方1：天麻钩藤粥

【配方】天麻、钩藤、杜仲、桑寄生、益母草、夜交藤、茯苓各10克，石决明30克，粳米100克，白糖适量。

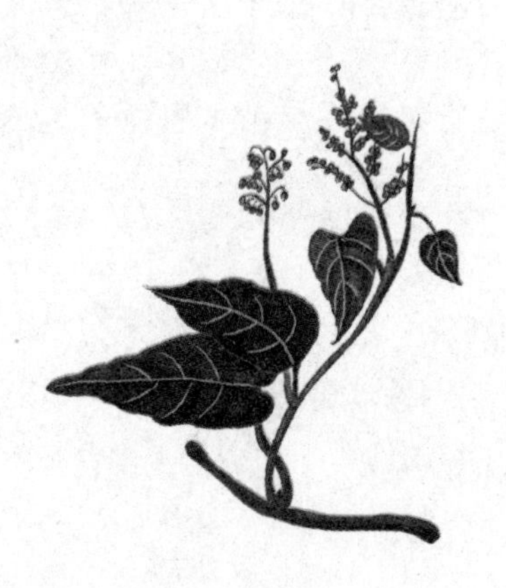

夜交藤

【做法】水煮石决明30分钟，再将其他原料放入，加水煎煮30分钟，去渣取汁，加入洗净的粳米煮粥，粥将熟时加入白糖调匀，稍煮即可。

【功效】平肝熄风，滋阴清热。适用于高血压因肝阳上亢所致的头痛、眩晕、失眠等症。

方2：兔肉香蕉粥

【配方】兔肉、粳米各100克，香蕉4根，姜丝、葱末、精盐、味精各适量。

【做法】兔肉洗净，切成豆粒大的丁；粳米淘洗干净；香蕉去皮，切成小块，备用；锅内加水适量，放入粳米，烧沸后加入兔肉丁、姜丝、葱末、精盐，再煮至粥熟，放入香蕉块稍煮，调入味精即成。每日1剂。

【功效】益气生津，凉血解毒。适用于肝郁化火、风阳上扰型高血压等。

方3：玉米须蜂蜜粥

【配方】玉米须50克（鲜品100克），粳米100克，蜂蜜30克。

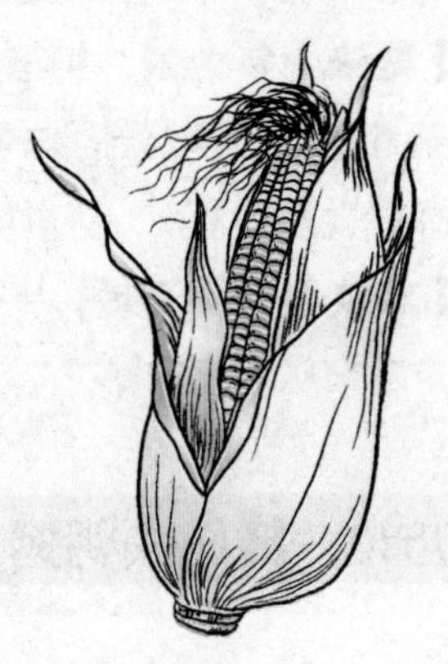
玉米须

【做法】玉米须洗净，切碎，剁成细末，放入碗中备用；将粳米淘净，放入砂锅，加适量水，煨煮成稠粥，粥将成时调入玉米须细末，小火继续煨煮沸，离火稍凉后调入蜂蜜即成。

【功效】滋阴清热。适用于肝火上炎、肝阳上亢型高血压病患者。

方4：豌豆糯米粥

【配方】豌豆60克，大枣15枚，糯米100克。

【做法】豌豆、大枣去杂，洗净后放入温开水浸泡30分钟，与淘净的糯米同入砂锅，加水适量，小火煨煮1小时，待豌豆、糯米熟烂，呈开花状即成。

【功效】生津补虚，利湿养血。适用于高血压病、病后体虚、慢性肠炎等症。

方5：茯苓粥

【配方】茯苓粉30克，粳米100克，大枣20枚。

【做法】粳米淘洗干净，大枣用小火煮烂；锅内放清水，下入粳米，大火烧沸，小火熬煮，至将成粥时，把大枣连汤倒入粥内，再加茯苓粉，然后再煮数滚即成。

【功效】茯苓性平，味甘、淡，具有利尿、渗湿、镇静安神、补脾胃的功效；山药有补气、补肾固精、补脾胃等功效。本方适用于高血压气虚湿阻型患者。

方6：茭白粥

【配方】茭白、粳米各100克，猪肉末50克，香菇25克，精盐、味精、植物油各适量。

【做法】茭白剥皮洗净切丝；香菇水发切末；炒锅内放入植物油烧热，放入猪肉末滑散，加入茭白丝、香菇末、精盐、味精炒匀入味盛起备用；淘洗干净的粳米熬粥后，倒入炒熟的备用料，拌匀稍煮即成。

【功效】清热除烦，通利二便。适用于高血压患者。

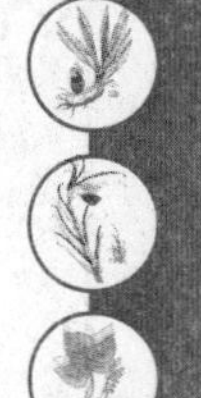

方7：豆浆粥

【配方】豆浆500毫升，粳米50克，砂糖或精盐少许。

【做法】粳米洗净，与豆浆同放入砂锅内，煮至粥稠，以表面有粥油为度；再放入砂糖或精盐即可。

【功效】补虚润燥。适用于动脉硬化、高血压、高脂血症等。

方8：莲子西瓜粥

【配方】鲜西瓜皮、粳米各50克，莲子20克，精盐、冰糖、葱花各适量。

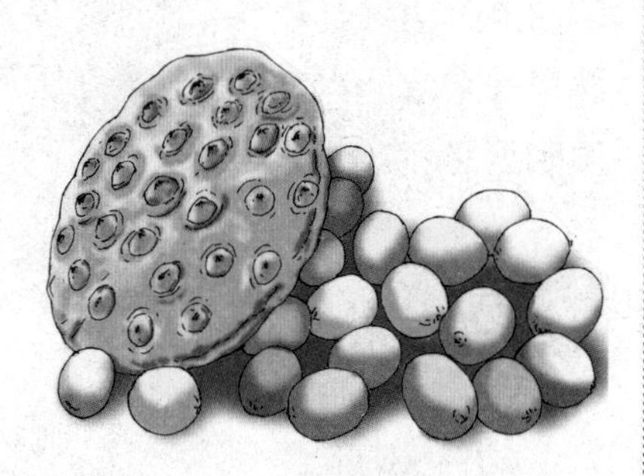

莲子

【做法】新鲜西瓜皮外层表皮刨净，切成小薄片，撒上精盐，备用；莲子去心，用清水浸泡；粳米淘洗干净，倒入砂锅，再加适量清水和莲子，用大火煮至七成熟，放入西瓜皮和冰糖，然后小火慢煮至粥稠，加葱花调煮即成。

【功效】养心宁神，清热解暑。适用于高血压病、中暑等症患者。

方9：杞菊地黄粥

【配方】熟地黄、枸杞子各15克，菊花10克，粳米100克。

【做法】熟地黄、枸杞子煎者后加入菊花，去渣取汁，与粳米共煮粥。每日食用1次。

【功效】滋阴清热，平抑肝阳。适用于高血压患者。

方10：降压决明粥

【配方】炒决明子25克，白菊花20克，粳米200克，白糖适量。

【做法】决明子和白菊花加适量水煎煮2次，首次1小时，第二次半小时，滤取药液；将粳米洗净，加水和药液小火煮成粥即可。

【功效】清肝，明目，通便。适用于高血压、高脂血症、习惯性便秘等症。

方11：地龙蛋花粥

【配方】粳米100克，地龙（干品）15克，鸡蛋2个，酥油、精盐、姜末、葱花各适量。

【做法】将地龙（地龙）洗净，焙干研末；鸡蛋取蛋清置碗内反复搅成雪花状；粳米淘净，置砂锅内，加入适量清水，大火煮至八成熟时，掺入地龙粉末，再用小火煮至粥快稠时，先加入酥油、精盐、姜末，后放蛋花和葱花，搅匀即成。

【功效】通经活络，清热平肝。适用于肝经风热型高血压患者。

方12：腐竹豌豆粥

【配方】水发腐竹150克，豌豆50克，大枣15枚，粳米50克。

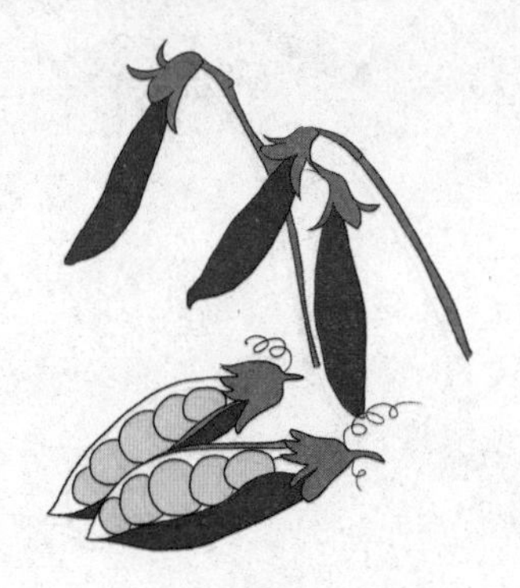

豌豆

【做法】水发腐竹切成长的小段，放入碗中，备用；将大枣洗净，用清水冲洗后，与淘净的豌豆同入砂锅，加水；煨煮至豌豆熟烂，加入淘净的粳米，拌匀，继续煨煮成稠粥，加入腐竹段，用小火煨煮至沸即成。

【功效】和中下气，滋阴清热。适用于高血压病患者。

方13：海蜇荸荠粥

【配方】海蜇皮、荸荠、糯米各100克，白糖适量。

【做法】海蜇皮切成细丝，用清水浸泡，漂去异味，挤干水待用；荸荠削皮洗净，切成小丁；糯米淘净；将上3味一起放入沸水锅内煮粥，粥成时调入白糖即可。

【功效】消积化痰，清热解毒。适用于高血压患者。

方14：黑木耳芹菜粥

【配方】黑木耳30克，芹菜、粳米各100克。

【做法】黑木耳发透，去蒂根，撕成瓣；芹菜洗净，切碎；粳米洗净，去泥沙；把粳米放入锅内，加水1000毫升，置大火上烧沸，再撇去浮沫，加入芹菜、黑木耳，用小火煮45分钟即成。

【功效】生津止渴。适用于高血压患者。

方15：钩藤土豆粥

【配方】钩藤、粳米各50克，土豆100克，猪骨汤200毫升，精盐、姜末、葱花各适量。

【做法】钩藤洗净后，加入适量清水煎煮20分钟，然后过滤取汁；土豆洗净去皮，切成小条块；粳米淘净，放入砂锅内，加少量清水，用大火煮至开花，即放入土豆块、钩藤汁、猪骨汤、精盐、姜末，改用小火慢煮至粥稠时，放入葱花即可。

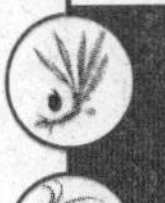

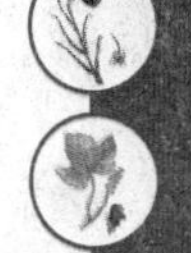

【功效】平肝熄风，清火消痰。适用于肝阳上亢、肝风内动型高血压患者。

方16：扁豆芝麻粥

【配方】粳米60克，扁豆50克，芝麻20克，白糖、葱花各适量。

【做法】扁豆用温水浸发，芝麻淘洗干净；粳米淘净，同扁豆一起置入砂锅，加适量清水，以大火煮至八成熟，加入芝麻、白糖，待粥稠时放入葱花调匀即成。

【功效】滋肝益肾，健脾润燥。适用于肝肾阴虚型高血压患者。

方17：山药荔枝粥

【配方】鲜山药100克，荔枝干20克，桂圆肉10克，粳米30克，白糖适量。

【做法】山药削去皮，切片；粳米淘洗干净；锅内加清水、粳米，大火烧沸，下入荔枝干、桂圆肉、鲜山药片，大火烧沸，小火熬成粥，加入白糖即成。

【功效】健脾益肾。适用于高血压患者。

方18：银杏大枣绿豆粥

【配方】鲜银杏叶30克，大枣10枚，绿豆60克，白糖适量。

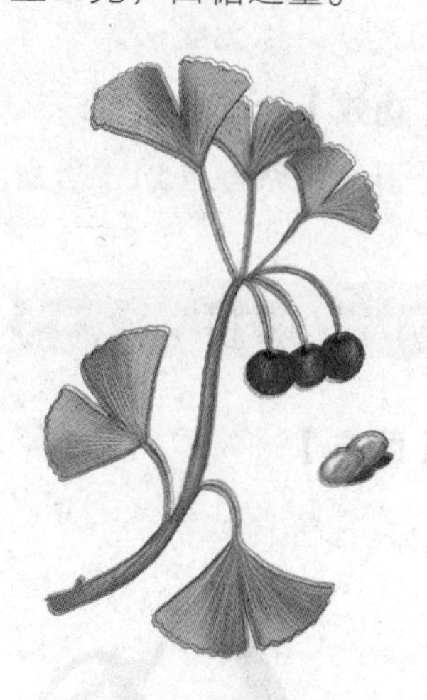

银杏

【做法】绿豆拣去杂质，洗净，银杏叶洗净，切碎，大枣用温水浸泡片刻，洗净备用；将切碎的银杏叶放入砂锅内，加水2大碗，小火烧沸20分钟，捞去树叶，加入大枣、绿豆、白糖，继续煮1小时，至绿豆熟烂即可。

【功效】养心气，平肝阳，解暑热。适用于高血压、冠心病患者。

方19：芹菜陈皮粥

【配方】新鲜芹菜150克，陈皮5克，粟米100克。

【做法】芹菜择洗干净，除去根头，将芹菜叶及叶柄切成粗末，备用；将陈皮洗净后晒干，研成细末，待用；将粟米淘洗干净，放入砂锅，加水适量，大火煮沸后，改用小火煨煮30分钟，调入芹菜粗碎末，拌匀，小火煨煮至沸，加陈皮末，拌匀即成。

【功效】平肝清热，化痰燥湿。适用于高血压患者，对痰浊内蕴型高血压尤为适宜。

方20：麦饭石粥

【配方】麦饭石、粳米各100克。

【做法】麦饭石捣碎成粉粒状，加水浸泡半小时后，放火上煮沸，用纱布滤取汁，粳米淘洗净，用麦饭石汁熬煮成粥。

【功效】健脾和胃，清热祛湿。适用于高血压患者，也可用于脑动脉硬化、贫血、胃病患者。

方21：苹果粥

【配方】苹果250克，大枣15枚，糯米100克，红糖20克。

【做法】苹果洗净，去皮、核，切碎，捣烂，与洗净的大枣一同放入砂锅中，加适量清水，煎取汁液2次，合并后用洁净纱布过滤取汁，备用；糯米淘洗干净后放入砂锅中，加清水适量，用大火烧沸后转小火煮粥至稠，调入苹果大枣汁，加入红糖调味，再次煮沸即成。

【功效】养心益脾，健脑益智。适用于高血压患者。

方22：月季花粥

【配方】月季花5朵，桂圆肉50克，西米、蜂蜜各100克。

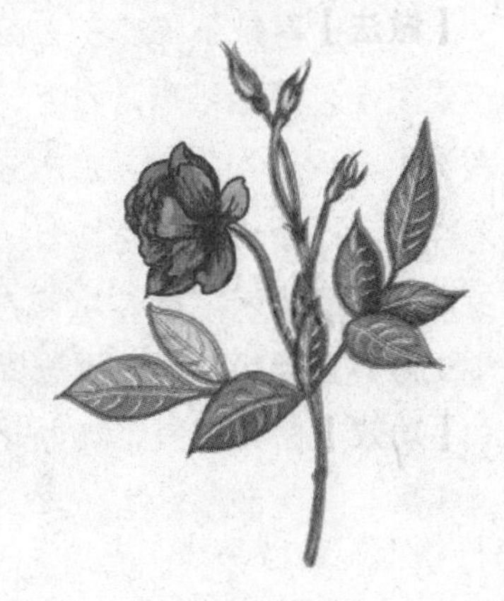

月季花

【做法】西米入凉水中浸泡半小时捞起；桂圆肉切成碎米粒状；月季花漂洗后切碎；西米、桂圆肉同置沸水锅内，依常法煮至粥稠时调入蜂蜜、月季花，再煮片刻即成。

【功效】疏肝理气，清热解毒。适用于高血压患者。

方23：荸荠粥

【配方】荸荠250克，糯米、白糖各100克。

【做法】荸荠去皮，切成碎丁；糯米淘洗干净；将荸荠、糯米一起放入锅内，加水适量，熬煮成粥，待熟时加入白糖稍煮即成。

【功效】清热化痰，开胃消食。适用于高血压患者。

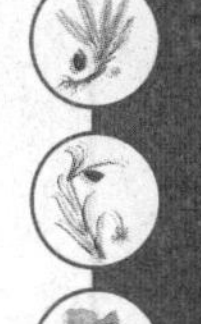

方24：麦麸陈皮粟米粥

【配方】麦麸30克，陈皮10克，粟米100克。

【做法】麦麸、陈皮拣去杂质，晒干或烘干，研极细末，备用；将粟米淘洗干净，放入砂锅，加水适量，大火煮沸，改用小火煨煮30分钟，调入麦麸、陈皮细末，拌和均匀，继续用小火煨煮至粟米酥烂、粥稠即成。

【功效】健脾理气，和血化痰。适用于脾气虚弱型高血压患者。

方25：冬菇云耳粥

【配方】冬菇16克，云耳15克，猪瘦肉、粳米各60克。

【做法】冬菇、云耳用清水浸软，洗净，剪去蒂脚，切丝备用；猪瘦肉洗净，切丝，腌制备用，粳米洗净；把粳米、冬菇、云耳一齐放入锅内，加清水适量，小火煮成稀粥，再加入猪瘦肉，煮熟，调味即可。

【功效】补益脾胃，滋阴润燥。适用于高血压病、高脂血症及动脉粥样硬化症患者。

方26：玉竹燕麦粥

【配方】燕麦片100克，玉竹15克，蜂蜜适量。

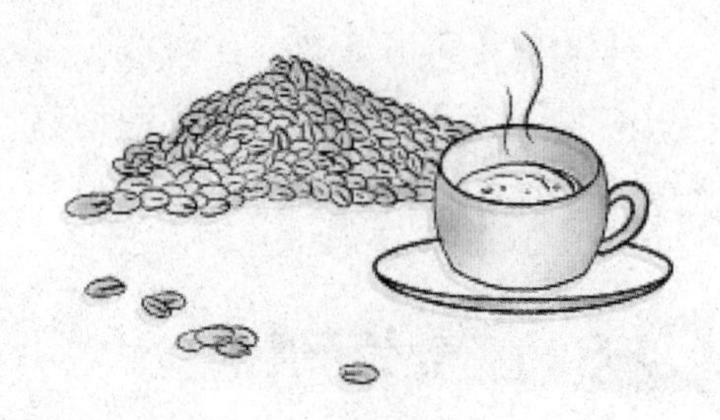

燕麦

【做法】玉竹用冷水泡发，煮沸20分钟后取汁，加水再煎1次，合并2次药汁，加入麦片，用小火熬煮成粥，调入蜂蜜即成。

【功效】清热滋阴。适用于高血压患者，也适用于动脉粥样硬化、冠心病患者。

方27：红花桃仁粥

【配方】红花10克，桃仁15克，粳米100克，红糖适量。

【做法】桃仁去皮、尖，用清水研汁备用，将红花装入药袋中，然后全部一同放入锅中煮粥，粳米与桃仁煮烂时放入红糖煮成粥即可。

【功效】活血化瘀，润肠通便。适用于高血压病、脑卒中（中风）恢复期与后遗症期，属于血瘀型的患者。

方28：槐米粥

【配方】槐米、小米、粳米各50克。

【做法】槐米拣净，备用；将小米淘洗后放入砂锅，用大火煮沸，拌入淘净的粳米，改用小火煨煮成粥稠，粥将熟时加入槐米，拌匀，继续煨煮至沸即成。

【功效】清肝泻火。适用于高血压患者，对伴有动脉粥样硬化症者尤为适宜。

方29：芝麻桑葚粥

【配方】黑芝麻、桑葚（干品）各30克，粳米100克。

【做法】黑芝麻、干桑葚洗净后晒干或烘干，研成粉，备用；将粳米淘净，放入砂锅，加适量水，中火煮至粥将成时调入芝麻、桑葚粉，拌匀煮沸后改以小火煨煮15分钟即成。

【功效】滋阴养血，补益肝肾。适用于肝肾阴虚型高血压患者。

方30：山楂合欢粥

【配方】生山楂15克，合欢花30克（鲜品50克），粳米60克，白糖适量。

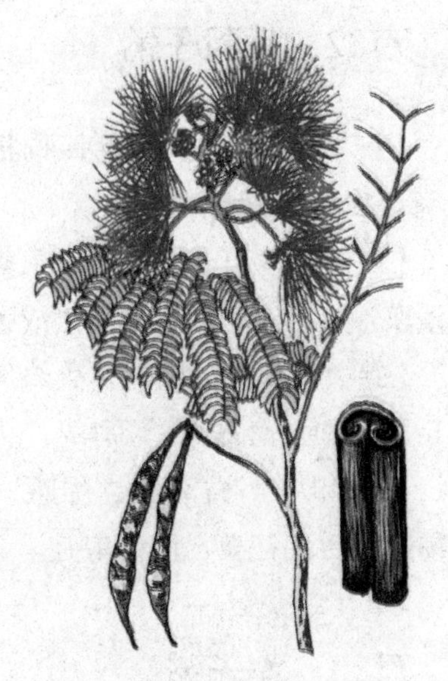

合欢花

【做法】山楂、合欢花一起入锅水煎，留汁去渣，放入洗净的粳米煮粥，粥熟加白糖，再稍煮片刻即可。

【功效】解郁安神，活血化瘀。适用于气滞血瘀型高血压患者。

方31：半夏白术天麻粥

【配方】半夏6克，白术、天麻各10克，橘红3克，大枣2枚，生姜1片，粳米50克，白糖适量。

【做法】天麻、白术、半夏、橘红、姜、枣共煎，取汁去渣，加入洗净的粳米煮粥，粥将熟时加入白糖，稍煮即成。

【功效】健脾祛湿，熄风化痰。适用于高血压、风痰所致之眩晕头痛、痰多、胸膈胀满等。

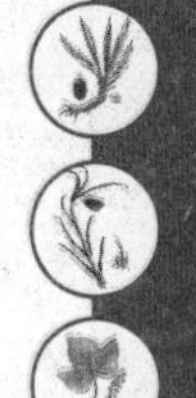

方32：茺蔚子粥

【配方】茺蔚子10克，枸杞子15克，粳米100克。

【做法】茺蔚子、枸杞子煎煮后去渣取汁，与洗净的粳米同煮成粥。

【功效】平肝潜阳，清火熄风。适用于高血压之眩晕、耳鸣、头胀痛、心烦口苦、面潮红、失眠、烦躁易怒、舌红苔黄、脉弦等症。

方33：莲子粥

【配方】莲子15克，糯米30克，红糖适量。

【做法】上述原料一同放入砂锅中，加水适量煎煮，煮沸后改用小火煮，煮至黏稠为度。

【功效】补益心肾。适用于高血压，症见耳鸣、眩晕、失眠多梦、腰膝酸软、健忘、脉细无力等。

方34：山药绿豆粥

【配方】山药150克，绿豆30克，粳米100克。

【做法】山药洗净，刮去外皮，切碎捣成糜糊状。绿豆洗净，温水浸泡片刻，与淘净的粳米同入砂锅，加水煎熬成稠粥，粥将熟时调入山药糊，拌匀，继续煨煮10分钟即成。

【功效】滋阴补气，清暑健脾。适用于高血压患者。

方35：银耳粥

【配方】银耳20克，大枣15枚，粳米100克。

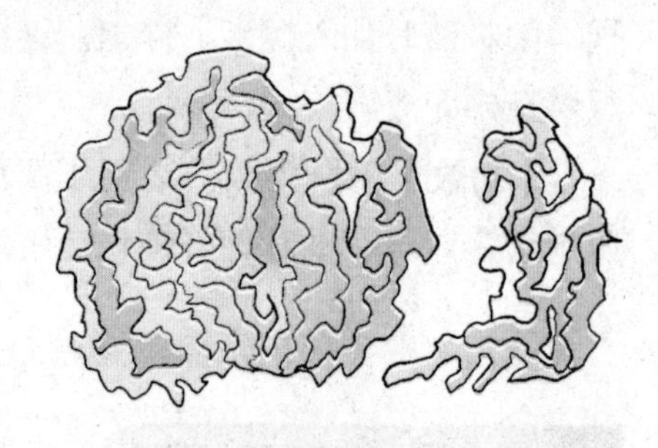

银耳

【做法】银耳用冷水浸泡后洗净，撕开，放入碗中备用。将大枣洗净，去核，与淘洗干净的粳米同入砂锅，加水煨煮至半熟时加入泡发好的银耳，继续用小火同煨至粥熟烂即成。

【功效】滋阴生津。适用于高血压患者。

方36：芹菜粥

【配方】粳米250克，芹菜(连根)120克，精盐、味精各适量。

【做法】芹菜切碎，与粳米洗净后一起下锅，加入适量清水，大火烧沸后，改用小火熬至米烂成粥，加入精盐、味精即可。

【功效】平肝健脾。适用于高血压、冠心病患者。

方37：冬瓜粳米粥

【配方】冬瓜500克，粳米100克，葱花、姜末、精盐、味精各适量。

【做法】冬瓜洗净，去皮、子，瓜肉切碎，放入家用果汁机中搅打成糜糊，盛入碗中备用。将粳米淘净后放入砂锅，加适量水，中火煨煮成稠粥，粥将成时加冬瓜糜糊，拌匀，加葱花、姜末、精盐、味精调味，再煮沸即成。

【功效】清热解毒，利尿健脾。适用于高血压患者。

方38：茄子粥

【配方】紫茄200克，肉末50克，粳米100克，植物油、葱花、生姜末、黄酒、精盐、味精各适量。

【做法】茄子洗净，切成丝，用沸水焯一下，沥去水备用。炒锅置火上，加植物油，烧至七成热时，加葱花、生姜末，煸炒出香，加肉末、黄酒，熘炒至肉将熟时，加入茄丝翻炒片刻，离火备用。将粳米淘净，放入砂锅，加水适量，煨煮成稠粥，粥将成时，拌入茄丝、肉末，加精盐、味精，再煮至沸即成。

【功效】清热活血，利尿止血。适用于高血压、冠心病、动脉硬化症。

方39：菠菜大枣粥

【配方】菠菜250克，大枣15枚，粳米100克。

【做法】菠菜择洗干净，入沸水锅中略焯，捞出过凉，挤干水分，切碎，备用。将大枣、粳米洗净，共置锅内，加水煮粥，八成熟时加入菠菜末，再煮至粥熟即成。每日1剂。

【功效】敛阴润燥，益气养血。适用于高血压患者。

方40：木耳绿豆粥

【配方】黑木耳20克，绿豆50克，粳米100克，红糖30克。

【做法】黑木耳用冷水泡发，去蒂，洗净后切成碎末，备用。绿豆淘净后入锅，加水煨煮至绿豆酥烂时加入淘净的粳米，继续煨煮10分钟，调入黑木耳碎末、红糖，再煮几沸即成。

【功效】益气除烦。适用于高血压患者。

方41：玉米粥

【配方】玉米150克。

【做法】玉米拣去杂质，淘洗干

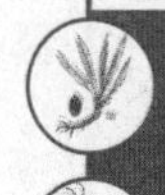
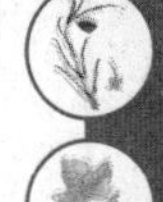

净，晒干或烘干，研成细粉放入砂锅，加水适量，大火煮沸后改用小火煨煮成糊状即成。

【功效】健脾开胃，益肺宁心。适用于高血压病患者。

方42：马齿苋粥

【配方】鲜马齿苋150克，蒲黄粉10克，粟米100克。

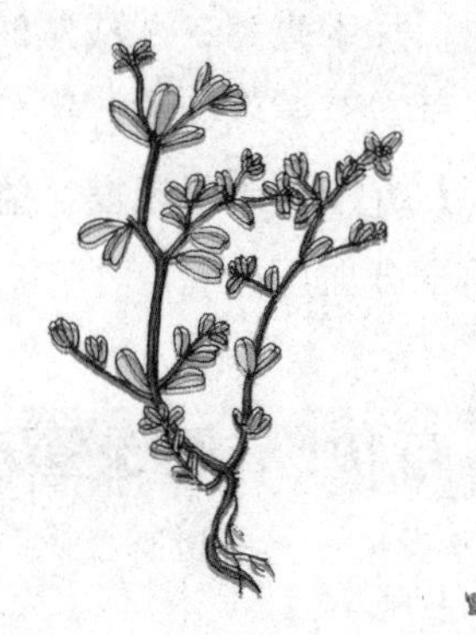

马齿苋

【做法】鲜马齿苋拣去杂质，洗净，切碎后盛入碗中，备用。将粟米淘洗干净，放入沙锅，加水适量，大火煮沸后，改用小火煨煮30分钟，加切碎的鲜马齿苋，拌和均匀，继续煨煮至粟米酥烂，待粥将成时调入蒲黄粉，再煮至沸即成。

【功效】清热解毒。适用于高血压患者。

方43：桂圆薏苡仁粥

【配方】粳米80克，薏苡仁50克，桂圆肉20克，冰糖、葱花各适量。

【做法】桂圆肉同冰糖一起置于瓷杯中，加温沸水溶化。薏苡仁除净外壳，洗净后入清水中浸发。粳米淘净后放入砂锅中，加入适量清水和薏苡仁，大火煮至七成熟时，加入桂圆冰糖液，改用小火煮至粥状，放入葱花即成。

【功效】滋阴补虚，安神利尿。适用于阴阳两虚型高血压患者。

方44：海蜇粥

【配方】海蜇皮、糯米、荸荠各100克，白糖适量。

【做法】海蜇皮切成细丝，用清水浸泡，漂去异味，挤干水待用；荸荠削皮洗净，切成小丁；糯米淘净。将上3味一起放入沸水锅内煮粥，粥成时调入白糖即可。

【功效】消积化痰，清热解毒。适用于高血压患者。

方45：枸杞子大枣粥

【配方】枸杞子、蜂蜜各30克，粳米100克，大枣5枚。

【做法】枸杞子、大枣、粳米分别淘洗干净，同放入砂锅中，加适量水，中火煨煮成稠粥，粥熟后离火，调入蜂蜜，拌和均匀即成。

【功效】清热祛风，滋阴明目。适用于肾阴虚型高血压患者。

方46：大枣莲子粥

【配方】糯米50克，大枣30克，莲子20克，冰糖适量。

【做法】大枣去核，莲子去皮，糯米淘净，同置砂锅内，加水适量熬煮成粥，加入适量冰糖调匀即可。

【功效】益气养血，强心益脾。适用于高血压患者。

方47：紫菜绿豆粥

【配方】紫菜10克，绿豆50克，粳米100克。

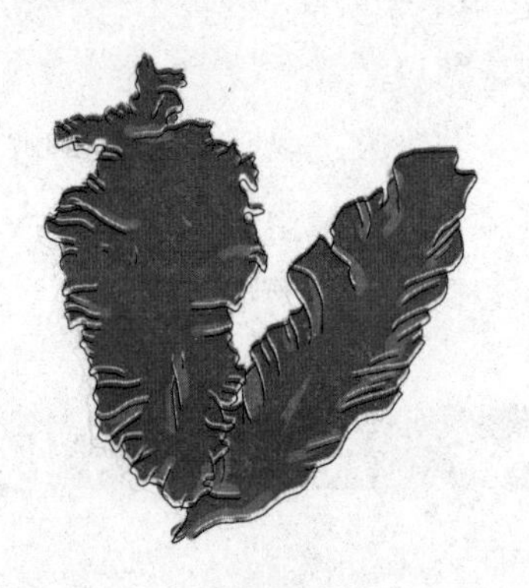

紫菜

【做法】紫菜泡软，绿豆和粳米淘洗干净，一起放入锅中，加入适量的清水共煮成粥。每日2次，分早晚食用。

【功效】清热，化痰，利水。适用于痰浊内蕴型高血压患者。

方48：葛根粥

【配方】葛根粉30克，粳米100克。

【做法】粳米淘净后，放入砂锅，加水适量，大火煮沸至粥将成时，调入葛根粉，改用小火煨煮15分钟即成。早晚2次分食。

【功效】平肝熄风，清热解痉。适用于高血压患者，对高血压伴有头痛、颈项强痛不舒者尤为适宜。

方49：海参粥

【配方】海参15克，粳米60克，葱、姜、精盐各适量。

【做法】海参发胀洗净切小块；粳米洗净入锅，加入海参、葱、姜、精盐及清水适量，熬煮成粥即可。

【功效】滋阴润燥。适用于肝肾阴虚型高血压患者。

方50：花生大枣粟米粥

【配方】花生50克，大枣15枚，粟米100克，红糖10克。

【做法】花生拣去杂质，剔除有芽头以及已有黄霉斑的坏花生米，洗净，晒干或烘干，入锅，小火翻炒至熟，研细末，备用。将大枣洗净，放入清水中浸泡片刻与淘洗干净的粟米

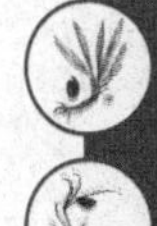

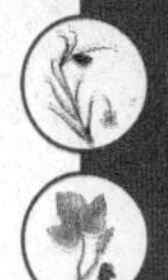

同入砂锅，加水适量，大火煮沸，改用小火煨煮至粟米酥烂，粥将成时调入花生细末及红糖，拌和均匀即成。

【功效】补虚健脾。适用于高血压患者。

方51：淡菜皮蛋粥

【配方】淡菜30个，皮蛋1枚，粳米适量。

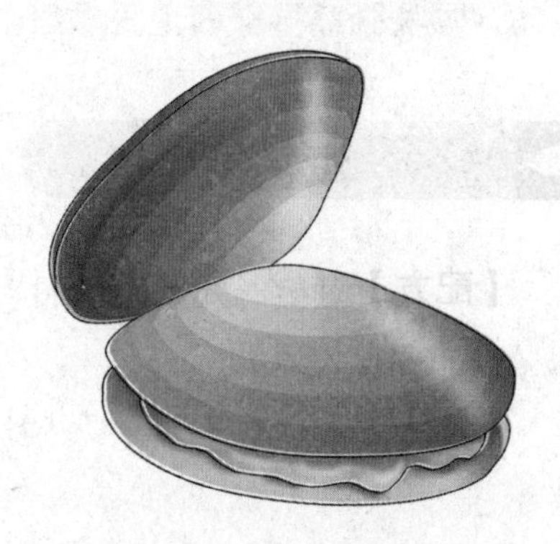

淡菜

【做法】粳米洗净，皮蛋切块，与淡菜一同放入锅内熬成粥。

【功效】补益肝肾，除烦降火。适用于高血压患者，也可用于动脉硬化患者。

方52：葛根薏苡仁粥

【配方】葛根120克，薏苡仁、粳米各30克。

【做法】葛根去皮洗净切片；薏苡仁、粳米洗净。将上3味原料一起放入锅内，加清水适量，用小火煮成稀粥。

【功效】清热生津，健脾利尿。适用于痰湿壅塞型高血压患者，也适用于冠心病、风湿性关节炎患者。

方53：海参玉米粥

【配方】粳米300克，玉米60克，海参50克，葱花、姜、精盐各适量。

【做法】海参用水浸泡至发软，洗净后切成小片；玉米洗净后，用清水浸泡30分钟。粳米淘洗干净，与玉米一起放入砂锅内，加适量清水，大火煮至米开花时，放入海参、精盐、姜，然后用小火慢煮至稀稠状，撒入葱花即可。

【功效】滋阴补肾，利水消肿。适用于肾精亏虚型的高血压病和脑卒中（中风）后遗症患者。

方54：灵芝糯米粥

【配方】灵芝粉、红糖各20克，大枣15枚，糯米100克。

【做法】大枣、糯米淘洗干净，同入砂锅，加水煨煮至糯米熟烂呈稀稠状，调入灵芝粉、红糖，拌匀，继续以小火煨煮10分钟即成。

【功效】益气养血。适用于高血压患者。

方55：山楂菊花银花粥

【配方】白米粥适量，山楂酱、菊花晶、金银花露各1匙。

【做法】山楂酱、菊花晶、金银花露一起加入白米粥内，搅匀即成。

【功效】清热平肝，活血化瘀。适用于高血压或冠心病患者。

方56：花生大枣黑米粥

【配方】大枣5枚，黑米50克，红衣花生米15克，白糖适量。

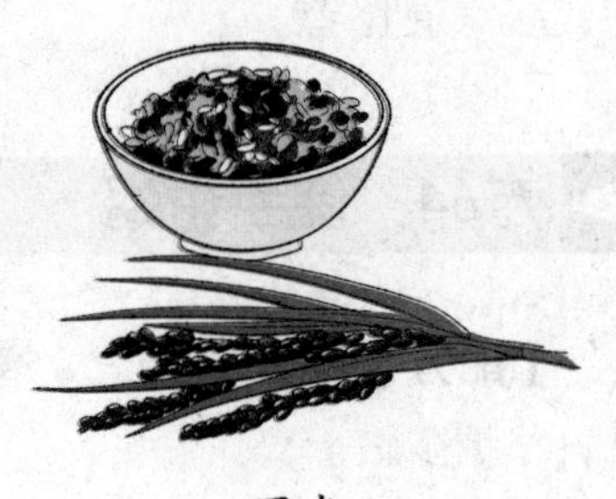

黑米

【做法】大枣、黑米、花生米分别洗净，同入铁锅，加水2碗，大火煮沸，改小火熬成粥。用锅铲将大枣捣如泥状，拣去枣皮及枣核。

【功效】滋阴益肾，养血止血。适用于高血压气血亏虚患者。

方57：荠菜黑豆粥

【配方】新鲜荠菜250克，黑豆60克，粳米150克。

【做法】黑豆、粳米煮粥至八成熟，加入荠菜，待米开花豆烂即成。

【功效】健脾利水。适用于高血压患者。

方58：胡萝卜海蜇粥

【配方】胡萝卜120克，海蜇皮、粳米各60克。

【做法】胡萝卜削皮洗净切片；海蜇皮浸软洗净切细条；粳米洗净。把全部用料一起放入锅内，加清水适量，用小火煮成稀粥，调味即可。

【功效】清热，润燥，化痰。适用于高血压患者，也可用于冠心病、慢性支气管炎者。

方59：黑豆山楂杞子粥

【配方】黑豆50克，山楂100克，枸杞子30克，红糖20克。

【做法】山楂、枸杞子洗净，山楂切碎去核，两者与洗净的黑豆同入砂锅，加足量水，浸泡1小时。待黑豆泡透，用大火煮沸，改用小火煨煮1小时，待黑豆酥烂，加红糖拌匀即成。

【功效】滋补肝肾，活血化瘀。适用于肝肾阴虚型高血压病。

方60：绿豆葛根粥

【配方】绿豆、葛根粉、粳米各50克。

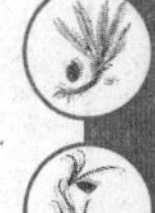

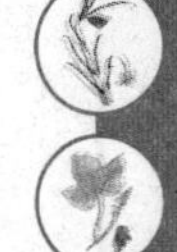

【做法】绿豆、粳米洗净一同入锅，加水适量，用大火烧沸，再用小火煮成稀粥，然后加入葛根粉煮成粥。

【功效】生津止渴，活血通络。适用于高血压、高血脂、冠心病的患者。

方61：兔肉粥

【配方】兔肉、粳米、去皮荸荠各100克，香菇、葱末、姜末各50克，猪油、味精、精盐、胡椒粉各适量。

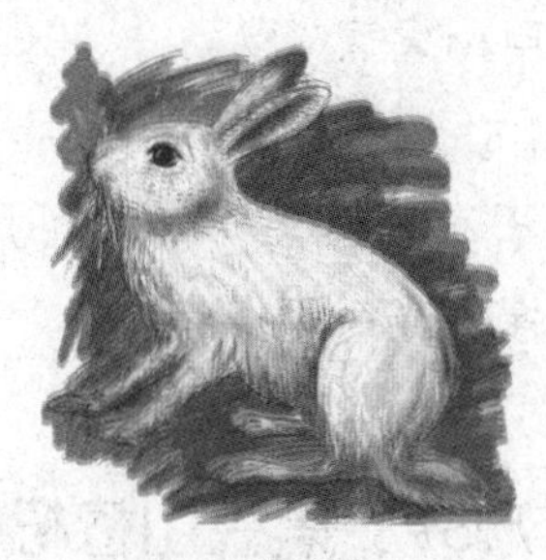

兔

【做法】兔肉洗净切成小块，香菇切丝，荸荠去皮洗净切块；粳米淘净放入锅内，加适量水烧沸，放入兔肉、荸荠、香菇、姜末、葱末、猪油共熬成粥，调入味精、精盐、胡椒粉即可。

【功效】补中益气，凉血解毒。适用于高血压患者。

方62：杏酪粥

【配方】浓杏酪50克，牛奶500毫升，大麦仁100克，白糖适量。

【做法】上原料依常法煮作粥，入白糖和之。

【功效】益胃润燥，清热解毒。适用于高血压伴便秘、高脂血症患者。

方63：香蕉粥

【配方】香蕉3根，糯米100克，冰糖适量。

【做法】糯米洗净，放入沸水锅里用大火烧沸，加入去皮的香蕉丁和冰糖，熬成粥即可。

【功效】清热润肠。适用于高血压患者，也适用于动脉硬化、冠心病、肠燥便秘者。

方64：佛手柑粥

【配方】佛手柑15克，粳米100克，冰糖少许。

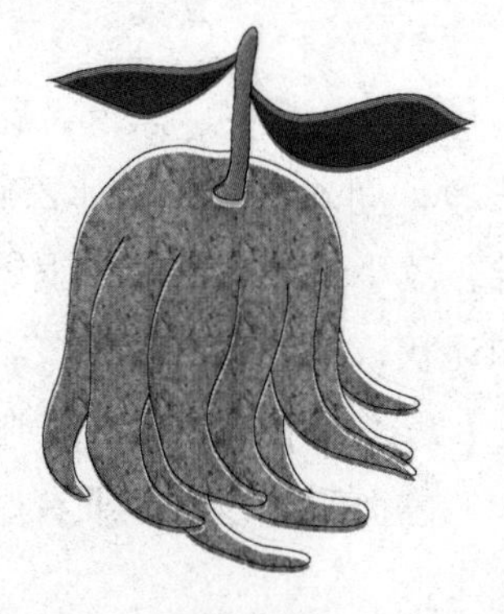

佛手柑

【做法】将佛手柑煎汤去渣，再入粳米、冰糖，同煮为粥。

【功效】健脾养胃，理气止痛。适用于高血压患者。

降压靓汤方

高血压患者除坚持服药治疗外，平时亦可自制一些美味汤方饮用，既是生活享受，亦有辅助降压疗效，何乐而不为呢！

方1：芹菜金菇猪肉汤

【配方】香芹、金菇各350克，胡萝卜（去皮、切块）300克，猪肉400克，生姜1片，精盐适量。

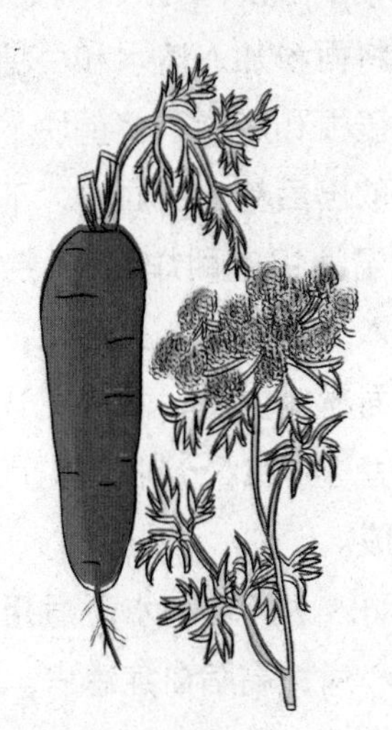

胡萝卜

【做法】香芹洗净切段，金菇洗净撕成丝，瓦煲内加清水，煲至水沸后，入胡萝卜块、生姜和猪肉，用中火煲1.5小时，再放入香芹段和金菇丝，稍滚，加精盐调味即可。

【功效】清热解毒，利尿平肝。适用于高血压患者。

方2：薏苡仁猪肠汤

【配方】薏苡仁20克，猪小肠120克，米酒5毫升。

【做法】薏苡仁用热水泡60分钟；猪小肠放入开水中氽烫至熟，切小段；将猪小肠、薏苡仁放入锅中，加入500毫升水煮沸，转中火煮30分钟；加入米酒即可。

【功效】滋补强壮，润肺通肠。适用于脾虚型高血压患者。

方3：夏枯草荸荠汤

【配方】夏枯草、荸荠、海蜇各30克，菊花15克。

【做法】夏枯草、菊花去杂质，洗净；荸荠去皮，洗净；海蜇用清水浸漂干净；把全部原料一起放入锅

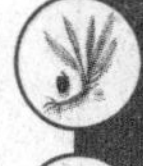
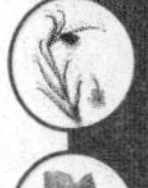
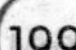

内，加清水适量，小火煮2小时，调味即可（也可加冰糖制成甜饮）。

【功效】清肝泻火，化痰生津。适用于肝火盛之高血压病患者。

方4：黄精玉竹牛肉汤

【配方】牛肉500克，黄精30克，玉竹、桂圆肉各15克，生姜4片，精盐、味精各适量。

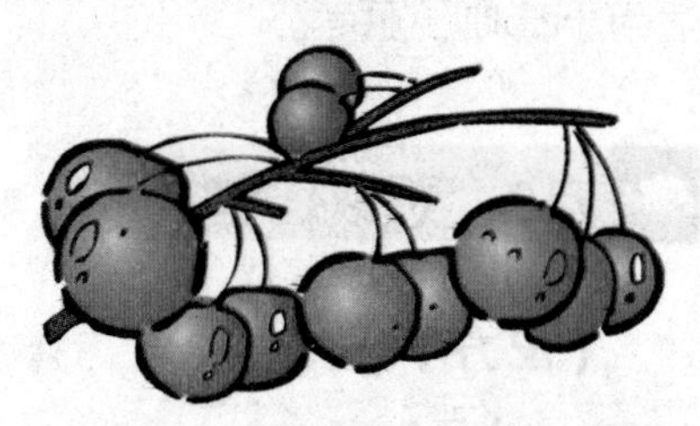

桂圆

【做法】牛肉洗净切块，用沸水焯去膻味；黄精、玉竹、桂圆肉分别洗净；把全部原料一起放入锅内，加清水适量，用大火煮沸后，改用小火炖2～3小时，调味即可。

【功效】补虚益气，养心安神。适用于气阴两虚型高血压患者，也可用于高血压、糖尿病患者。

方5：草鱼冬瓜汤

【配方】草鱼250克，冬瓜500克，鸡汤200毫升，香油、精盐、姜片、葱白、味精、清汤各适量。

【做法】草鱼去鳞、内脏，洗净，切成方块状，置入锅中；冬瓜刨尽表层皮和瓜内子瓤，切成方块，与精盐、姜片、葱白一块置入鱼锅，加入鸡汤和适量清汤，用大火煮至鱼渗香味后入香油、味精调味即可。

【功效】开胃健脾，利水消肿。适用于高血压患者。

方6：鲤鱼山楂鸡蛋汤

【配方】鲤鱼1条，山楂片25克，鸡蛋1枚，黄酒、精盐、面粉、白糖、姜片、葱段、味精各适量。

【做法】鲤鱼去鳞、鳃及内脏，洗净切块，加入黄酒、精盐腌渍15分钟，将面粉加入清水和白糖适量，打入鸡蛋搅和成糊；将鱼块下入糊中浸透，取出后粘上干面粉，下入爆过姜片的温油锅中翻炸3分钟捞起，山楂片加入少量水，上火溶化，加入调料及生面粉糊少量，制成芡汁，倒入炸好的鱼块煮15分钟，撒上葱段、味精即成。

【功效】开胃利水。适用于高血压、冠心病、高脂血症患者。

方7：大枣芹菜汤

【配方】鲜芹菜60克，大枣30克。

【做法】鲜芹菜择好洗净，切成段；大枣洗净；锅内加水适量，用大火烧沸，放入芹菜、大枣，用小火煮半小时即可。

【功效】滋阴养血，清热宁神。适用于高血压病、冠心病等患者。

方8：大枣乌梅汤

【配方】大枣20枚，乌梅15克。

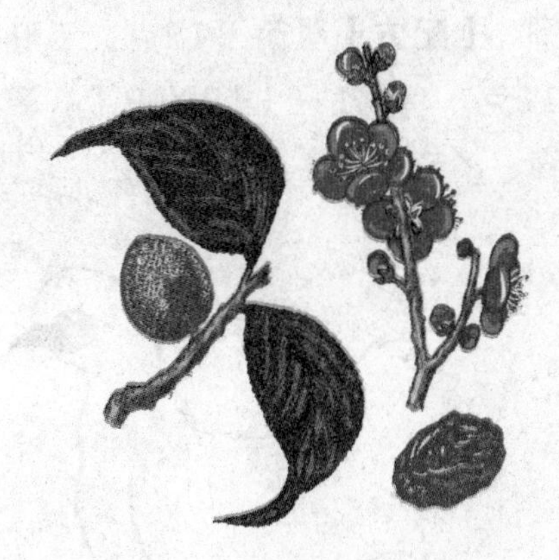

乌梅

【做法】大枣、乌梅分别洗净，一同放入砂锅，加适量水，浓煎2次，每次30分钟，过滤，取煎汁，兑成1000毫升，小火煨煮至沸即成。

【功效】消积散瘀。适用于高血压患者。

方9：玉竹莲子汤

【配方】玉竹、莲子、百合各30克，猪瘦肉500克，大枣4枚。

【做法】玉竹、莲子、百合、大枣（去核）洗净；猪瘦肉洗净，切块；把全部用料一起放入锅内，加清水适量，大火煮沸后，小火煮2小时，调味即可。

【功效】补气健脾，养心安神。适用于高血压病、冠心病患者。

方10：柠檬荸荠汤

【配方】柠檬1个，荸荠10个。

【做法】按常法煮汤服食。每日1剂。

【功效】清热凉肝，生津止渴，和胃除烦。适用于肝郁化火、风阳上扰型高血压患者。

方11：草菇瘦肉汤

【配方】鲜草菇120克，猪瘦肉250克，韭黄、生姜、葱花、精盐、白糖、豆粉各适量。

【做法】鲜草菇洗净，切开，用沸水烫一下后滤干切块，韭黄洗净切段；猪瘦肉洗净，切片，用适量精盐、白糖、豆粉拌匀；起锅，下清水适量，大火煮沸，下鲜草菇，煮5分钟后，再下肉片，待肉刚熟，下韭黄、葱花调味即可。

【功效】补脾益气。适用于高血压患者。

方12：黄豆排骨汤

【配方】黄豆500克，猪排骨

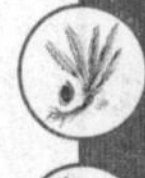

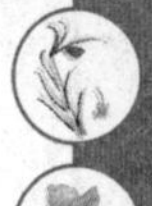

1000克，精盐、黄酒、葱白、豆油各适量。

【做法】黄豆去杂洗净，用水浸泡1小时，沥干备用；猪排骨洗净切成小块；起油锅，放入葱白爆香，倒入骨翻炒片刻，加入黄酒和精盐各适量，焖烧至出香味时盛入大砂锅内，加入黄豆和清水，水以浸没为度，用大火烧沸后加入黄酒，改用小火煨炖3小时，至黄豆、排骨酥烂即成。

【功效】健脾宽中，补血益气。适用于高血压患者。

方13：草菇豆苗黄瓜汤

【配方】鲜草菇150克，豌豆苗、黄瓜各50克，鸡骨汤500毫升，调料适量。

【做法】草菇洗净后用水焯过，再切成片，黄瓜洗净切片，豌豆苗择洗净；油锅烧热，放入豌豆苗煸炒，加入鸡骨汤、草菇片、黄瓜片、调料，烧熟入味即可。

【功效】清热解毒，祛湿益气。适用于高血压患者。

方14：海带草决明汤

【配方】海带20克，草决明15克。

【做法】海带与草决明一起入锅，加水煎煮。

【功效】清热明目，通便，消痰软坚。适用于高血压患者，也适用于高脂血症、冠心病、便秘患者。

方15：决明五味炖乌鸡

【配方】决明子12克，五味子10克，乌鸡1只（1000克），姜、葱、精盐各适量。

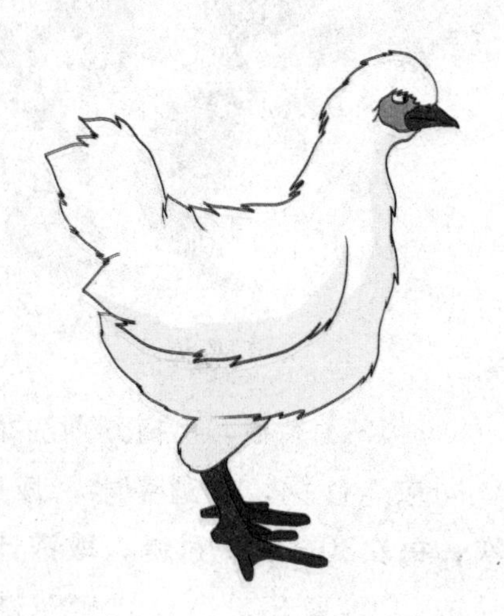

乌鸡

【做法】决明子、五味子洗净；乌鸡宰杀后去毛、内脏及爪，洗净；姜拍松，葱捆成把；把精盐抹在鸡身上，姜、葱、决明子、五味子放入鸡腹内，放入炖锅内，加清水1500毫升；把炖锅置大火上烧沸，再用小火炖煮1小时即成。

【功效】补气血，平肝阳。适用于高血压患者。

方16：淡菜海藻豆芽汤

【配方】淡菜、海藻各50克，黄豆芽200克，姜、葱、精盐、植物油各适量。

【做法】淡菜、海藻洗净，黄豆芽洗净去须根，姜切片，葱切段；把炒锅置大火上烧热，加入植物油，烧至六成热时，加入姜、葱爆香，再放入淡菜、海藻、黄豆芽，加清水1000毫升；大火烧沸，小火炖煮45分钟，加精盐即成。

【功效】滋阴补肾。适用于高血压阴阳两虚患者。

方17：菊花脑蛋汤

【配方】菊花脑150克，鸡蛋1个，精盐、香油各适量。

【做法】菊花脑拣净，保留嫩茎和叶片，洗后备用；锅置火上，加清水煮沸，磕入鸡蛋，待鸡蛋煮至芙蓉状，加入菊花脑，再煮至沸，加少许香油、精盐即成。

【功效】滋阴平肝。适用于高血压患者。

方18：枸杞子马兰头汤

【配方】枸杞子、淡菜各15克，鲜马兰头250克，黄酒、精盐、味精、香油各适量。

【做法】淡菜拣去杂质，放入温沸水中浸泡30分钟，待其涨发，洗净，备用；将鲜马兰头择洗干净；枸杞子去杂质后洗净，备用；砂锅加清水后置火上，加入淡菜，大火煮沸，加入枸杞子，烹入黄酒，改用小火煨煮30分钟，待枸杞子煮至膨胀时，加入马兰头，拌匀，继续用小火煨煮至沸，加精盐、味精，拌和均匀，淋入香油即成。

【功效】平肝泻火，补肾滋阴。适用于肝肾阴虚型高血压患者。

方19：茉莉银耳汤

【配方】净银耳40克，茉莉花30朵，精盐、味精、黄酒各适量。

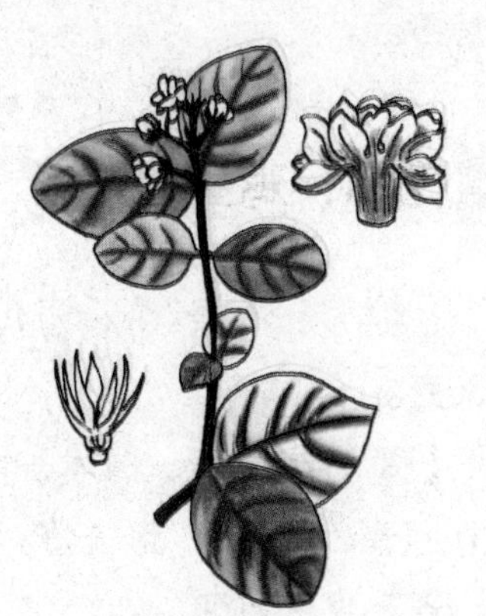

茉莉花

【做法】锅中倒入清汤，放入精盐、味精、黄酒，烧沸后撇去浮沫，倒入汤碗中，加入洗净的银耳上笼蒸半小时，撒入茉莉花，稍蒸即成。

【功效】养胃阴，清肺热，滋肾

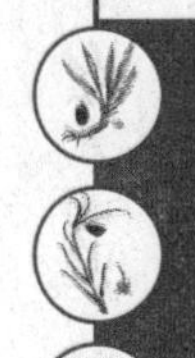

水，补气活血。适用于高血压患者，也适用于冠心病、老年性支气管炎患者。

方20：海带薏苡仁蛋汤

【配方】海带、薏苡仁各30克，鸡蛋3枚，精盐、植物油、味精、胡椒粉各适量。

【做法】海带洗净，切成条状，薏苡仁洗净，共放入高压锅内，加水将海带、薏苡仁炖至极烂，连汤备用；铁锅置大火上，放入植物油，将打匀的鸡蛋炒熟，即将海带、薏苡仁连汤倒入，加精盐、胡椒粉，炖煮片刻，起锅时加入味精即成。

【功效】利尿，健脾，软坚。适用于高血压、冠心病、风湿性心脏病等患者。

方21：鸡蛋泽泻汤

【配方】鸡蛋2个，泽泻、白术各30克。

【做法】泽泻、白术加水600毫升，煎煮20分钟，滤去渣，打入鸡蛋，煮至蛋熟即可。

【功效】利水渗湿。适用于高血压患者。

方22：灵芝黑白木耳汤

【配方】灵芝粉20克，黑木耳、银耳各15克，冰糖、蜂蜜各适量。

【做法】黑木耳、银耳用温水泡发，洗净后放入大蒸碗中，加适量清水，调入灵芝粉、冰糖，充分拌匀，放入蒸锅，隔水用大火蒸45分钟，取出蒸碗，稍凉后调入蜂蜜即成。

【功效】滋阴补虚。适用于高血压患者。

方23：香菇香蕉汤

【配方】香菇、香蕉皮、熟火腿各100克，熟鸡丝30克，鲜汤500毫升，味精、姜汁、精盐、葱花、香油各适量。

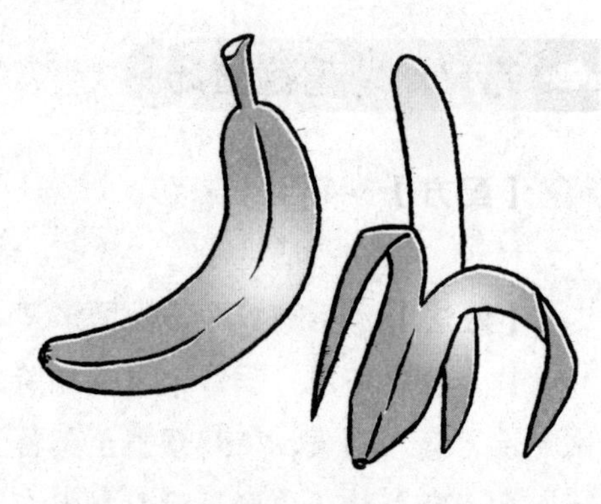

香蕉

【做法】香菇水发去蒂洗净撕条，再用鲜汤泡发；香蕉皮洗净水煎取汁；熟火腿切成小片；炒锅置中火上，倒入鲜汤、香蕉汁，放入香菇、姜汁、火腿、鸡丝煮几沸，加入味精、精盐，起锅后撒入葱花，淋上香油即成。

【功效】健胃益气，清热通便。

适用于高血压患者，也可用于动脉硬化、冠心病、糖尿病患者及老年人养生保健。

方24：萝卜酸梅汤

【配方】新鲜萝卜250克，酸梅2枚。

【做法】萝卜洗净切成薄片，与酸梅一起放锅内，加清水煮汤，沸后加精盐少量调味，去渣。

【功效】宽中行气，化积导滞，降气生津，清热化痰。适用于高血压口干舌燥等症患者。

方25：双根煎汤

【配方】芹菜根60克，白茅根30克，冰糖40克。

【做法】芹菜根和白茅根分别洗净，一同放入砂锅中，加入适量的清水，水煎去渣取汁，撒入冰糖溶化后倒入保温杯中备用。

【功效】清热生津，利尿止血。适用于高血压引起的头晕头痛、口苦咽干、小便不利、目赤尿血等患者。

方26：西瓜决明子汤

【配方】西瓜翠衣30克，荷叶10克，决明子20克（捣烂），冰糖适量。

【做法】上3味药洗净，一同放入砂锅中，加水适量，煎煮30分钟，加冰糖调味即可。

【功效】平肝清热，消暑。适用于肝阳上亢型高血压病，症见眩晕、口渴汗出、心中烦热、小便短少、舌红、脉弦，亦适用于暑热病有上述症状者。

方27：西洋参响螺汤

【配方】响螺（大号）1只，猪笼草25克，西洋参15克，陈皮、精盐各适量。

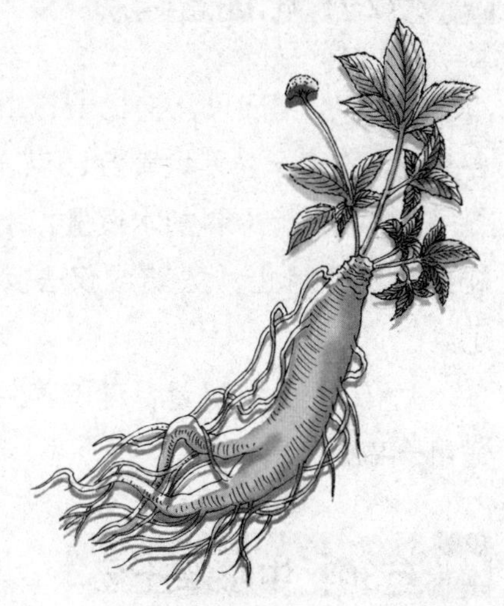

西洋参

【做法】响螺去壳取肉，洗净后切成片；西洋参、猪笼草、陈皮分别洗净，将西洋参切片；瓦煲内加清水烧沸，放入全部用料，然后改用中火煲3小时，加精盐调味即可。

【功效】滋阴生津，祛痰止咳。适用于高血压患者。

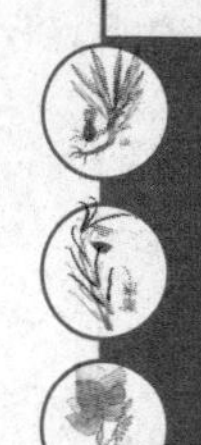

方28：三鲜降压汤

【配方】海带200克，海藻120克，干贝100克，香油、精盐各适量。

【做法】海带、海藻、干贝用温水洗净同入锅中，加水适量，用小火煮至海带、海藻、干贝熟烂，加精盐再煮片刻，淋入香油即成。

【功效】滋补肝肾。适用于肝肾阴虚型高血压患者。

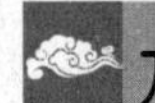

方29：杞地鳖肉汤

【配方】鳖1只，枸杞子、山药各30克，女贞子、熟地黄各15克。

【做法】上原料加水适量，小火炖至鳖熟透为止；去药或仅去女贞子。

【功效】滋补肝肾，健脾养阴。适用于高血压患者。

方30：牛膝降压汤

【配方】怀牛膝30克，海蜇250克，淡菜60克，香油、精盐各适量。

【做法】海蜇浸泡洗净去除咸味；淡菜、牛膝分别洗净；将海蜇、淡菜、牛膝一起放入锅中，加清水适量煎汤，饮前加香油、精盐调味。

【功效】益气补肾。适用于高血压患者。

方31：紫菜车前子汤

【配方】紫菜、车前子各15克。

【做法】紫菜拣去杂质，晒干或烘干，研成极细末，备用；将车前子拣去杂质，用清水冲洗后放入砂锅，加水2000毫升，大火煮沸后调入紫菜细末，改用小火煨煮10分钟即成。

【功效】解毒化痰，清肝利湿。适用于高血压开患者。

方32：生地黄煲蟹汤

【配方】生地黄30克，鲜蟹1只，调料适量。

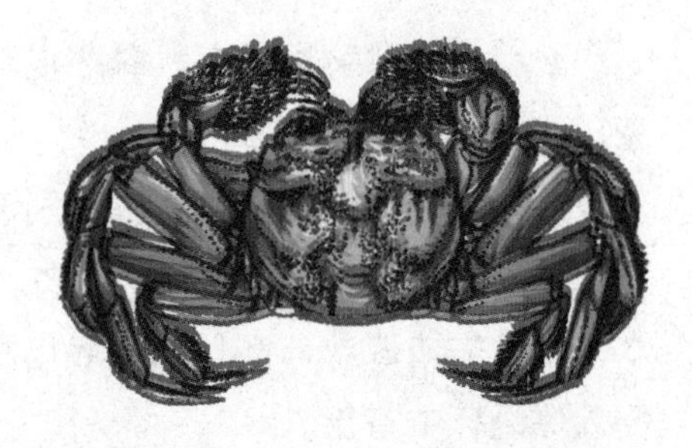

蟹

【做法】生地黄与鲜蟹一起入锅，加水适量共煲汤。

【功效】滋养肝肾。适用于高血压患者。

方33：栀子山楂汤

【配方】栀子10克，山楂15克。

【做法】上2味药加水煎，去渣留汁。

【功效】清肝利胆，活血化瘀，消食导滞。适用于高血压、冠心病、肝炎、胆囊炎等患者。

方34：柿饼大枣汤

【配方】柿饼3个，大枣15枚，山萸肉10克。

【做法】柿饼、大枣洗净，放入温沸水中浸泡20分钟，去柿蒂及枣核，切碎备用；将山萸肉洗净，放入砂锅，加水煎煮2次，每次30分钟；合并2次煎汁，再与柿饼、大枣同煮20分钟即成。

【功效】健脾养血。适用于阴阳两虚型高血压患者。

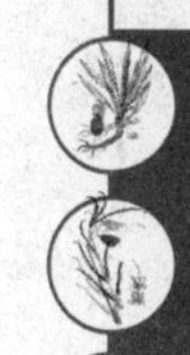

降压靓羹方

我们都知道，高血压的病因与饮食有很大的关系，所以日常我们在饮食中预防高血压病的发生是最强有力的措施，对于已经患有高血压的患者来说，在平常的饮食当中同样可以通过食物来控制血压。下面就为您介绍一些降压靓羹方。

方1：山楂桂花橘皮羹

【配方】山楂50克，鲜橘皮30克，桂花2克，白糖适量。

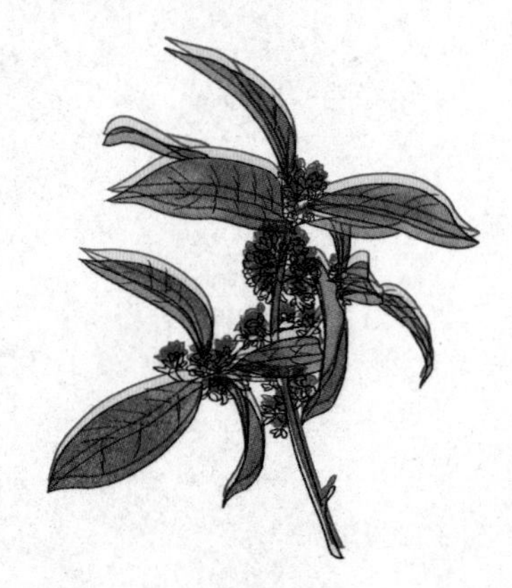

桂花

【做法】新鲜橘皮反复洗净切成小方丁；山楂去核洗净切片；桂花洗净；将橘皮、山楂、桂花一起放入砂锅，加水适量煮沸，改用小火煨煮20分钟，调入白糖拌匀即可。

【功效】活血化瘀，燥湿化痰。适用于痰浊内蕴型高血压，对伴有高脂血症等病症尤为适宜。

方2：发菜银鱼羹

【配方】发菜10克，银鱼100克，鸡蛋1个，冬笋肉、鸡肉各50克，香菇2朵，香油、胡椒粉、精盐、芡粉、鸡精粉各适量。

【做法】银鱼、发菜洗净，冬笋、香菇、鸡肉切丝，鸡蛋去蛋黄留蛋清备用；锅中放适量水，加入原材料，用小火煮10分钟，调入调味料；用芡粉勾芡，加入蛋清即可。

【功效】利水润肺。适用于老年人以及体质虚弱的高血压患者。

方3：银耳杜仲羹

【配方】银耳、炙杜仲各20克，灵芝10克，冰糖150克。

【做法】用水煎杜仲和灵芝，先后煎3次，将所得药汁混合，熬至约1000毫升；将银耳用冷水泡发，去除杂质，加水至小火上熬至微黄色；

再将杜仲、灵芝药汁连同银耳汁倒在一起，以小火熬至银耳酥烂成胶状，加入冰糖水调匀即成。

【功效】养阴润肺，益胃生津。适宜于中老年脾肾两虚型高血压病患者，及临床表现头昏、耳鸣、失眠、腰膝酸痛等症。

方4：冬瓜赤豆羹

【配方】冬瓜500克，赤小豆50克，红糖、藕粉各30克。

【做法】冬瓜洗净，去外皮及子，切碎，放入家用果汁机中搅打成糜糊状，放在碗中，备用；将赤小豆淘净，放入砂锅，加适量水，中火煨煮至熟烂；加红糖拌匀，再加冬瓜糜糊，小火煨煮至沸，调入搅匀的湿藕粉，边煨边拌成羹即成。

【功效】利水祛痰。适用于高血压患者。

方5：杏仁甘草花生羹

【配方】杏仁10克，生甘草5克，花生100克。

【做法】杏仁温水泡后去皮尖，甘草切片，花生去衣；水煮熟成羹状即可。

【功效】止咳化痰。适用于高血压、糖尿病、慢性支气管炎等患者。

方6：烩什锦果羹

【配方】苹果、菠萝、鸭梨、香蕉、柿饼各100克，荔枝、山楂糕各50克，樱桃10颗，白糖、藕粉、糖桂花各适量。

菠萝

【做法】苹果、菠萝、鸭梨、香蕉、荔枝洗净，去皮除核，切成丁；将柿饼、山楂糕均切成碎丁；炒锅上火，放入清水、白糖烧沸，撇去浮沫，再放入香蕉、柿饼、苹果、鸭梨、荔枝、菠萝、糖桂花煮沸，用藕粉勾芡，出锅装入汤碗内，再放入樱桃、山楂糕丁即成。

【功效】滋补润肺，生津止渴。适用于阴虚型高脂血症、高血压病等症。

方7：莼菜羹

【配方】莼菜250克，香菇、冬笋各15克，榨菜丝、精盐、香油各适量。

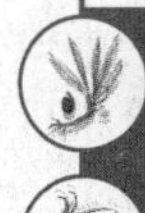

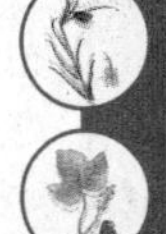

【做法】把切好的香菇丝、冬笋丝、榨菜丝一同倒入清水锅内，用大火烧沸，将漂洗干净的莼菜倒入，煮沸时加入适量精盐，淋入香油，出锅即成。

【功效】清热利水，消肿解毒。适用于高血压患者。

方8：银耳荸荠羹

【配方】银耳、薏苡仁各50克，荸荠粉30克，冰糖适量。

【做法】银耳、薏苡仁用水浸泡发软，然后将银耳撕成小块；荸荠粉、冰糖用水浸化；砂锅内加入适量清水，用大火煮沸后将薏苡仁、银耳一同入锅，改用小火慢煲1小时，再入荸荠粉和冰糖液，调煮成羹即成。

【功效】滋阴润燥，利水渗湿。适用于高血压、血管硬化等症。

方9：山药绿豆羹

【配方】鲜山药400克，绿豆500克，白糖适量。

【做法】绿豆洗净后浸泡10分钟；将绿豆加水煮60分钟；用果汁机将绿豆汤搅打均匀；山药去皮洗净切丁，加入绿豆汤中煮20分钟，加白糖调味。

【功效】清热解毒，益气健脾。适用于高血压患者。

方10：银杞干贝羹

【配方】银耳、枸杞子各10克，干贝15克，鲜汤、精盐各适量。

【做法】银耳水发洗净，干贝发透，与枸杞子一起放入锅中，加鲜汤、精盐烩煮成羹。

【功效】养阴通络。适宜于高血压患者。

方11：山楂雪蛤羹

【配方】山楂20克，雪蛤、冰糖各10克。

【做法】山楂洗净去核，切片；雪蛤用温水发透，去黑仔及筋膜；冰糖打碎；把雪蛤、山楂、冰糖放入炖盅内，加水250毫升；把炖盅置大火上烧沸，用小火煮30分钟即成。

【功效】补虚损，活血气。适用于高血压患者。

方12：蜂蜜芝麻羹

【配方】蜂蜜100克，黑芝麻75克。

【做法】黑芝麻蒸熟捣如泥，放蜂蜜搅拌，用温开水冲化，每日分2次服用。

【功效】滋补肝肾。适用于肝肾不足型高血压患者。

方13：山楂银耳羹

【配方】仙人掌100克，银耳、山楂各50克（干果30克）。

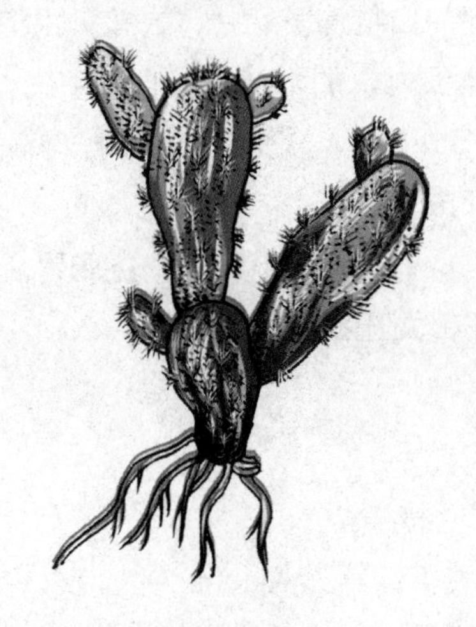

仙人掌

【做法】将银耳、山楂、仙人掌浸泡一夜，洗净切碎，以常法熬炖银耳，将酥烂时放入仙人掌、山楂和冰糖，熬成羹，早晚各食小半碗。

【功效】健脾和胃，行气活血。尤适宜高血压、冠心病等患者。

方14：山楂山药羹

【配方】鲜山楂100克，山药200克，湿淀粉30克，鲜汤、精盐、味精、香油各适量。

【做法】山楂去核，洗净，切成薄片；山药去皮，洗净，剖开，斜切成薄片；锅内加鲜汤、山药片、山楂片，烧开，撇去浮沫，放入味精、香油、精盐调味，用湿淀粉勾芡即成。

【功效】健脾开胃，消食化积。适用于高血压，对伴有动脉粥样硬化症、高脂血症等病症者尤为适宜。

方15：清脑羹

【配方】银耳、炙杜仲各10克，冰糖50克。

【做法】炙杜仲加水1000毫升，煎熬30分钟去渣，取药汁约800毫升；银耳入温水中浸泡，去蒂及杂质，洗净，与冰糖一起放入药液中，用小火煮至银耳熟烂即可。

【功效】滋补肝肾，益气和血。适宜于肝肾两虚型高血压患者。

方16：燕窝银耳羹

【配方】燕窝10克，银耳20克，冰糖适量。

【做法】燕窝放入清水中浸泡4～6小时待完全泡开，然后择去毛绒；将燕窝放进炖盅内加水没过燕窝3～5厘米即可；隔水小火炖30分钟大火烧开，转小火并开始计时；银耳用清水浸泡60分钟即可，撕成小块；最后用瓷罐或盖碗盛入燕窝、银耳、冰糖，隔水炖熟后服食。

【功效】养阴补肺。适用于心肺阴虚型高血压患者。

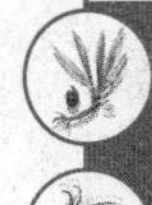

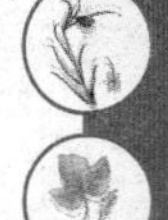

方17：枸杞鸡汁玉米羹

【配方】嫩玉米粒50～100克，枸杞子15克，鸡蛋1枚，鸡汤、淀粉、精盐、香油各适量。

【做法】鸡蛋磕到碗中，调匀；将嫩玉米粒蒸熟烂或压烂，放入鸡汤中煮透；放入枸杞子煮5分钟，勾淀粉，入蛋液打成蛋花，稍煮，用精盐、香油调味后即可。

【功效】滋肝补肾。适用于高血压、高脂血症、糖尿病患者。

方18：芭蕉羹

【配方】芭蕉2根，山楂10克。

【做法】芭蕉洗净，去皮，捣成泥；山楂洗净切片，去核；山楂放入炖锅内，加水250毫升，用中火煎煮15分钟后，把芭蕉泥入拌匀，烧沸即成。

【功效】平肝阳，益肠胃。适用于高血压病兼便秘者。

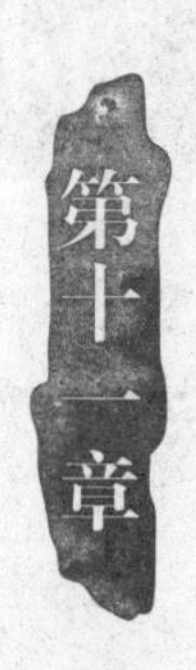

经络降压法，神奇但不神秘的降压大法

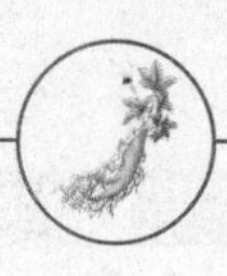

中医学认为，人之所以生病，是因为体内邪气有余而正气不足，高血压也不例外。那么，如何才能匡扶高血压患者体内的正气呢？经络作为气血运行的通道，能沟通人体表里、脏腑，使之成为一个有机的整体。所以，利用经络颐养健康的按摩、刮痧、拔罐、针灸疗法……就责无旁贷地成为你降压搭乘的“健康快车”。

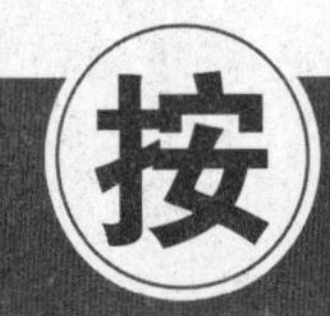

按摩降压法，用小成本赚取大健康

都知道按摩可以降血压，但按摩到底是怎样降血压的？下面介绍一些按摩降压偏方，不仅可以让自己在按摩的实战过程中做到手到病除，而且还真正能让按摩成为你随身携带的“降压”药囊。

方法 1：肝肾阴虚型按摩法

【选取穴位】百会穴、风池穴、大椎穴、足三里穴、太溪穴。

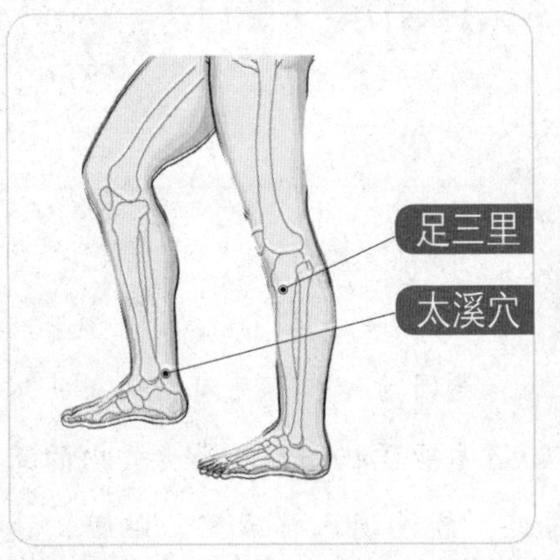

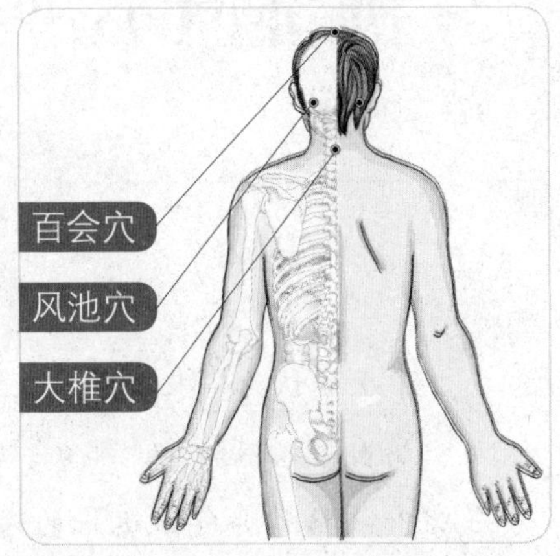

【精确定位】

百会穴：位于头部，当前发际正中直上 5 寸，或两耳尖连线中点处。

风池穴：位于项部，当枕骨之下，与风府穴相平，胸锁乳突肌与斜方肌上端之间的凹陷处。

大椎穴：位于人体的颈部下端，第7颈椎棘突下凹陷处。

足三里穴：位于小腿前外侧，当犊鼻下 3 寸，距胫骨前缘1横指（中指）。

太溪穴：位于足内侧，内踝后方，当内踝尖与跟腱之间的凹陷处。

【按摩操作】揉以上各穴各30～50次，以局部有酸胀感为宜。

【按摩功效】畅通气血，壮阳益气，燥化脾湿，滋阴益肾。以上几穴共用，对肝肾阴虚型高血压患者有很好的疗效。

方法 2：瘀血阻滞型按摩法

【选取穴位】百会穴、风府穴、内关穴、神阙穴。

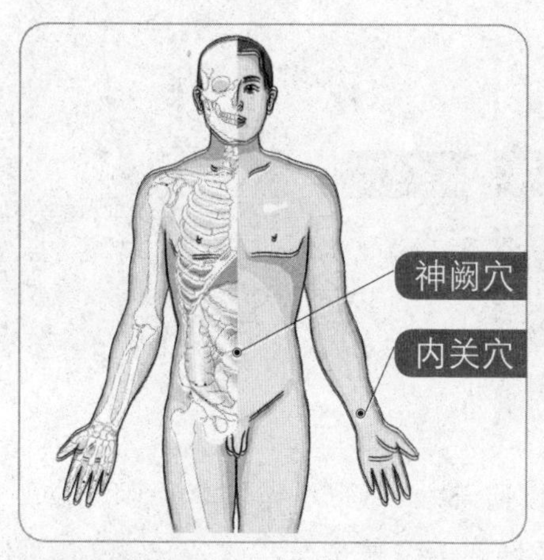

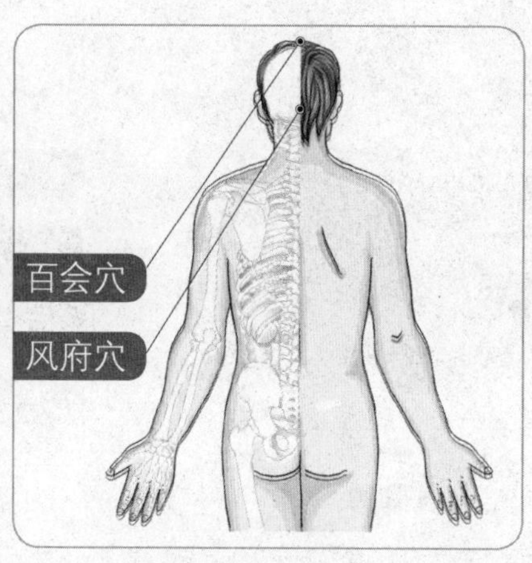

【精确定位】

百会穴：位于头部，当前发际正中直上 5 寸，或两耳尖连线中点处。

风府穴：位于项部，当后发际正中直上1寸，枕外隆凸直下两侧斜方肌之间凹陷处。

内关穴：位于前臂掌侧，当曲泽穴与大陵穴的连线上，腕横纹上2寸，掌长肌腱与桡侧腕屈肌腱之间。

神阙穴：位于肚脐正中。

【按摩操作】揉按百会穴、风府穴和点按内关穴、神阙穴各30～50次。

【按摩功效】宁心安神，理气止痛，培元固本。以上几穴共用，对瘀血阻滞型高血压患者有很好的疗效。

方法3：痰湿阻滞型按摩法

【选取穴位】合谷穴、丰隆穴、阴陵泉穴、太白穴、足三里穴。

【精确定位】

合谷穴：位于手背，第1、2掌骨间，当第 2 掌骨桡侧的中点处。

丰隆穴：位于小腿前外侧，当外踝尖上8寸，条口穴外，距胫骨前缘2横指（中指）。

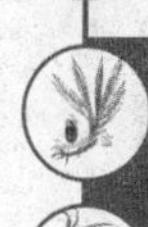

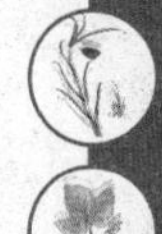

阴陵泉穴：位于小腿内侧，当胫骨内侧髁后下方凹陷处。

太白穴：位于足内侧缘，当足大趾本节（第1跖趾关节）后下方赤白肉际凹陷处。

足三里穴：位于小腿前外侧，当犊鼻下3寸，距胫骨前缘1横指（中指）。

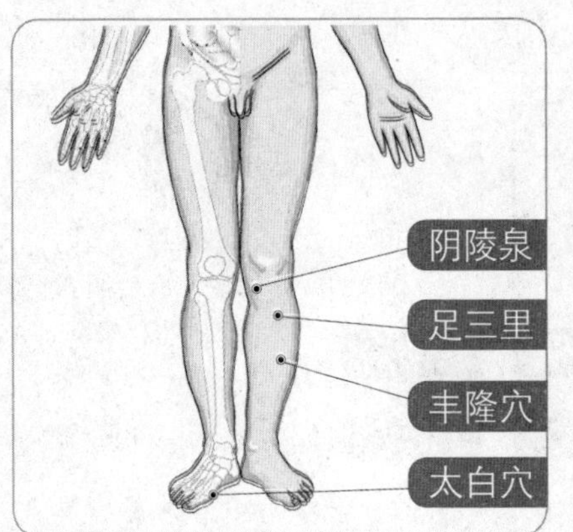

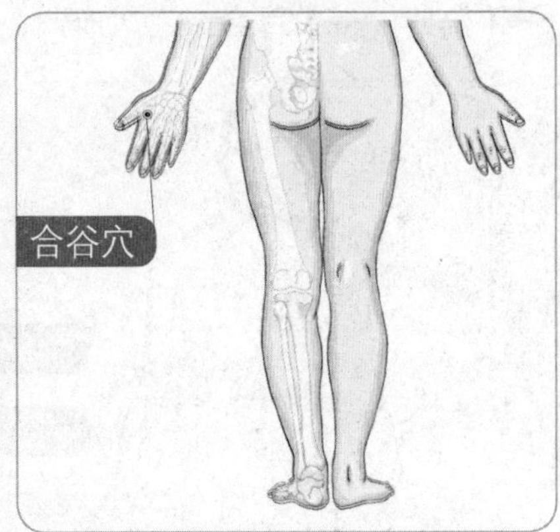

【按摩操作】《丹溪心法·头眩》说："无痰不作眩，痰因火动"，又有湿痰者痰湿中阻，上蒙清窍而发眩晕，治疗选取合谷穴、丰隆穴、阴陵泉穴、太白穴，毫针泻法。可经常按压这几个穴位，每穴按压100次，每日按压2~3次。

【按摩功效】此五穴合用起到祛湿化痰、健脾益胃之功，可有效改善痰湿壅盛引起的眩晕、头重如裹症状。

方法4：肝阳上亢型按摩法

【选取穴位】太冲穴、太溪穴、曲池穴。

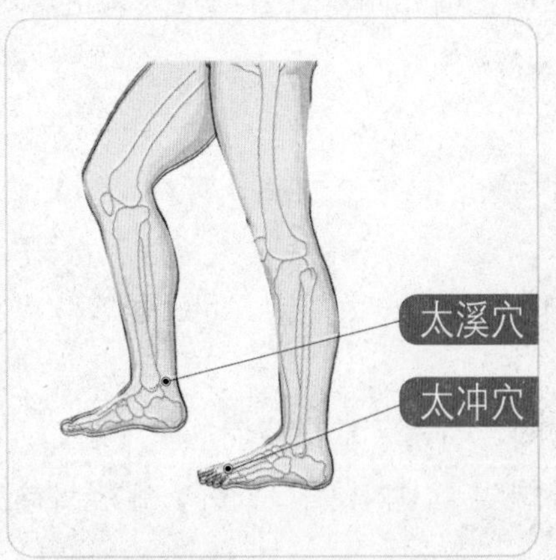

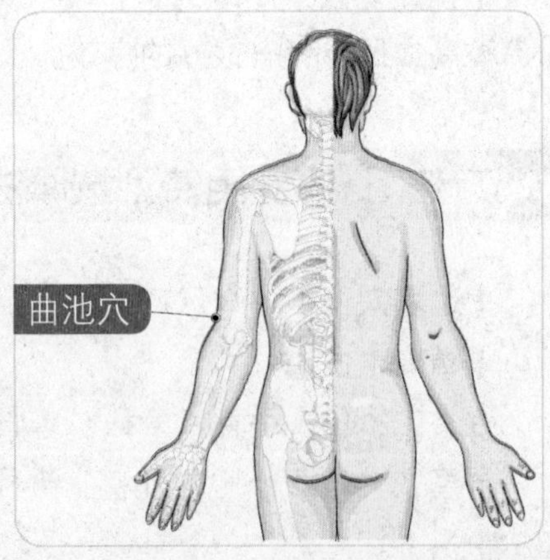

【精确定位】

太冲穴：位于足背侧脚部第1趾跖骨与第2趾跖骨凹陷处。

太溪穴：位于足内侧，内踝后方，当内踝尖与跟腱之间的凹陷处。

曲池穴：位于肘横纹外侧端，屈肘，当尺泽穴与肱骨外上髁连线中点。

【按摩操作】用食指的第二关节分别按压这三个穴位，力度稍重，坚持每个穴位每日按压200次。

【按摩功效】太冲穴是泄肝火、潜肝阳的要穴，而太溪穴、曲池穴是降低血压的特效穴，三穴合用，对肝阳上亢型高血压患者有较好的疗效。

方法 5：气血虚损型按摩法

【选取穴位】曲池穴、气海穴、关元穴、足三里穴、三阴交穴、太阳穴、内关穴、神门穴。

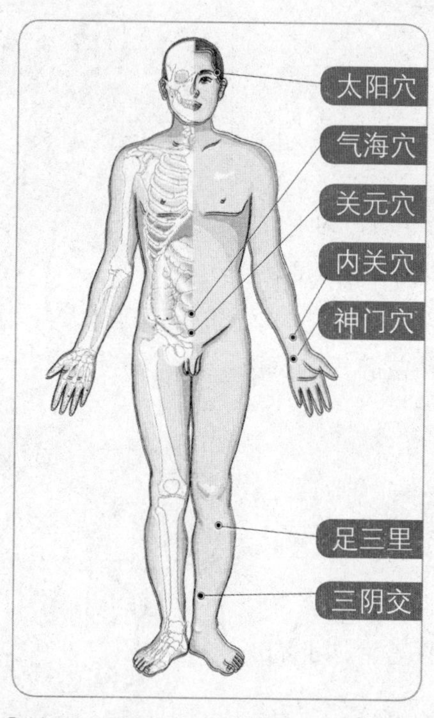

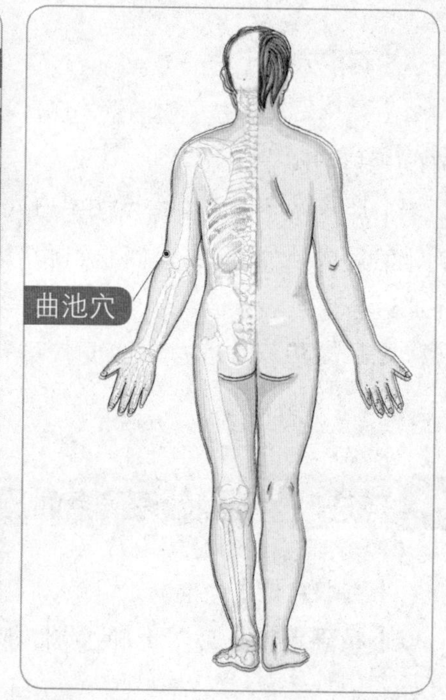

【精确定位】

曲池穴：位于肘横纹外侧端，屈肘，当尺泽穴与肱骨外上髁连线中点。

气海穴：位于下腹部，前正中线上，当脐中下1.5寸。

关元穴：位于下腹部，前正中线上，当脐中下3寸。

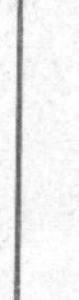

足三里穴：位于小腿前外侧，当犊鼻下3寸，距胫骨前缘1横指（中指）。

三阴交穴：位于小腿内侧，当足内踝尖上3寸，胫骨内侧缘后方。

太阳穴：位于颞部，当眉梢与目外眦之间，向后约1横指的凹陷处。

内关穴：位于前臂掌侧，当曲泽穴与大陵穴的连线上，腕横纹上2寸，掌长肌腱与桡侧腕屈肌腱之间。

神门穴：位于腕部，腕掌侧横纹尺侧端，尺侧腕屈肌腱的桡侧凹陷处。

【按摩操作】按压以上前五个穴位。若是有头昏痛症状，可再按压太阳穴；失眠者加按内关穴、神门穴，每穴各按100次，治疗效果较好。

【按摩功效】关元穴、足三里穴、气海穴均是益气养血的要穴，曲池穴、三阴穴可清热是平肝，五穴共用，对气血亏虚型高血压患者有很好的疗效。

方法6：按揉中府穴降血压

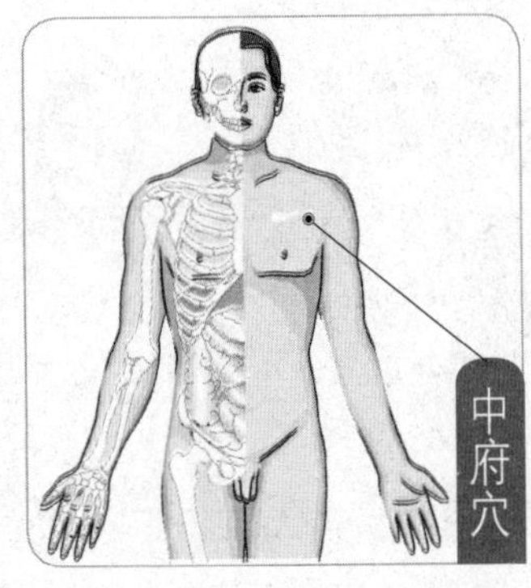

【选取穴位】中府穴。

【精确定位】位于胸前壁外侧，第一肋间隙中，前正中线旁开6寸。

【按摩操作】用中指点按中府穴不动，约半分钟，然后向外揉2分钟，以感到局部酸痛胀为度，不必过于用力。

【按摩功效】通过刺激此穴可补益肺气，宽胸行气。

方法7：按揉血海穴降血压

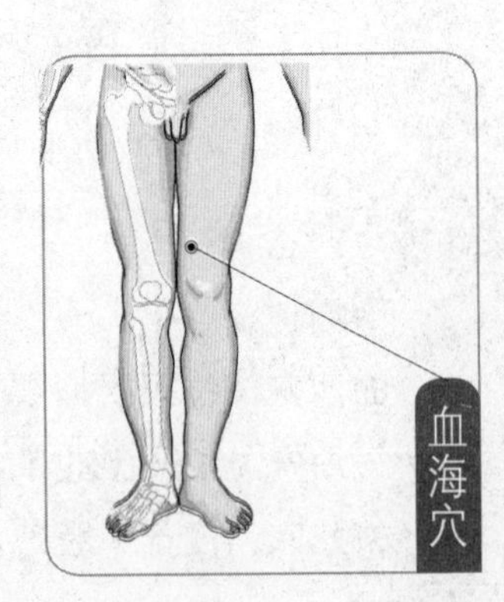

【选取穴位】血海穴。

【精确定位】位于大腿内侧，膝盖骨往上约2寸处。

【按摩操作】将双手拇指指腹分别放在两侧血海穴上，用力按揉2分钟，以局部有酸胀感为度。

【按摩功效】按摩血海穴可促进气血生成，调节水液代谢。

方法8：按揉尺泽穴降血压

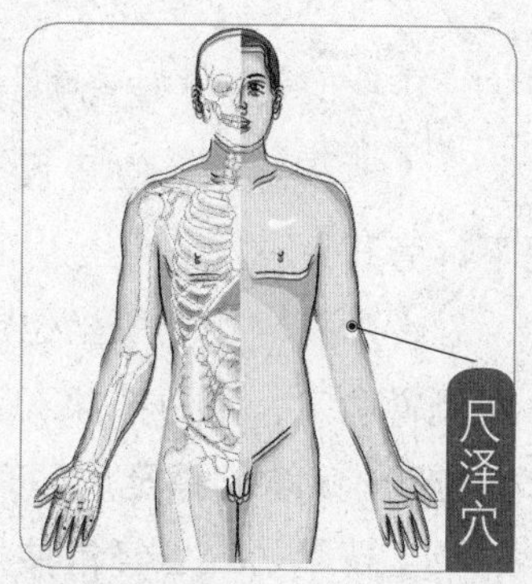

【选取穴位】尺泽穴。

【精确定位】位于肘横纹上，肱二头肌腱桡侧凹陷中。

【按摩操作】手臂半屈，用对侧拇指指尖掐按尺泽穴1分钟，再顺时针方向按揉2分钟，以局部有酸胀感为度。

【按摩功效】此穴是位于肺经上的要穴，具有通肺补肾的作用，经常按摩可改善上实下虚所致的高血压。

方法9：按揉攒竹穴降血压

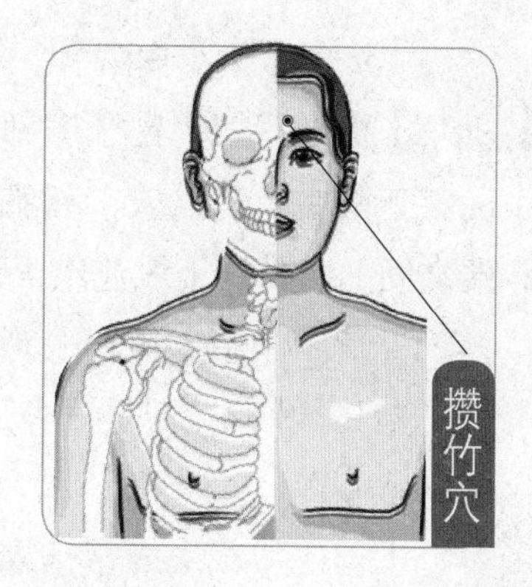

【选取穴位】攒竹穴。

【精确定位】位于面部，在眉毛之内侧端，当眶上切迹处，左右各1个。

【按摩操作】被按摩者仰卧，按摩者坐于其头后，双拇指或中指轻轻按揉攒竹穴约2分钟，以局部有酸胀感为宜。

【按摩功效】此穴具有清肝明目的功效，经常按摩可改善肝阳上亢所致的高血压。

方法10：按揉涌泉穴降血压

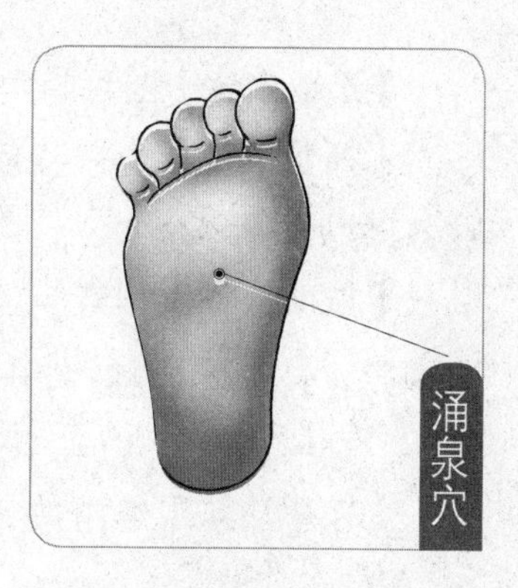

【选取穴位】涌泉穴。

【精确定位】位于脚底中线前1/3交点处，即当脚屈趾时，脚底前凹陷处。

【按摩操作】被按摩者仰卧，按摩者双手握脚，用两大拇指从足跟向足尖搓涌泉穴约1分钟，然后按揉约1分钟。

【按摩功效】涌泉穴具有补益肾阴肾阳的作用，对阴阳两虚的高血压患者有益。

方法11：按揉肾俞穴降血压

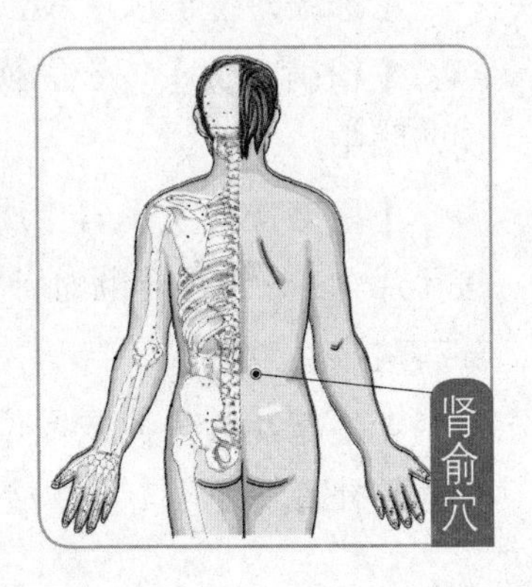

【选取穴位】肾俞穴。

【精确定位】位于腰部，当第 2 腰椎棘突下，旁开1.5寸。

【按摩操作】取坐位或立位，双手中指按于两侧肾俞穴，用力按揉30～50次；或握空拳揉擦穴位30～50次，擦至局部有热感为佳。

【按摩功效】经常按擦此穴可增补肾益气，对高血压所致的水肿具有很好的改善功效。

方法12：按揉安眠穴降血压

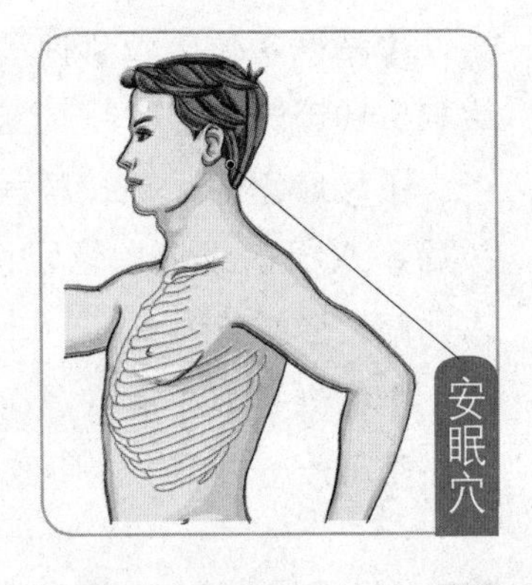

【选取穴位】安眠穴。

【精确定位】位于颞部，胸锁乳突肌停止部乳突下陷中（翳风穴）和胸锁乳突肌与斜方肌上端之间的凹陷处（风池穴）连线的中点处。

【按摩操作】用双手拇指按于安眠穴，顺时针方向按揉约2分钟，手法要求柔和，以局部有酸胀感为宜。

【按摩功效】经常按摩此穴可改善高血压所致的失眠、心慌、头痛、烦躁、头晕耳鸣等症。

方法13：点按四神聪穴降血压

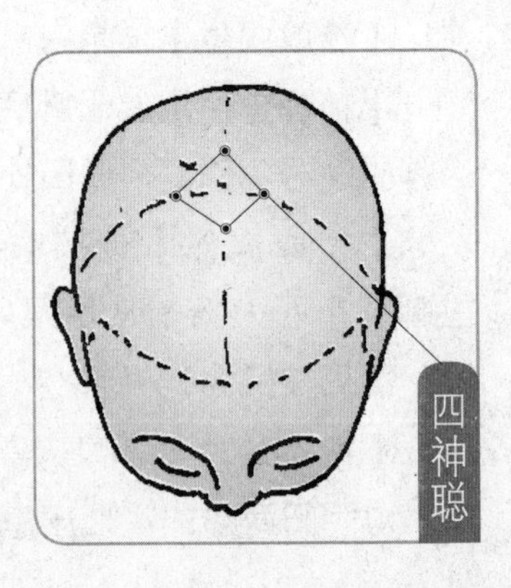

【选取穴位】四神聪穴。

【精确定位】位于头顶部，当百会穴前后左右各1寸处，共4个穴位。

【按摩操作】用双手的食指和中指同时点揉四神聪穴，每穴点揉2分钟，以局部有酸胀感为佳。

【按摩功效】经常按摩此穴可改善高血压所

致的神经衰弱、失眠、眩晕、健忘、耳聋等症。

方法14：点按神门穴降血压

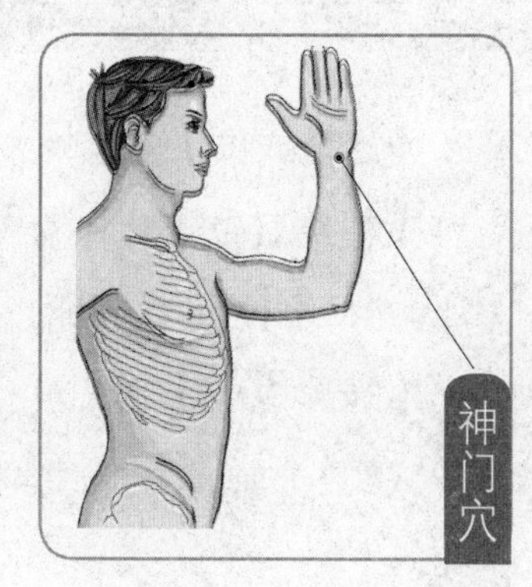

【选取穴位】神门穴。

【精确定位】位于腕部，腕掌侧横纹尺侧端，尺侧腕屈肌腱的桡侧凹陷处。

【按摩操作】一手拇指尖点按另一只手的神门穴约1分钟，左右手交替进行，以局部有酸胀感为佳。

【按摩功效】经常按摩此穴可改善高血压所致的失眠、多梦、神经衰弱、心慌等症。

方法15：按揉太阳穴降血压

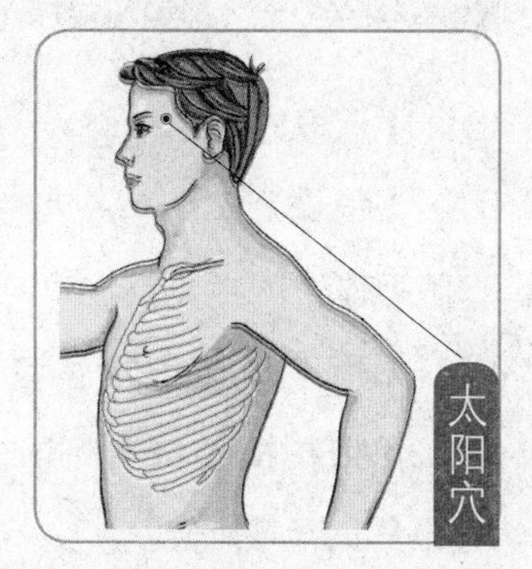

【选取穴位】太阳穴。

【精确定位】位于颞部，当眉梢与目外眦之间，向后约1横指的凹陷处。

【按摩操作】双手食指指腹分别按于两侧太阳穴，顺时针方向按揉2分钟，以局部有酸胀感为佳。如需要较大范围或力量较重的按揉，可以用两手的鱼际部位代替食指。

【按摩功效】经常按摩此穴可改善高血压所致的头痛、头晕、失眠等症。

方法16：按揉头维穴降血压

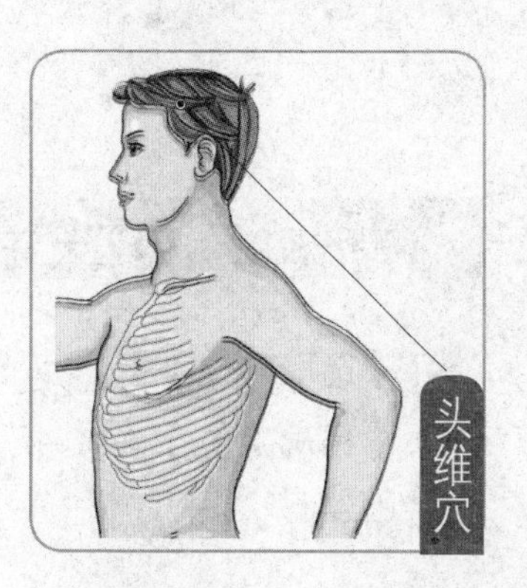

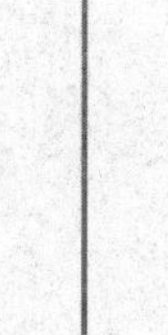

【选取穴位】头维穴。

【精确定位】位于头侧部，当额角发际上0.5寸，头正中线旁开4.5寸。

【按摩操作】用中指指腹顺时针方向按揉两侧头维穴约2分钟，然后分别点按半分钟，以酸

胀感向整个前头部和两侧发散为佳。

【按摩功效】经常按摩此穴可改善高血压所致的偏头痛、视力减退等症。

方法17：点掐人中穴降血压

【选取穴位】人中穴。

【精确定位】位于鼻子下面的鼻唇沟正中及上1/3与中1/3的交界处。

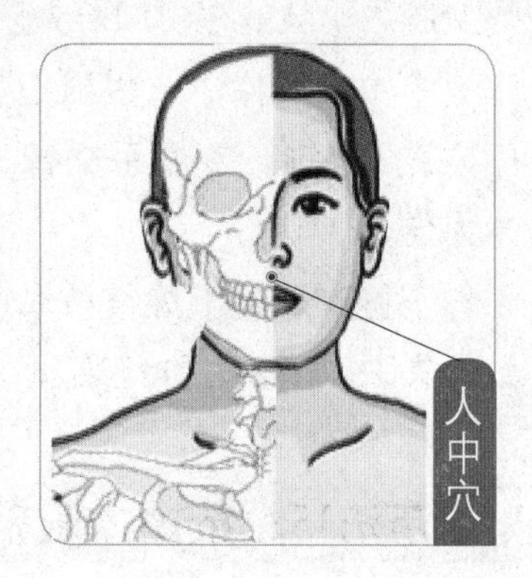

【按摩操作】取仰卧位，用拇指指尖掐住人中穴约1分钟，力量适当重一些，以有酸胀感为度。

【按摩功效】血压过高，导致昏迷、呼吸困难时，点掐此穴可改善症状。

方法18：推按昆仑穴降血压

【选取穴位】昆仑穴。

【精确定位】位于脚踝外侧，在外踝顶点与脚跟相连线的中央点。

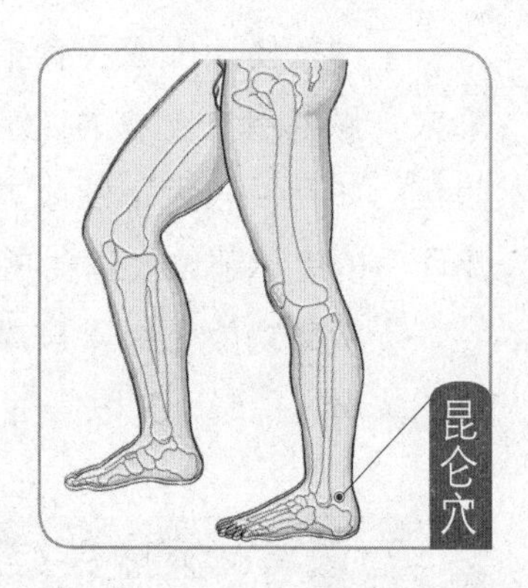

【按摩操作】按摩者用手握住被按摩者踝部，用拇指指腹自上而下推按昆仑穴2分钟，以局部有酸胀感为佳。

【按摩功效】经常按摩此穴可改善血压偏高、失眠、健忘等症。

方法19：按压天柱穴降血压

【选取穴位】天柱穴。

【精确定位】在项部，大筋（斜方肌）外缘之后发际凹陷中，约当后发际正中旁开1.3寸。

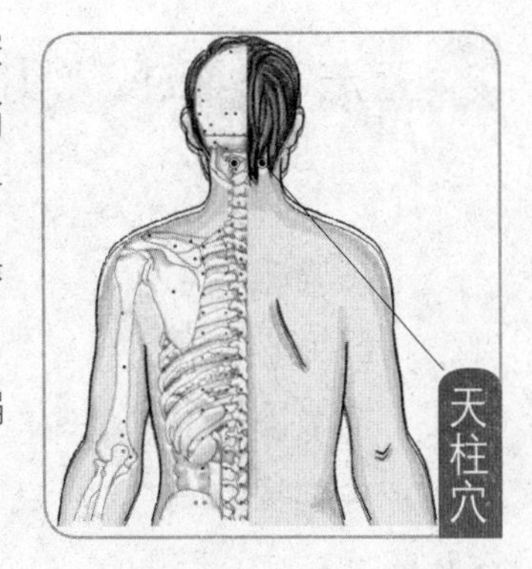

【按摩操作】取坐姿，两手交叉拇指分别按住天柱穴。先按右穴，然后按左穴，头部向左稍倾，呼气并数“1、2”，渐渐用力，数“3”时强按穴位，吸气并数“4、5、6”，身体放松，头部恢复原位。重复动作3～6次。

【按摩功效】经常按摩此穴可改善血压偏高、头痛、头晕、恶心、视力减退等症。

方法20：按揉命门穴降血压

【选取穴位】命门穴。

【精确定位】位于腰部，当后正中线上，第2腰椎棘突下凹陷中。

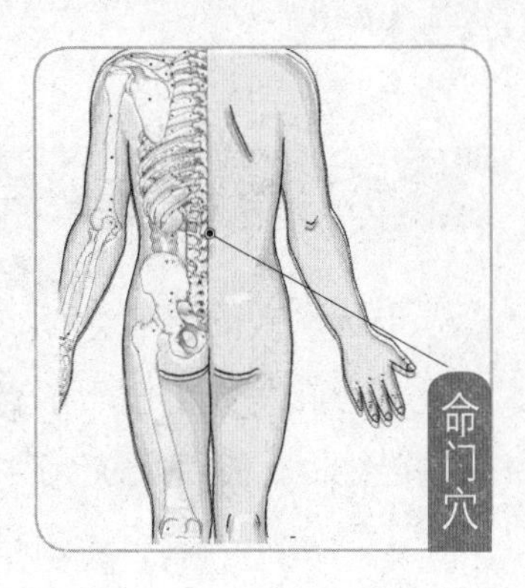

【按摩操作】被按摩者俯卧，按摩者用大拇指顺时针方向按揉命门穴2分钟，然后按逆时针方向按揉2分钟，以局部有酸胀感为佳。

【按摩功效】命门穴是督脉要穴，具有固精壮阳、培元补肾、温补肾阳的作用。经常按摩此穴可改善高血压所致的全身疲劳、阳痿、滑精、早泄、月经不调等症。

方法21：按揉翳风穴降血压

【选取穴位】翳风穴。

【精确定位】位于耳垂后方，当乳突与下颌角之间的凹陷处。

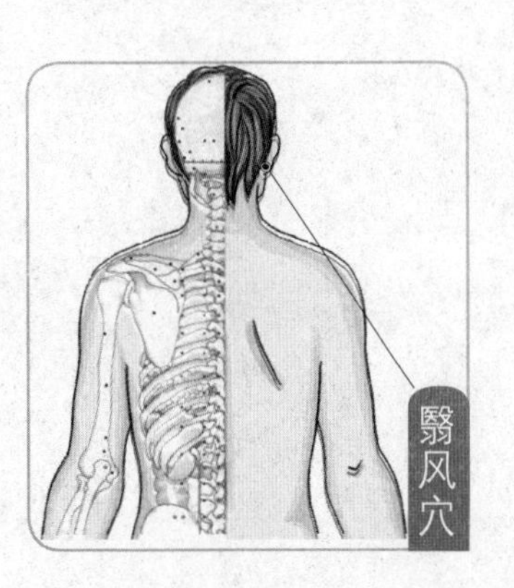

【按摩操作】被按摩者取仰卧位或坐位，按摩者用两手拇指或中指按在其左右翳风穴上，同时顺时针方向按揉约2分钟，然后逆时针方向按揉约2分钟，以局部感到酸胀为佳。

【按摩功效】经常按摩此穴可改善高血压所致的头昏目眩等症。

方法22：按揉光明穴降血压

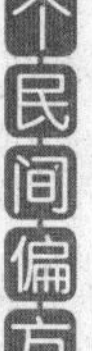

【选取穴位】光明穴。

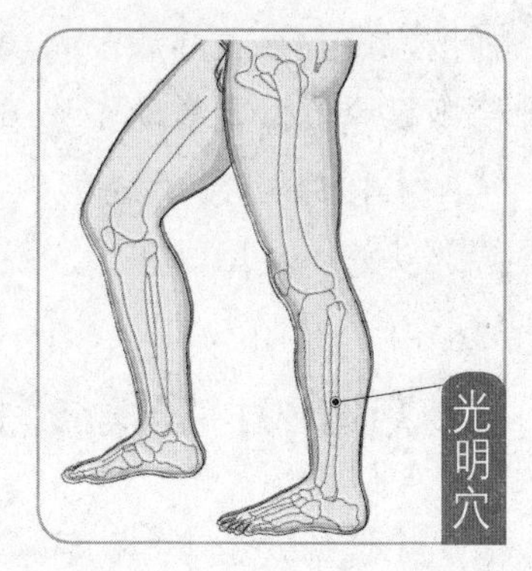

【精确定位】位于小腿外侧，当外踝尖上5寸，腓骨前缘。

【按摩操作】将腿伸直，分别置于两侧光明穴处，先掐揉2分钟，再点按半分钟，以局部有酸胀感为宜。

【按摩功效】光明穴为足少阳胆经的络穴，沟通表里两经，对肝胆经的病变起着重要的治疗作用。经常按摩此穴可改善肝阳上亢所致的高血压。

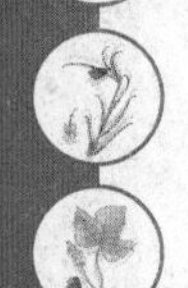

方法23：点按外关穴降血压

【选取穴位】外关穴。

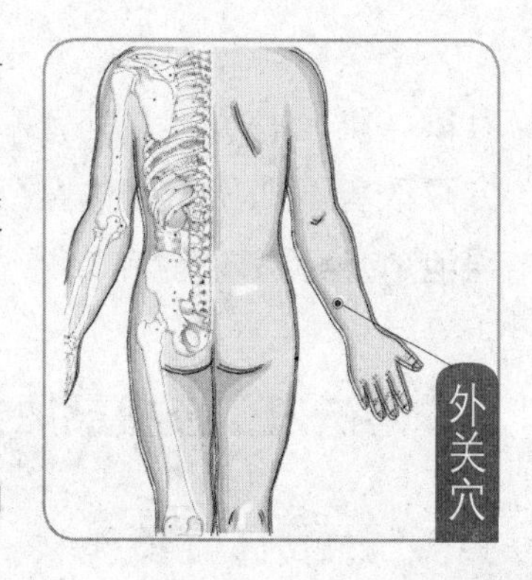

【精确定位】位于前臂背侧，当阳池穴与肘尖的连线上，腕背横纹上2寸，尺骨与桡骨之间。

【按摩操作】用拇指指尖点揉外关穴，力度以有酸胀、微痛感为宜，每次左右各3～5分钟，早晚各1次。

【按摩功效】外关穴为手少阳三焦经腧穴，经常按摩可改善肝胆火旺、阳火上冲头脑而致的血压增高。

拔罐降压法，有效降压的中医疗法

拔罐疗法是以罐为工具，利用燃烧排除罐内空气，造成负压，使之吸附于腧穴或应拔部位的体表，通过刺激，使被拔部的皮肤充血、瘀血，从而达到防病治病的目的。作为一种绿色疗法，拔罐疗法也是治疗高血压的方法之一。可根据高血压患者的具体情况，有选择地运用拔罐疗法。

方法1：肝阳上亢型拔罐法

【选取穴位】①肝俞穴、足三里穴；②风池穴、心俞穴。

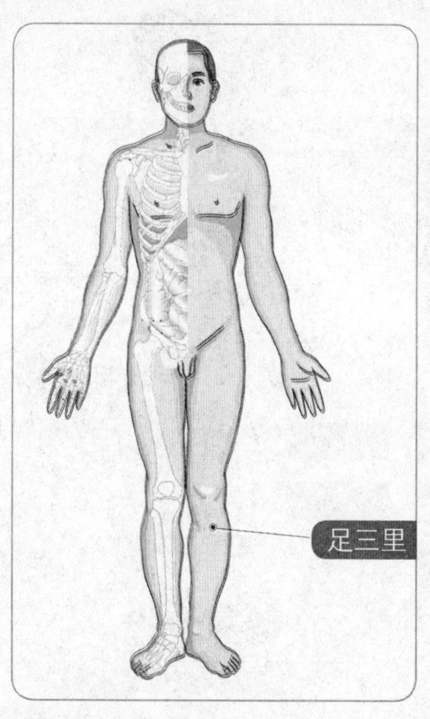

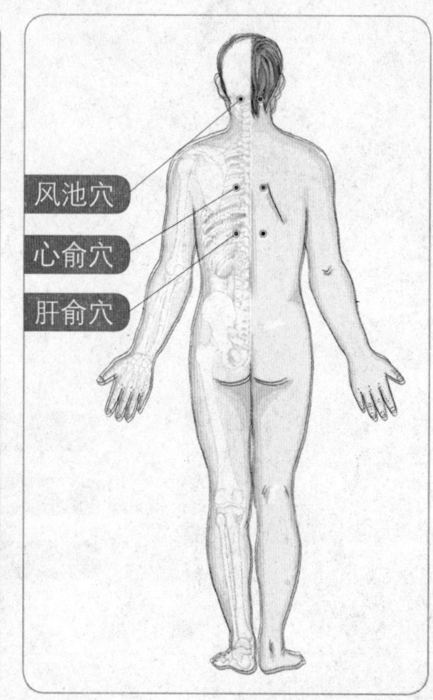

【精确定位】

肝俞穴：位于背部，当第9胸椎棘突下，旁开1.5寸。

足三里穴：位于小腿前外侧，当犊鼻下3寸，距胫骨前缘1横指（中指）。

风池穴：位于项部，当枕骨之下，与风府穴相平，胸锁乳突肌与斜方肌上端之间的凹陷处。

心俞穴：位于背部，当第5胸椎棘突下，旁开1.5寸。

【拔罐操作】第一天选第一组穴位。患者仰卧位，取口径适合的玻璃罐在足三里穴拔罐5分钟；再俯卧，同前法在双侧肝俞穴拔5分钟。第二天选第二组穴位。让患者俯卧，用口径适合的玻璃罐在风池穴拔5分钟。每日1次，每次1组，交替进行，10日为1个疗程。

【拔罐功效】本方法可平肝潜阳，清热泻火。适用于肝阳上亢型高血压患者。

方法2：肾精亏虚型拔罐法

【选取穴位】肾俞穴、肝俞穴、关元穴、三阴交穴、悬钟穴。

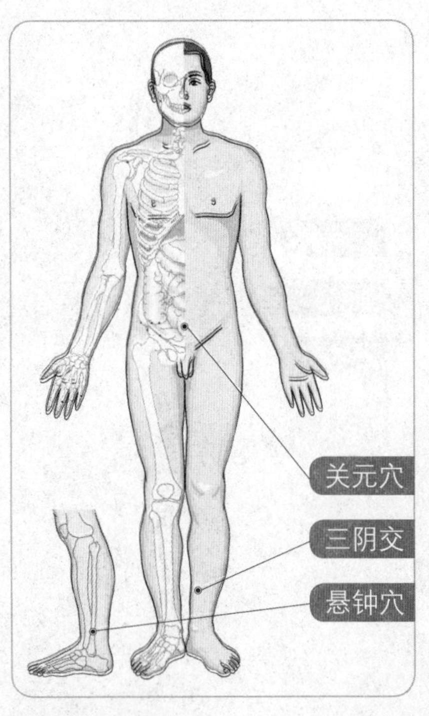

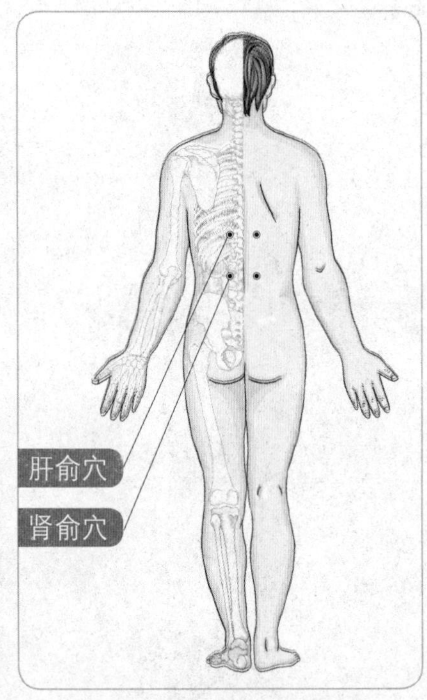

【精确定位】

肾俞穴：位于腰部，当第2腰椎棘突下，旁开1.5寸。

肝俞穴：位于背部，当第9胸椎棘突下，旁开1.5寸。

关元穴：位于下腹部，前正中线上，当脐中下3寸。

三阴交穴：位于小腿内侧，当足内踝尖上3寸，胫骨内侧缘后方。

悬钟穴：位于小腿外侧，当外踝尖上 3 寸，腓骨前缘。

【拔罐操作】患者取仰卧位，用口径适合的玻璃罐，用闪火法在关元穴、三阴交穴和悬钟穴拔10分钟；再俯卧，同前法在双侧肝俞穴和双侧肾俞穴拔罐。隔日1次。

【拔罐功效】本方法可补益肾精。适用于肾精亏虚型高血压患者。

方法3：肾阳不足型拔罐法

【选取穴位】肾俞穴、命门穴、关元穴、气海穴。

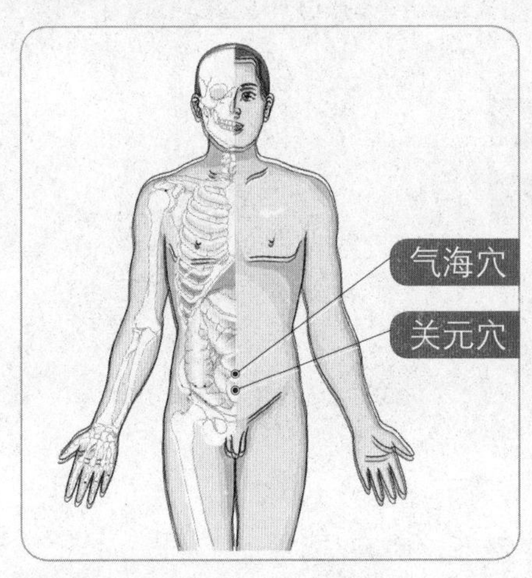

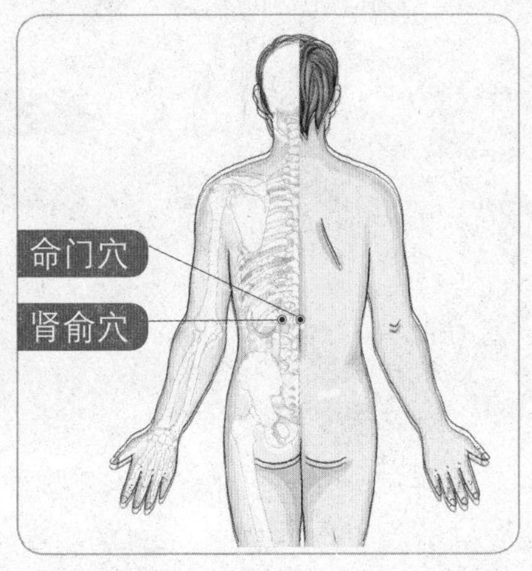

【精确定位】

肾俞穴：位于腰部，当第 2 腰椎棘突下，旁开1.5寸。

命门穴：位于腰部，当后正中线上，第2腰椎棘突下凹陷中。

关元穴：位于下腹部，前正中线上，当脐中下3寸。

气海穴：位于下腹部，前正中线上，当脐中下1.5寸。

【拔罐操作】患者取仰卧位，用口径适合的陶罐，用闪火法在气海穴、关元穴拔10分钟，再令患者俯卧，同前法在双侧命门穴和双侧肾俞穴拔罐，隔日1次。

【拔罐功效】本方法可温补肾阳。适用于肾阳不足型高血压患者。

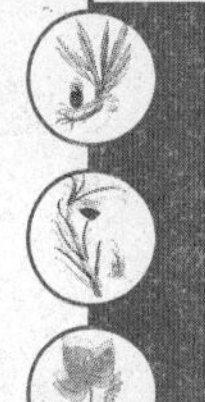

方法4：阴阳两虚型拔罐法

【选取穴位】肾俞穴、肝俞穴、心俞穴、三阴交穴、气海穴、足三里穴。

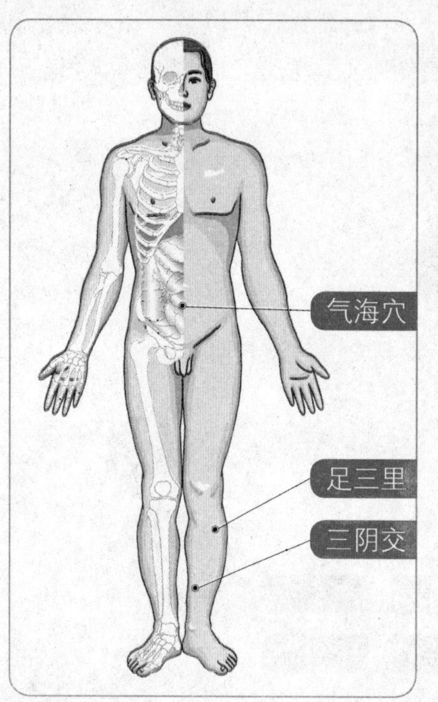

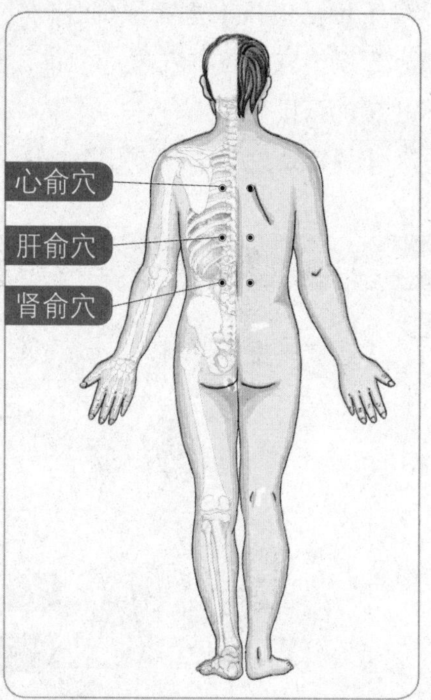

【精确定位】

肾俞穴：位于腰部，当第2腰椎棘突下，旁开1.5寸。

肝俞穴：位于背部，当第9胸椎棘突下，旁开1.5寸。

心俞穴：位于背部，当第5胸椎棘突下，旁开1.5寸。

三阴交穴：位于小腿内侧，当足内踝尖上3寸，胫骨内侧缘后方。

气海穴：位于下腹部，前正中线上，当脐下1.5寸。

足三里穴：位于小腿前外侧，当犊鼻下3寸，距胫骨前缘1横指（中指）。

【拔罐操作】患者取侧卧，先在同一侧心俞穴、肝俞穴、气海穴和足三里穴，取口径适合的玻璃罐，用闪火法拔点刺穴5分钟，再令患者仰卧，用同法在同一侧三阴交穴拔罐。第二天采用同一方法拔另一侧穴位，两侧穴位交替进行。

【拔罐功效】本方法可滋养肾阴，温补肾阳。适用于阴阳两虚型高血压患者。

方法5：心肾不交型拔罐法

【选取穴位】肾俞穴、心俞穴、三阴交穴、内关穴。

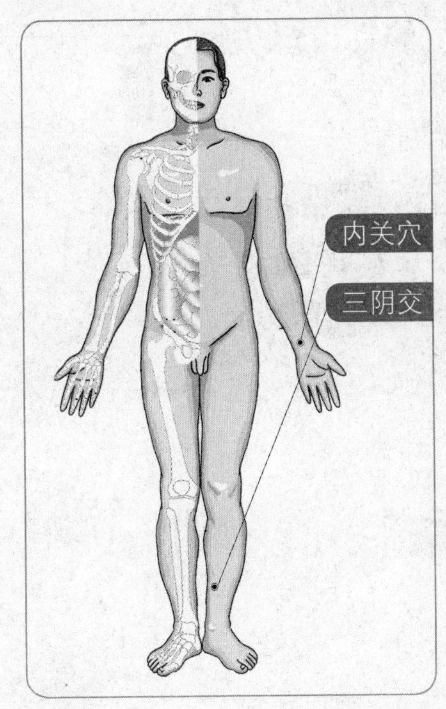

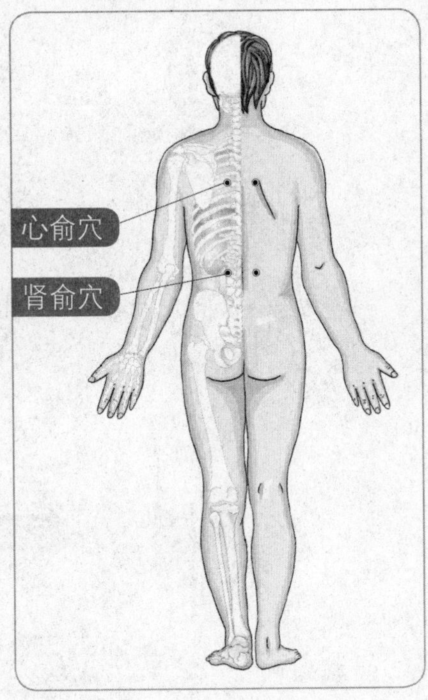

【精确定位】

肾俞穴：位于腰部，当第２腰椎棘突下，旁开1.5寸。

心俞穴：位于背部，当第５胸椎棘突下，旁开1.5寸。

三阴交穴：位于小腿内侧，当足内踝尖上3寸，胫骨内侧缘后方。

内关穴：位于前臂掌侧，当曲泽穴与大陵穴的连线上，腕横纹上2寸，掌长肌腱与桡侧腕屈肌腱之间。

【拔罐操作】患者取侧卧，先在同一侧内关穴、三阴交穴，取口径适合的玻璃罐，用闪火法拔点刺穴5分钟，再令患者仰卧，用前法在心俞穴、肾俞穴拔罐。第二天拔另一侧穴位，每日1次，两侧穴位交替进行。10日为1个疗程。

【拔罐功效】本方法可交通心肾。适用于心肾不交型高血压患者。

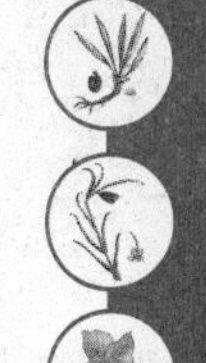

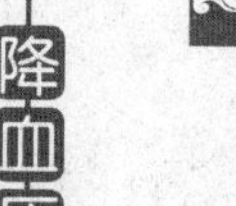

方法 6：阴虚阳亢型拔罐法

【选取穴位】肝俞穴、胃俞穴、心俞穴、三阴交穴。

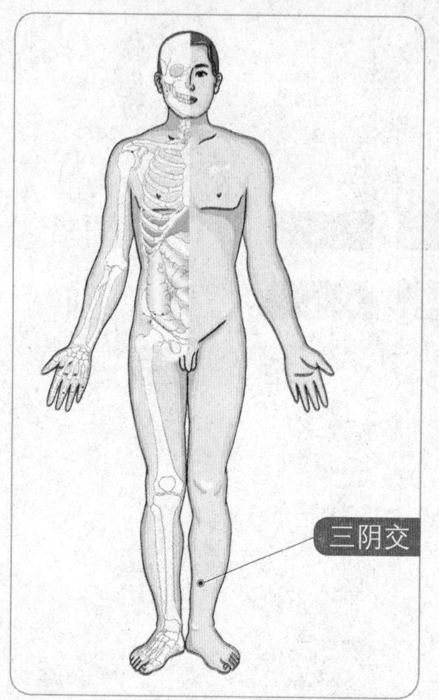

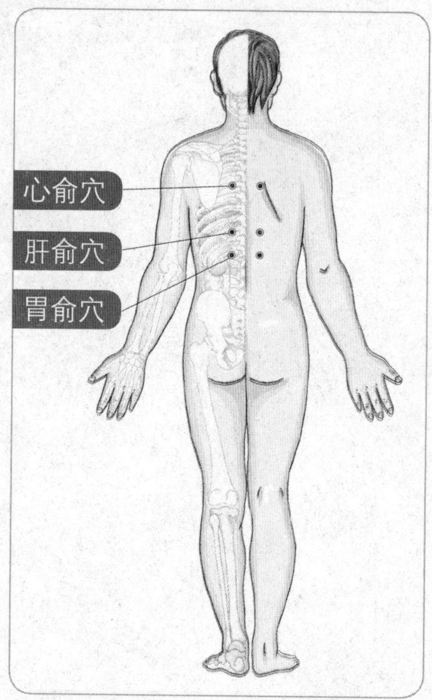

【精确定位】

肝俞穴：位于背部，当第9胸椎棘突下，旁开1.5寸。

胃俞穴：位于背部，当第12胸椎棘突下，旁开1.5寸。

心俞穴：位于背部，当第5胸椎棘突下，旁开1.5寸。

三阴交穴：位于小腿内侧，当足内踝尖上3寸，胫骨内侧缘后方。

【拔罐操作】患者取侧卧，取口径适合的玻璃罐，用闪火法在双侧心俞穴、双侧肝俞穴和双侧胃俞穴拔10分钟。再令患者仰卧，同前法在三阴交穴拔10分钟。隔日1次，5日为1个疗程。

【拔罐功效】本方法可滋阴潜阳。适用于阴虚阳亢型高血压患者。

方法7：痰湿阻逆型拔罐法

【选取穴位】中脘穴、风池穴、丰隆穴。

【精确定位】

中脘穴：位于上腹部，前正中线上，当脐中上４寸。

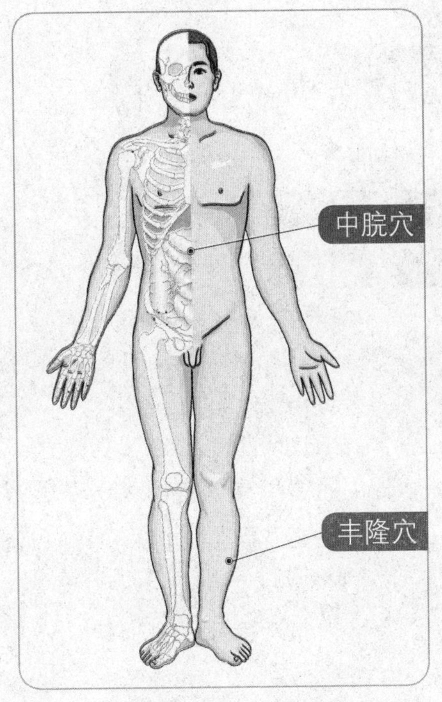

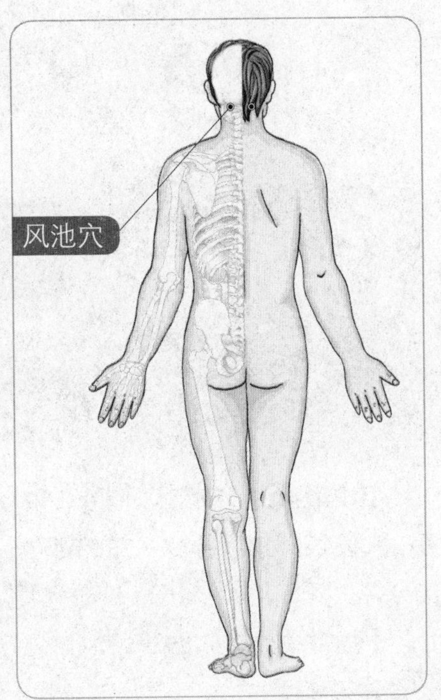

风池穴：位于项部，当枕骨之下，与风府穴相平，胸锁乳突肌与斜方肌上端之间的凹陷处。

丰隆穴：位于小腿前外侧，当外踝尖上8寸，条口穴外，距胫骨前缘2横指（中指）。

【拔罐操作】患者取侧卧，取口径适合的玻璃罐，用闪火法在中脘穴、丰隆穴拔10分钟；再令患者俯卧位，同前法在双侧风池穴拔10分钟，每日1次，5日为1个疗程。

【拔罐功效】本方法可祛痰化浊。适用于痰湿阻逆型高血压患者。

方法8：瘀血阻脉型拔罐法

【选取穴位】心俞穴、膈俞穴、巨阙穴、膻中穴。

【精确定位】

心俞穴：位于背部，当第５胸椎棘突下，旁开1.5寸。

膈俞穴：位于背部，当第7胸椎棘突下，旁开1.5寸。

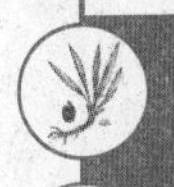

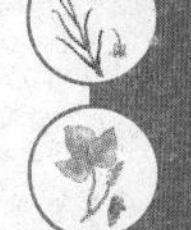

巨阙穴：位于上腹部，前正中线上，当脐中上6寸。

膻中穴：位于胸部，当前正中线上，平第4肋间，两乳头连线的中点。

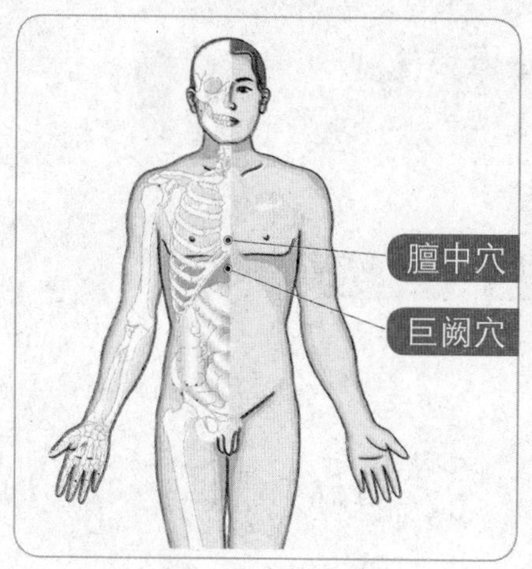

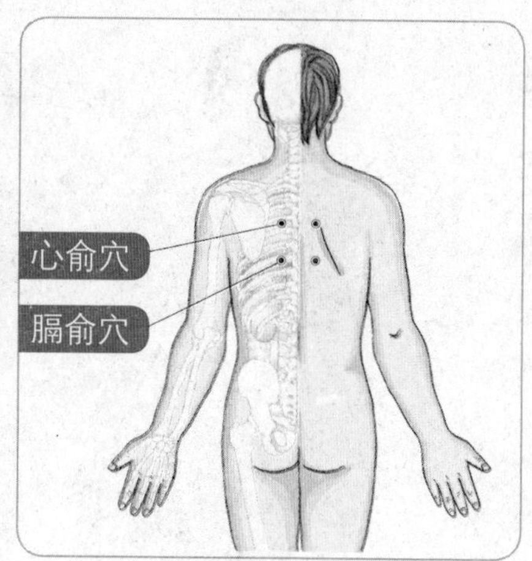

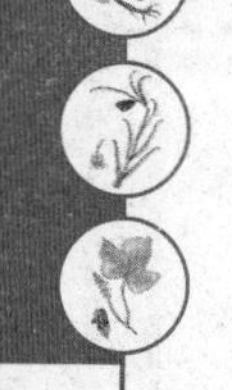

【拔罐操作】患者取侧卧，取口径适合的玻璃罐，用闪火法在巨阙穴、膻中穴拔10分钟；再令患者俯卧位，用闪火法在双侧膈俞穴、双侧心俞穴拔10分钟，隔日1次。10日为1个疗程。

【拔罐功效】本方法可活血化瘀，通络止痛。适用于瘀血阻络型高血压患者。

方法9：冲任失调型拔罐法

【选取穴位】①肝俞穴、膈俞穴；②期门穴、关元穴、血海穴、三阴交穴。

【精确定位】

肝俞穴：位于背部，当第9胸椎棘突下，旁开1.5寸。

膈俞穴：位于背部，当第7胸椎棘突下，旁开1.5寸。

期门穴：位于胸部，当乳头直下，第6肋间隙，前正中线旁开4寸。

关元穴：位于下腹部，前正中线上，当脐中下3寸。

血海穴：位于大腿内侧，膝盖骨往上约2寸指宽处。

三阴交穴：位于小腿内侧，当足内踝尖上3寸，胫骨内侧缘后方。

【拔罐操作】第一天选第一组穴位。患者取俯卧位，取口径适合的玻璃罐，用闪火法在双侧肝俞穴和双侧膈俞穴拔罐10分钟。第二天选第二组穴位。让患者仰卧，取口径适合的玻璃罐，用闪火法在期门穴、关元穴、血海穴和三阴交穴拔罐10分钟。每日1次，每次1组，两组交替进行。

【拔罐功效】本方法可调理冲任。适用于冲任失调型高血压患者。

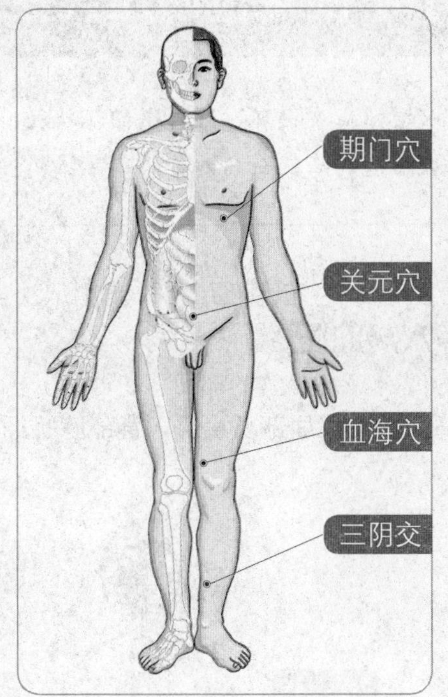

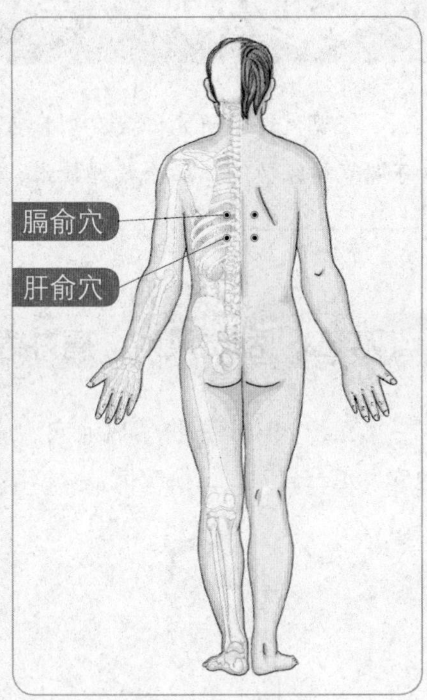

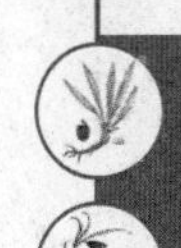

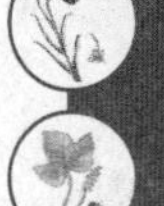

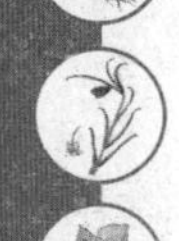

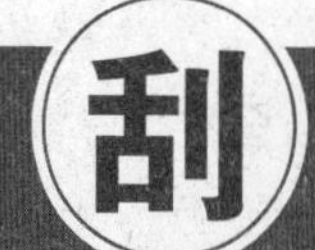

刮痧降压法，小小刮板挑降压大任

经现代科学研究证实，刮痧可以增强血液循环，改善微循环状况，并可调节神经功能，解除精神紧张，从而达到降低血压的目的。

方法1：刮拭风池、肩井等穴降血压

【选取穴位及部位】风池穴、肩井穴、头后部及肩部，背部膀胱经、曲池穴、足三里穴、三阴交穴。

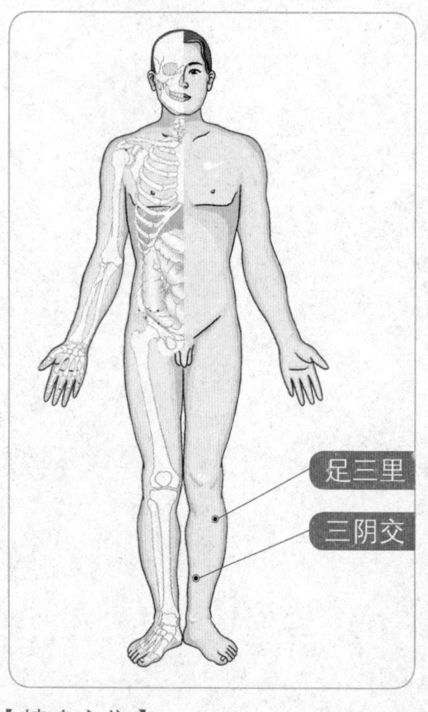

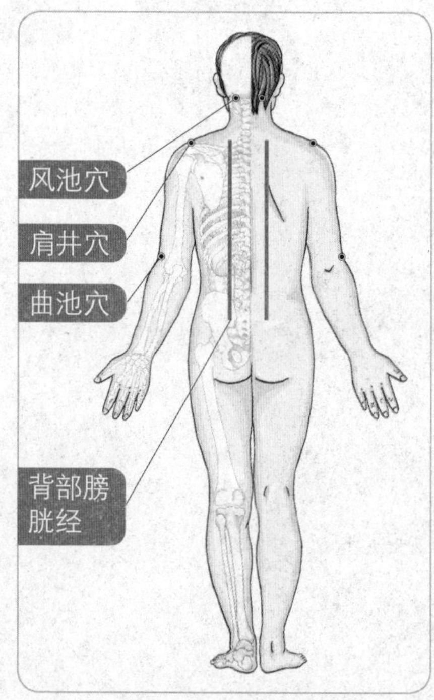

【精确定位】

风池穴：位于项部，当枕骨之下，与风府穴相平，胸锁乳突肌与斜方肌上端之间的凹陷处。

肩井穴：位于肩上，当大椎穴与肩峰端连线的中点上。

曲池穴：位于肘横纹外侧端，屈肘，当尺泽穴与肱骨外上髁连线中点。

足三里穴：位于小腿前外侧，当犊鼻下3寸，距胫骨前缘1横指（中指）。

三阴交穴：位于小腿内侧，当足内踝尖上3寸，胫骨内侧缘后方。

【刮痧操作】在需刮痧的部位先涂抹适量刮痧油，再用刮痧板的凸面在皮肤表面呈45度角，先刮风池穴、头后部、肩井穴及肩部，再刮背部膀胱经，然后刮手臂曲池穴，最后刮下肢的三阴交穴、足三里穴。刮痧刮至患者自觉刮后身体轻松为度。每次刮痧时间约10分钟。

【刮痧功效】本方法可调心气，活心血。适用于高血压患者。

方法2：刮拭大椎等穴降血压

【选取穴位】大椎穴、长强穴、肺俞穴、心俞穴、曲池穴、风市穴、足三里穴、太溪穴、太冲穴。

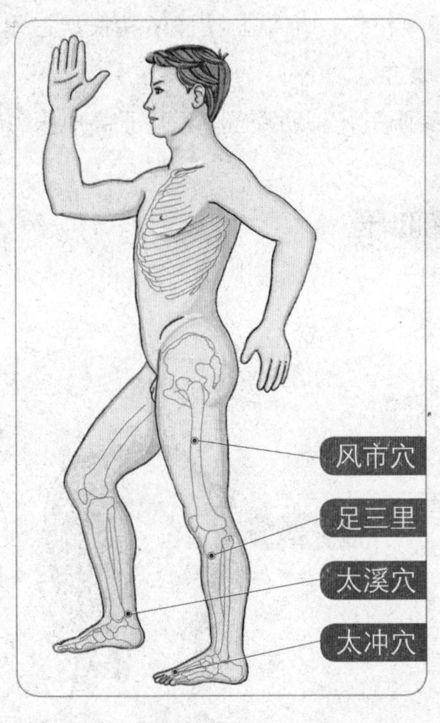

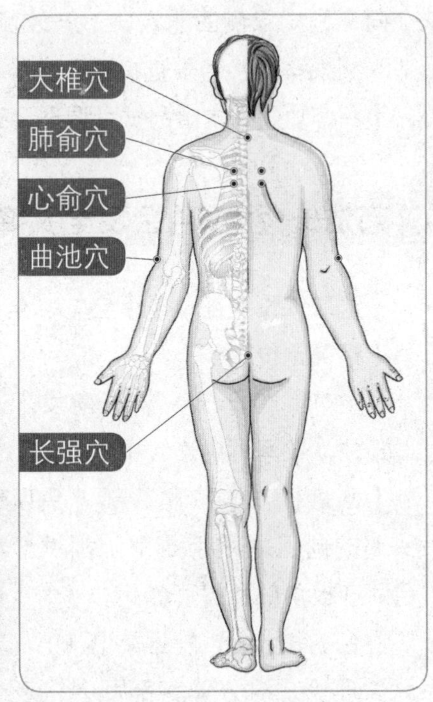

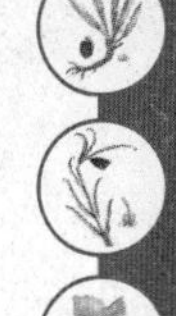

【精确定位】

大椎穴：位于颈部下端，第7颈椎棘突下凹陷处。

长强穴：位于尾骨端下，当尾骨端与肛门连线的中点处。

肺俞穴：位于背部，当第3胸椎棘突下，旁开1.5寸。

心俞穴：位于背部，当第5胸椎棘突下，旁开1.5寸。

曲池穴：位于肘横纹外侧端，屈肘，当尺泽穴与肱骨外上髁连线中点。

风市穴：位于大腿外侧部的中线上，当横纹上7寸处。或直立垂手时，中指尖处。

足三里穴：位于小腿前外侧，当犊鼻下3寸，距胫骨前缘1横指（中指）。

太溪穴：位于足内侧，内踝后方，当内踝尖与跟腱之间的凹陷处。

太冲穴：位于足背侧脚部，第1趾跖骨与第2趾跖骨凹陷处。

【刮痧操作】用面刮法先分段刮拭背部督脉大椎穴至长强穴，然后以梳理经气法疏通督脉气血。用面刮法刮拭背部双侧肺俞穴至心俞穴；用面刮法从上向下刮拭双侧曲池穴，下肢外侧风市穴；用平面按揉法按揉足三里穴，足部双侧太溪穴，用垂直按揉法按揉太冲穴。

【刮痧功效】本组刮拭可调理全身阳气，辅助降压。适用于高血压患者。

方法3：刮拭百会及全头降血压

【选取穴位及部位】百会穴、全头。

【精确定位】

百会穴：位于头部，当前发际正中直上5寸，或两耳尖连线中点处。

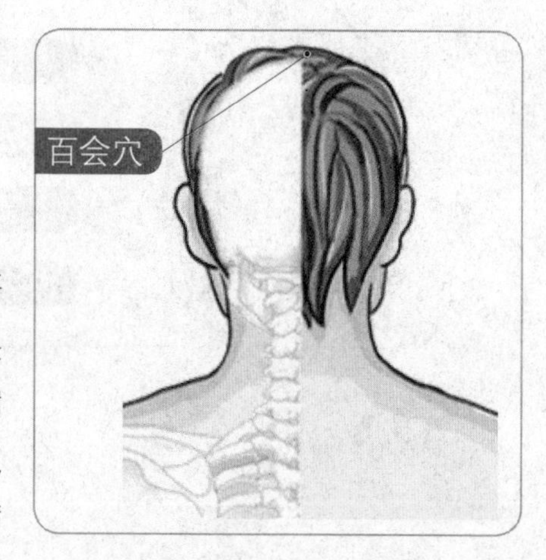

【刮痧操作】按侧头部、头顶部、后头部的向下顺序用面刮法刮拭全头；再用刮痧板角部刮拭百会穴。

【刮痧功效】根据中医的“平肝熄风”理论，对人体头部百会穴及全头进行刮痧，不仅可以调整微血管的舒缩作用，解除小动脉痉挛，而且能疏通气血，调和阴阳，对预防和治疗高血压病有十分明显的作用。

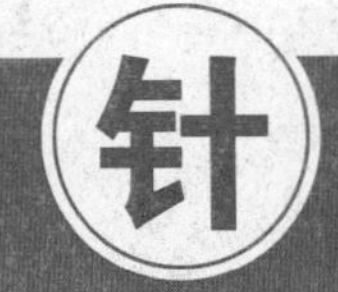

针灸降压法，小小银针单挑降压大任

针灸降低血压，在临床应用上已取得了较好疗效。有报道认为，针灸疗法的近期降压效果可达82.5%。中医学认为，针灸与高血压相关的经络，可产生经络本身所具有的传导感应，纠正阴阳失调、偏盛偏衰所致的高血压的虚实症候，达到补虚泻实的作用，以恢复人体阴阳的相对平衡，使血压趋于稳定。

方法1：肝阳上亢型针灸法

【选取穴位】太冲穴、行间穴、丘墟穴、风池穴。

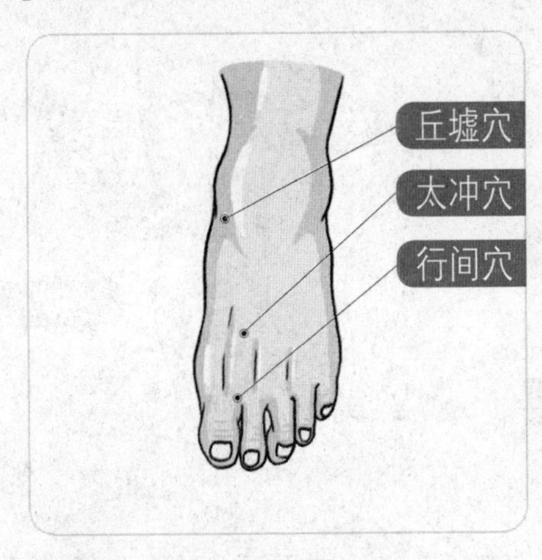

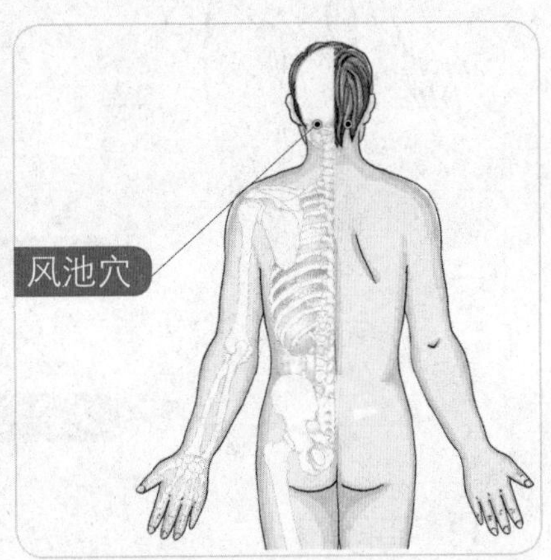

【精确定位】

太冲穴：位于足背侧脚部，第1趾跖骨与第2趾跖骨凹陷处。

行间穴：位于足背侧，当第1、2趾间，趾蹼缘的后方赤白肉际处。

丘墟穴：位于外踝的前下方，当趾长伸肌腱的外侧凹陷处。

风池穴：位于项部，当枕骨之下，与风府穴相平，胸锁乳突肌与斜方肌上端之间的凹陷处。

【针灸操作】取侧卧位。风池穴：针刺方向朝向对侧眼球，针刺0.5~0.8寸；太冲穴：直刺0.5寸；行间穴：直刺0.5寸；丘墟穴：直刺0.5寸。

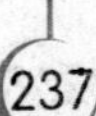

各穴得气后行捻转泻法（丘墟穴行补法）行针1分钟。留针30分钟，留针期间可再行针1～2次。

【针灸功效】本组针灸方法适用于肝阳上亢型高血压患者。

方法2：肾精亏虚型针灸法

【选取穴位】百会穴、肝俞穴、肾俞穴、关元穴、太溪穴、三阴交穴、悬钟穴。

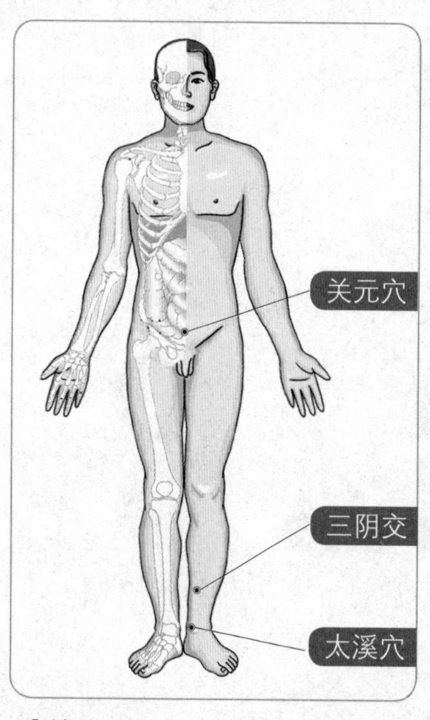

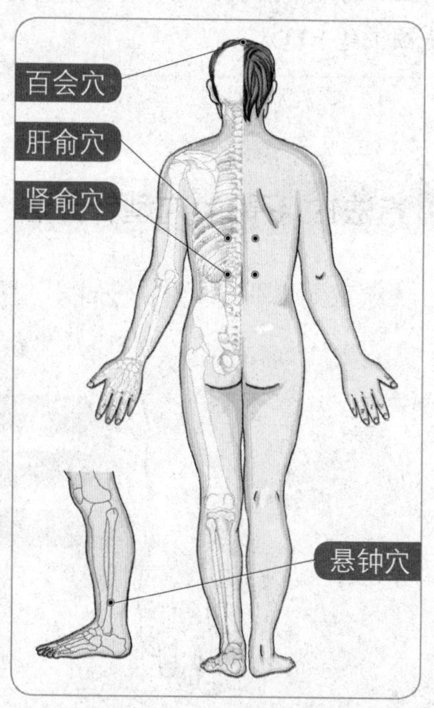

【精确定位】

百会穴：位于头部，当前发际正中直上 5 寸，或两耳尖连线中点处。

肝俞穴：位于背部，当第9胸椎棘突下，旁开1.5寸。

肾俞穴：位于腰部，当第 2 腰椎棘突下，旁开1.5寸。

关元穴：位于下腹部，前正中线上，当脐中下3寸。

太溪穴：位于足内侧，内踝后方，当内踝尖与跟腱之间的凹陷处。

三阴交穴：位于小腿内侧，当足内踝尖上3寸，胫骨内侧缘后方。

悬钟穴：位于小腿外侧，当外踝尖上 3 寸，腓骨前缘。

【针灸操作】侧卧位。百会穴：斜刺0.5寸；针尖斜向下刺0.8～1寸；肾俞穴：直刺0.8～1寸；关元穴：直刺1寸；太溪穴：直刺0.5～0.8寸；三阴交穴：直刺1寸；悬钟穴：直刺0.5～0.8寸。各穴得气后行捻转补法，行针1分钟。留针30分钟，留针期间可再行针1～2次。

【针灸功效】本组针灸方法适用于肾精亏虚型高血压患者。

方法3：肾阳不足型针灸法

【选取穴位】风池穴、肾俞穴、足三里穴、百会穴。

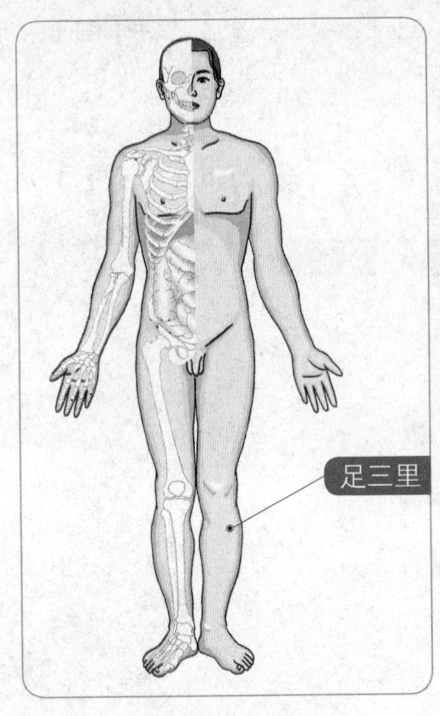

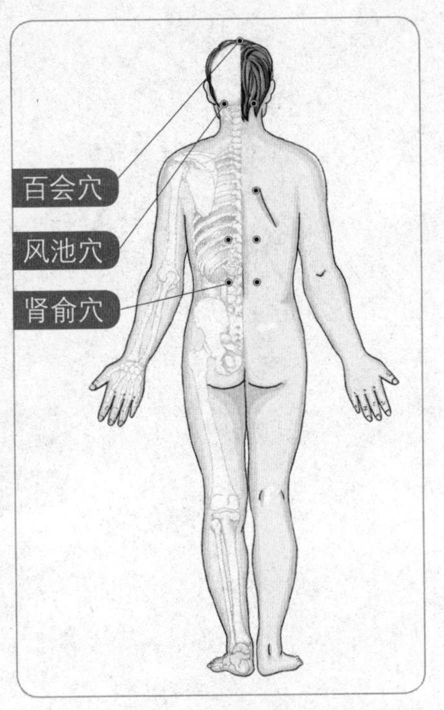

【精确定位】

风池穴：位于项部，当枕骨之下，与风府穴相平，胸锁乳突肌与斜方肌上端之间的凹陷处。

肾俞穴：位于腰部，当第 2 腰椎棘突下，旁开1.5寸。

足三里穴：位于小腿前外侧，当犊鼻下 3 寸，距胫骨前缘1横指（中指）。

百会穴：位于头部，当前发际正中直上 5 寸，或两耳尖连线中点处。

【针灸操作】侧卧位：百会穴：斜刺0.5寸；风池穴：针刺方向朝向对侧

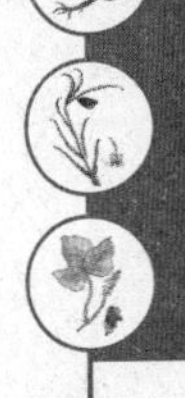

眼球，针刺0.5～0.8寸；肾俞穴：直刺0.8～1寸；足三里穴：斜刺0.8～1.2寸。各穴得气后行捻转补法，行针1分钟。留针30分钟，留针期间可再行针1～2次。

【针灸功效】本组针灸方法适用于肾阳不足型高血压患者。

方法4：阴阳两虚型针灸法

【选取穴位】肾俞穴、关元穴、足三里穴、三阴交穴。

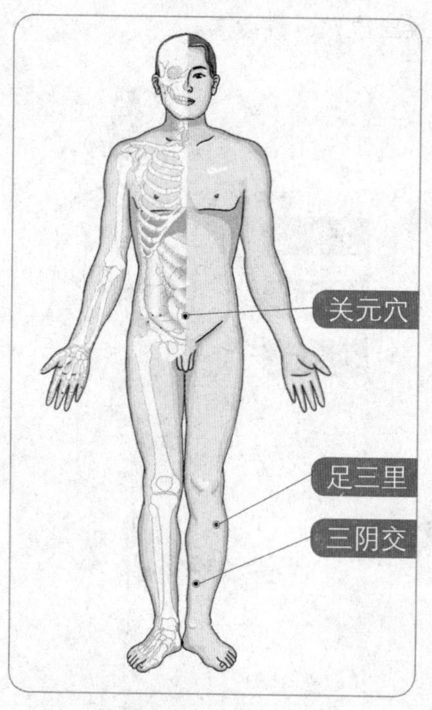

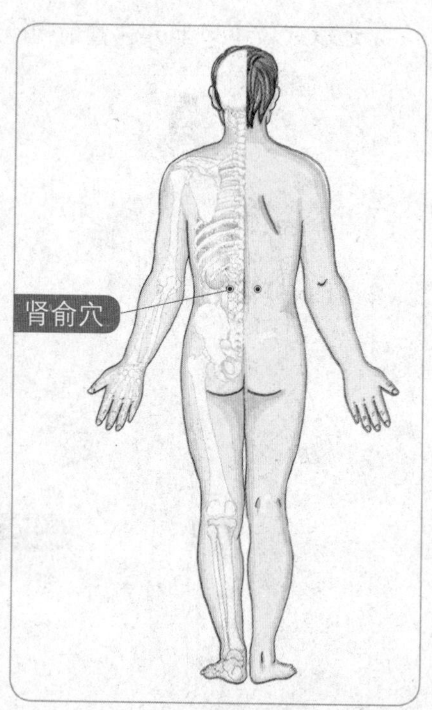

【精确定位】

肾俞穴：位于腰部，当第2腰椎棘突下，旁开1.5寸。

关元穴：位于下腹部，前正中线上，当脐中下3寸。

足三里穴：位于小腿前外侧，当犊鼻下3寸，距胫骨前缘1横指（中指）。

三阴交穴：位于小腿内侧，当足内踝尖上3寸，胫骨内侧缘后方。

【针灸操作】侧卧位。肾俞穴：直刺0.8～1寸；关元穴：针刺1寸；足三里穴：斜刺0.8～1.2寸；三阴交穴：直刺1寸。各穴得气后行捻转补法，行针1分钟。留针30分钟，留针期间可再行针1～2次。

【针灸功效】本组针灸方法适用于阴阳两虚型高血压患者。

方法5：心肾不交型针灸法

【选取穴位】大陵穴、太溪穴、神门穴、太冲穴。

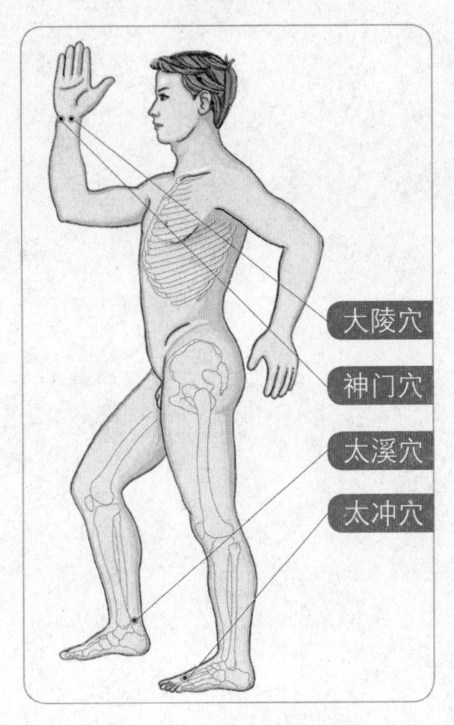

【精确定位】

大陵穴：位于腕掌横纹的中点处，当掌长肌腱与桡侧腕屈肌腱之间。

太溪穴：位于足内侧，内踝后方，当内踝尖与跟腱之间的凹陷处。

神门穴：位于腕部，腕掌侧横纹尺侧端，尺侧腕屈肌腱的桡侧凹陷处。

太冲穴：位于足背侧脚部第1趾跖骨与第2趾跖骨凹陷处。

【针灸操作】侧卧位。大陵穴：直刺0.5寸；神门穴：直刺0.5寸；太溪穴：直刺0.5～0.8寸；太冲穴：直刺0.5寸。各穴得气后，大陵穴行于补平泻法。行针1分钟。留针30分钟，留针期间可再行针1～2次。

【针灸功效】本组针灸方法适用于心肾不交型高血压患者。

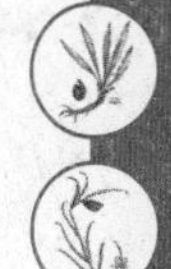

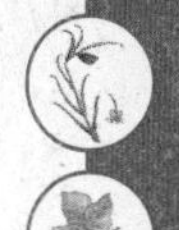